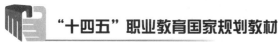
"十四五"职业教育国家规划教材

全国高等职业教育医学检验技术专业"十三五"规划教材

寄生虫学检验

（供医学检验技术专业使用

U0232889

主　编　丁环宇　汪晓静
副主编　王　剑　秦志强　邓晶荣　王金凤　丁培杰
编　者　（以姓氏笔画为序）
　　　　丁环宇（重庆医药高等专科学校）
　　　　丁培杰（漯河医学高等专科学校）
　　　　万雅芳（重庆市人民医院）
　　　　王　剑（辽宁医药职业学院）
　　　　王金凤（山东中医药高等专科学校）
　　　　邓晶荣（重庆三峡医药高等专科学校）
　　　　杨　李（江苏医药职业学院）
　　　　何雪梅（益阳医学高等专科学校）
　　　　汪晓静（山东医学高等专科学校）
　　　　官　琦（重庆医药高等专科学校）
　　　　姚　远（山东医学高等专科学校）
　　　　秦志强（中国疾病预防控制中心寄生虫病预防控制所）
　　　　戴婷婷（山西医科大学汾阳学院）

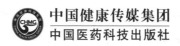
中国健康传媒集团
中国医药科技出版社

内容提要

本教材为"全国高等职业教育医学检验技术专业'十三五'规划教材"之一，系根据本套教材的编写指导思想和原则要求，结合专业培养目标和本课程的教学目标、内容与任务要求编写而成。本教材具有专业针对性强、紧密结合新时代行业要求和社会用人需求、与职业技能鉴定相对接的特点；内容主要包括总论、医学蠕虫、医学原虫、医学节肢动物、寄生虫感染的实验诊断技术等。本教材为书网融合教材，即纸质教材有机融合电子教材、教学配套资源（PPT、微课、视频、图片等）、题库系统、数字化教学服务（在线教学、在线作业、在线考试）。

本教材主要供医学检验技术专业师生使用，也可作为其他相关医学专业学生、各类医院和疾病预防控制机构相关专业人员的参考书籍。

图书在版编目（CIP）数据

寄生虫学检验 / 丁环宇，汪晓静主编 . —北京：中国医药科技出版社，2019.12（2025.1重印）

全国高等职业教育医学检验技术专业"十三五"规划教材

ISBN 978-7-5214-0738-9

Ⅰ . ①寄…　Ⅱ . ①丁…②汪…　Ⅲ . ①寄生虫学－医学检验－高等职业教育－教材

Ⅳ . ①R530.4

中国版本图书馆CIP数据核字（2019）第266772号

美术编辑　陈君杞

版式设计　易维鑫

出版　**中国健康传媒集团** | 中国医药科技出版社

地址　北京市海淀区文慧园北路甲22号

邮编　100082

电话　发行：010-62227427　邮购：010-62236938

网址　www.cmstp.com

规格　889×1194 mm $\frac{1}{16}$

印张　14 $\frac{1}{2}$

字数　316千字

版次　2019年12月第1版

印次　2025年1月第6次印刷

印刷　大厂回族自治县彩虹印刷有限公司

经销　全国各地新华书店

书号　ISBN 978-7-5214-0738-9

定价　**45.00元**

获取新书信息、投稿、为图书纠错，请扫码联系我们。

数字化教材编委会

主　编　丁环宇　汪晓静

副主编　王　剑　秦志强　王金凤　邓晶荣

编　者　（以姓氏笔画为序）

丁环宇（重庆医药高等专科学校）

万雅芳（重庆市人民医院）

王　剑（辽宁医药职业学院）

王金凤（山东中医药高等专科学校）

邓晶荣（重庆三峡医药高等专科学校）

杨　李（江苏医药职业学院）

何雪梅（益阳医学高等专科学校）

汪晓静（山东医学高等专科学校）

官　琦（重庆医药高等专科学校）

姚　远（山东医学高等专科学校）

秦志强（中国疾病预防控制中心寄生虫病预防控制所）

戴婷婷（山西医科大学汾阳学院）

出版说明

为深入贯彻《现代职业教育体系建设规划（2014—2020年）》以及《医药卫生中长期人才发展规划（2011—2020年）》文件的精神，满足高等职业教育医学检验技术专业培养目标和其主要职业能力的要求，不断提升人才培养水平和教育教学质量，在教育部、国家卫生健康委员会及国家药品监督管理局的领导和指导下，在全国卫生职业教育教学指导委员会医学检验技术专业委员会有关专家的大力支持和组织下，在本套教材建设指导委员会主任委员胡野教授等专家的指导和顶层设计下，中国医药科技出版社有限公司组织全国50余所高职高专院校及其附属医疗机构近150名专家、教师历时1年多精心编撰了"全国高等职业教育医学检验技术专业'十三五'规划教材"，该套教材即将付梓出版。

本套教材包括高等职业教育医学检验技术专业理论课程主干教材共计10门，主要供全国高等职业教育医学检验技术专业教学使用。

本套教材定位清晰、特色鲜明，主要体现在以下方面。

一、紧扣培养目标，满足职业标准和岗位要求

本套教材的编写，始终坚持"去学科、从目标"的指导思想，淡化学科意识，遵从高等职业教育医学检验技术专业培养目标要求，对接职业标准和岗位要求，培养具有一定的科学文化水平，良好的职业道德、工匠精神和创新精神，具有较强的就业能力、一定的创业能力和支撑终身发展的能力；掌握医学检验和临床医学的基本知识，具备医学检验工作的技术技能，面向卫生行业临床检验技师、输血技师、病理技师等职业群，能够从事人体各种标本检验及鉴定等工作的高素质技术技能人才。本套教材从理论知识的深度、广度和技术操作、技能训练等方面充分体现了上述要求，特色鲜明。

二、体现专业特色，整体优化，紧跟学科发展步伐

本套教材的编写特色体现在专业思想、专业知识、专业工作方法和技能上。同时，基础课、专业基础课教材的内容与专业课教材内容对接，专业课教材内容与岗位对接，教材内容着重强调符合基层岗位需求。教材内容真正体现检验医学工作实际，紧跟学科和临床发展步伐，内容具有科学性和先进性。强调全套教材内容整体优化，注重不同教材内容的联系与衔接，并避免遗漏和不必要的交叉重复。

三、对接考纲，满足临床医学检验技士资格考试要求

本套教材中，涉及临床医学检验技士资格考试相关课程教材的内容紧密对接《临床医学检验技士资格考试大纲》，并在教材中插入临床医学检验技士资格考试"考点提示"，有助于学生复习考试，提升考试通过率。

四、书网融合，使教与学更便捷更轻松

全套教材为书网融合教材，即纸质教材与数字教材、配套教学资源、题库系统、数字化教学服务有机融合。通过"一书一码"的强关联，为读者提供全免费增值服务。按教材封底的提示激活教材后，读者可通过PC、手机阅读电子教材和配套课程资源（PPT、微课、视频等），并可在线进行同步练习，实时反馈答案和解析。同时，读者也可以直接扫描书中二维码，阅读与教材内容关联的课程资源，从而丰富学习体验，使学习更便捷。教师可通过PC在线创建课程，与学生互动，开展在线课程内容定制、布置和批改作业、在线组织考试、讨论与答疑等教学活动，学生通过PC、手机均可实现在线作业、在线考试，提升学习效率，使教与学更轻松。此外，平台尚有数据分析、教学诊断等功能，可为教学研究与管理提供技术和数据支撑。

编写出版本套高质量教材，得到了全国知名专家的精心指导和各有关院校领导与编者的大力支持，在此一并表示衷心感谢。出版发行本套教材，希望受到广大师生欢迎，并在教学中积极使用本套教材和提出宝贵意见，以便修订完善，共同打造精品教材，为促进我国高等职业教育医学检验技术专业教育教学改革和人才培养做出积极贡献。

中国医药科技出版社

2019年11月

前　言
Foreword

本教材根据全国高等职业教育医学检验技术专业培养目标和主要就业方向及职业能力要求，按照本套教材编写指导思想和原则要求，结合本课程教学大纲，由全国11所院校、医院、疾控中心从事教学和临床一线的教师、学者悉心编写而成。

本教材系医学检验技术专业核心课程教材，学习本课程教材主要为临床医学检验岗位奠定理论知识和技能基础。本教材内容分为总论、医学蠕虫、医学原虫、医学节肢动物、寄生虫感染的实验诊断技术。通过学习能重点掌握我国常见人体寄生虫的形态、生活史过程、实验室检查基本方法，满足职业岗位需求，学习者可有的放矢地应对职业资格考试。

总论对常用的基本概念进行了详细介绍，各论基于高等职业教育医学检验技术专业人才培养的要求，重点阐述了寄生虫的形态、生活史过程以及实验诊断方法（前两篇根据寄生虫的主要寄生部位编排为消化道/腔道内寄生虫、血液及组织内寄生虫），使得教材内容与职业资格考试大纲内容紧密衔接。作为教材的重点部分，本教材第四篇汇总了寄生虫检验技术方法，涵盖病原学诊断、免疫学与分子生物学诊断技术两大部分。教材设置了"学习目标""本章小结""考点提示"及"习题"等引导学习者课前预习及课后复习。在常见和重要寄生虫内容相关章节，设置了"案例讨论""知识链接""知识拓展"等，增强了教材阅读的趣味性。教材配套的"医药大学堂"智慧云服务平台数字化教学资源中融入了课程内容PPT、视频、微课、图片、习题库等，使教材内容更加生动化、形象化。学习者通过手机扫描纸质教材相关内容旁边的二维码即可阅读相应的资源。

本教材适用于全国高等职业教育医学检验技术专业3年制或"3+2"学制的学生使用，也可作为其他相关医学专业学生、各类医院和疾病预防控制机构的相关专业人员的参考书籍。

本教材编写得到中国疾病预防控制中心、重庆市人民医院等全国9所院校的领导及参编教师的大力支持与协助，全体编写人员都付出了艰辛的努力，重庆医药高等专科学校参编老师承担了秘书工作，谨此一并衷心感谢。由于编写时间仓促，参编人员的专业水平和实践经验有限，教材中难免存在不足之处，敬请读者批评指正，以便不断完善。

编　者
2019年9月

目 录
Contents

第二篇　医学原虫

第三篇　医学节肢动物

第四篇　寄生虫感染的实验诊断技术

总　论

扫码"学一学"

扫码"看一看"

学习目标 ⊪⊪⊪──────────────────────

1. **掌握**　寄生虫、宿主及种类、寄生虫生活史及相关概念；寄生虫对人体的感染方式与致病作用；寄生虫学检验方法的类型。

2. **熟悉**　宿主抗寄生虫感染的免疫机制和特点；寄生虫病流行的基本环节、影响因素、流行特点和防治原则。

3. **了解**　国内外寄生虫病流行与防治工作的过去和现在，临床寄生虫实验室生物安全。

第一节　寄生虫感染的流行状况

一、全球疫情

寄生虫病如血吸虫病、丝虫病、蛔虫病和钩虫病等蠕虫病，疟疾、利什曼病、锥虫病和溶组织内阿米巴等原虫病感染仍然严重，是许多国家尤其是发展中国家的常见病和多发病，也是造成儿童死亡和严重疾病负担的重要原因之一。世界卫生组织（WHO）呼吁重点防治的10种热带病中有7种是寄生虫病，包括疟疾、血吸虫病、淋巴丝虫病、盘尾丝虫病、利什曼病、非洲锥虫病和美洲锥虫病。据统计，2016年全球仍有疟疾患者2.16亿人，其中大部分在非洲（90%）、东南亚（7%）和东地中海（2%）。血吸虫病流行于热带与亚热带地区的76个国家和地区，流行区人口超过7亿人，感染者至少2.4亿人，其中至少有90%的患者生活在非洲。全世界有52个国家或地区的8.86亿人受到淋巴丝虫病的威胁，2000年有超过1.2亿人被感染，约有4000万人因该病毁容或丧失劳动能力。全球有88个国家或地区流行利什曼病，受感染人数达1200万人。全球约有15亿人（占全球人口近24%）受到土源性蠕虫感染，其中超过10亿人感染蛔虫、7.4亿人感染钩虫、7.95亿人感染鞭虫，特别是在热带和亚热带地区，撒哈拉以南非洲、美洲、东亚等地区受感染人数最多。锥虫病分为非洲型和美洲型两种，主要在非洲和中、南美洲流行，在过去的一个世纪中，非洲爆发了若干次锥虫疫情，全世界约有600万～700万人感染美洲锥虫，主要分布在21个拉丁美洲国家或地区。此外，食源性寄生虫病以及弓形虫病、隐孢子虫病等机会性致病寄生虫对人类健康的危害也不容忽视。

二、我国疫情

我国幅员辽阔，地跨寒、温、热三带，有高原、丘陵、盆地和平原等多种地理地貌，长江、黄河、洞庭湖和鄱阳湖等众多河湖水系，动植物等生态资源具有丰富性和多样性等特点，因而寄生虫病的流行也表现出复杂性和严重性。新中国成立后，经过60多年积极防

1

治，一些重要寄生虫病已经达到或正在走向消除，但是，随着社会和经济的发展，生态环境等改变，我国寄生虫病防控工作也面临新的挑战。如国际交流的增多和人口流动的加剧、复杂的地理环境和多样的动植物种类等生态多样性因素的影响，导致了寄生虫病流行态势发生了改变，一些已经控制或原来没有的寄生虫病再度流行或引起传播。随着"一带一路"倡议的逐步实施和推进，国际交流合作更加紧密，我国公民因旅游或工作等境外旅行受到寄生虫感染的风险将会大幅度增加，一些已受寄生虫感染的境外公民携带寄生虫或媒介物品等进入我国境内的机会也大大增加。

疟疾是我国流行最严重的重要寄生虫病之一，截至2016年，全国有30个省（直辖市、自治区）的687个县（市、区）共报告病例3321例，主要分布在云南（12.4%）、四川（9.8%）、江苏（9.3%）、广西（9.2%）和山东（7.7%）5个省（自治区），其中本地感染仅3例。血吸虫病曾严重危害我国人民健康，截至2016年底，全国12个血吸虫病流行省（直辖市、自治区）中，已有上海、浙江、福建、广东、广西5个省（直辖市、自治区）通过了国家维持血吸虫病消除状态复核，四川、云南、江苏、湖北、安徽、江西、湖南7省已达到传播控制标准，目前，我国血吸虫病疫情总体上已处于低度流行状态，但流行区钉螺分布面积仍较大，部分流行区仍存在一定数量的血吸虫病传染源，血吸虫病流行与传播的客观因素，以及疫情反复与回升的风险因素依然存在，近年来陆续有一定数量的境外输入性血吸虫病病例报告。丝虫病是世界上第二位致残性疾病，2006年我国16个丝虫病流行省（直辖市、自治区）实现了阻断丝虫病传播的目标，近年来陆续有输入性病例报告。我国内脏利什曼病分布广泛，1958年，已达到基本消灭，近年来该病疫情有所回升，在新疆、甘肃、内蒙古、陕西、山西和四川西部6省（自治区）呈散发态势，每年新发病例400例左右，各地也时有输入性病例报告。2015年全国人体重要寄生虫病抽样调查结果显示，蠕虫总感染率为5.10%，较2004年显著下降，3种土源性线虫（钩虫、蛔虫、鞭虫）中、高感染率的省（直辖市、自治区）集中在西南部和南部，华支睾吸虫病流行区主要分布在华南和东北两大片区，感染者主要集中在广东、广西、黑龙江、吉林。带绦虫病仍主要分布在西藏地区。肠道原虫呈现出局部地区感染率较高的特点，50%以上的感染者集中分布在西藏、贵州和广西等西部省。

第二节　寄生虫与宿主

一、寄生虫的定义

（一）寄生现象

在自然界，生物之间的关系错综复杂，其中可表现为两种生物生活在一起形成依赖关系的生态现象，根据两种生物之间的利害关系，又可分为共栖、互利共生和寄生三类。

1. 共栖　又称片利共生。指两种生物生活在一起，其中一方获利，另一方既不获利也不受害。例如在海里的䲟鱼以其背鳍演化成吸盘吸附在大型鱼类体表，可随大鱼的游动增加觅食的范围，这对䲟鱼有益而对大鱼无害。结肠阿米巴原虫生活在人体结肠内，以肠内细菌为食，并不侵入肠黏膜，对宿主既无益也无害，亦构成了共栖关系。

2. 互利共生　两种生物生活在一起，双方均获利。如牛、马胃内存在许多纤毛虫，纤毛虫分解植物纤维获得营养，经初步分解的植物纤维利于牛、马对草料的进一步消化，同时纤毛虫大量繁殖和死亡又为牛、马提供蛋白质。

3. 寄生　当两种生物长期生活在一起，一方逐渐失去独立生活的能力，长期或暂时依附于另一方体内或体表获取营养，并给被依附一方带来损害，这种一方受益，另一方受害的生物间关系即为寄生关系，如蛔虫寄生在人体小肠，从肠腔获取营养并损害人体。

（二）寄生虫及宿主

在寄生关系中，能够寄生并获利的无脊椎的小型低等动物称为寄生虫（parasite），为寄生虫提供寄居场所及营养的人体及其他脊椎动物称为宿主（host）。

二、寄生虫分类

寄生虫的种类繁多，能够寄生在人体的寄生虫达200余种。通常按寄生虫的生物特性及与宿主的关系分类。

（一）生物学分类方法

按照生物分类系统，人体寄生虫隶属于动物界，分别属于7个门、10余纲。习惯分类为医学蠕虫、医学原虫和医学节肢动物，医学蠕虫包括了线形动物门、扁形动物门和棘头动物门中的线虫纲、吸虫纲、绦虫纲和棘头虫纲等4个纲；医学原虫有原生动物亚界中的肉足鞭毛门、顶复门和纤毛门3个门中的根足虫纲、鞭毛虫纲、孢子虫纲和纤毛虫纲共4个纲；医学节肢动物涵盖节肢动物门中的昆虫纲、蛛形纲、甲壳纲、唇足纲及倍足纲等5个纲（表1-1）。

表1-1　人体寄生虫生物分类及代表虫种

	门	纲	代表虫种
医学蠕虫	线形动物门	线虫纲	蛔虫、钩虫、蛲虫、鞭虫
	扁形动物门	吸虫纲	肝吸虫、卫氏并殖吸虫、日本血吸虫
		绦虫纲	猪带绦虫、牛带绦虫、细粒棘球绦虫
	棘头动物门	棘头虫纲	猪巨吻棘头虫
医学原虫	肉足鞭毛门	根足虫纲	溶组织内阿米巴
		鞭毛虫纲	杜氏利什曼原虫、阴道毛滴虫
	顶复门	孢子虫纲	疟原虫、弓形虫、隐孢子虫
	纤毛门	毛基裂纲	结肠小袋纤毛虫
医学节肢动物	节肢动物门	昆虫纲	蚊、蝇
		蛛形纲	蜱、螨
		甲壳纲	溪蟹、蝲蛄
		唇足纲	蜈蚣
		倍足纲	马陆

（二）其他分类方法

1. 按寄生部位分 根据寄生部位可将寄生虫分为体内寄生虫及体外寄生虫。体内寄生虫指寄生于消化道、泌尿生殖道等腔道内寄生虫以及寄生于组织、细胞及血液中的寄生虫，又可分腔道寄生虫、组织内寄生虫等，如蛔虫、肺吸虫。体外寄生虫指寄生于人体体表的寄生虫，如蚤、虱。

2. 按寄生时间分 可分为永久性寄生虫和暂时性寄生虫。永久性寄生虫是指必须在人体内发育成熟，并始终寄居于人体的寄生虫，如蛔虫、钩虫等。暂时性寄生虫则是指在需要吸血之时才侵袭、依附人体，然后离开的寄生虫，如蚊、蚤等。

3. 按寄生的性质分

（1）专性寄生虫 指其生活史中全部阶段或者至少一个发育阶段必须在宿主体内发育。人体寄生虫中大部分都属于此种类型，如蛔虫、钩虫及丝虫等。

（2）兼性寄生虫 主要营自由生活，也可营寄生生活的寄生虫，如粪类圆线虫。

（3）偶然寄生虫 原本营自由生活，因偶然机会进入人体，但不能长期在人体寄生的寄生虫，如某些蝇蛆偶然进入人体寄生，引起蝇蛆病。

（4）机会致病寄生虫 一般情况下处于隐性感染状态，仅当宿主免疫功能降低的时候才可异常增殖而致病的寄生虫，如弓形虫、隐孢子虫等。这类寄生虫常可导致艾滋病患者的严重感染，并可致死。

三、宿主分类

寄生虫在不同的发育阶段可寄生在1个或多个宿主体内，根据发育的阶段、特点、流行病学意义不同可将宿主分为4类。

1. 终宿主 终宿主（definitive host）指寄生虫的成虫及在有性生殖阶段寄生的宿主。如蛔虫成虫寄生于人体小肠，人为其终宿主。疟原虫的有性生殖是在蚊体内完成，故蚊为疟原虫的终宿主。

2. 中间宿主 中间宿主（intermediate host）指寄生虫的幼虫及在无性繁殖阶段所寄生的宿主。丝虫的幼虫需经历蚊体内的发育，蚊为丝虫的中间宿主。有些寄生虫在发育中需要两个及以上的中间宿主，按其先后顺序称为第一中间宿主和第二中间宿主。如肝吸虫的幼虫发育过程中需要豆螺作为第一中间宿主，淡水鱼、虾作为第二中间宿主。

3. 保虫宿主 保虫宿主（reservoir host）又称为贮存宿主，某些寄生虫除了寄生于人体之外，还可寄生于其他脊椎动物体内，这些可以成为人体寄生虫病传染源的脊椎动物称保虫宿主。如卫氏并殖吸虫成虫除了寄生于人体外，也可寄生于猫、犬等动物，猫、犬等动物则为其保虫宿主。

4. 转续宿主 转续宿主（paratenic host）又称延续宿主，是寄生虫的非正常宿主，寄生虫幼虫在其体内处于滞育状态，不能发育为成虫，但如果有机会能进入适宜宿主体内则可以继续发育。如卫氏并殖吸虫的囊蚴被野猪食入后，童虫侵入其肌肉不再继续发育而又能长期存活，处于滞育状态，人可因生食野猪肉而感染卫氏并殖吸虫，野猪就成了肺吸虫的转续宿主。

第三节　寄生虫的生活史及其感染方式

一、寄生虫生活史

寄生虫在一定的环境条件下生存、发育和繁衍，完成一代生长、发育和繁殖的全过程称为寄生虫的生活史。不同寄生虫的生活史过程有的简单，有的复杂，但大多都包含了在宿主体内发育和在外界环境中发育两个基本过程。根据生活史过程中是否需要中间宿主，将寄生虫的生活史分为直接发育型和间接发育型两类。

1. 直接发育型　生活史中只需要一个宿主（终宿主），不需中间宿主。如蛔虫、钩虫等的生活史属于该种类型。

2. 间接发育型　生活史中既需要终宿主，还需要中间宿主。如在丝虫、血吸虫的生活史中，除了成虫寄生于终宿主人体内之外，丝虫幼虫还需在中间宿主蚊的体内发育，血吸虫的毛蚴需在中间宿主钉螺的体内发育。

在流行病学上常将具有直接型生活史的蠕虫为称土源性蠕虫；将具有间接型生活史的蠕虫称为生物源性蠕虫。

在寄生虫的生活史中，其能侵入人体造成感染的阶段称为感染阶段。例如蛔虫在其生活史中需要经历成虫、虫卵、幼虫再到成虫等发育阶段，只有误食了蛔虫的感染性虫卵人体才可以感染，感染性虫卵即为蛔虫的感染阶段。溶组织内阿米巴需要经历滋养体和包囊等阶段，四核包囊为其感染阶段。

寄生虫的繁殖方式比较复杂，某些寄生虫仅有有性生殖，如蛔虫、钩虫和丝虫。有的只有无性繁殖，如溶组织内阿米巴和阴道毛滴虫。有的寄生虫如疟原虫、弓形虫等在其生活史中既有有性生殖又有无性繁殖，此现象称世代交替。

二、寄生虫的感染方式

1. 经消化道感染　这是最常见的感染方式。感染阶段的寄生虫污染了蔬菜、瓜果，餐具或手被食入而感染，如蛔虫、鞭虫、蛲虫等。因食入未煮熟的肉类而感染，如旋毛虫、肝吸虫等。或喝了被污染的生水而感染，如溶组织内阿米巴、蓝氏贾第鞭毛虫。

2. 经皮肤感染　寄生虫的感染期幼虫直接经皮肤侵入人体而感染。如人们下地接触泥土易感染钩虫，下水易感染血吸虫。

3. 经媒介昆虫叮咬感染　节肢动物叮人吸血，其体内携带的某些寄生虫便得以侵入而感染人体。如蚊叮人可感染丝虫和疟原虫，白蛉叮人可感染杜氏利什曼原虫。

4. 经接触感染　包括直接接触和间接接触感染。如阴道毛滴虫既可经性接触感染，也可通过共用毛巾、浴盆等间接接触传播。同样的方式还可感染疥螨和蠕形螨。

5. 经胎盘感染　母亲体内的寄生虫可通过胎盘传给胎儿，引起先天性感染。如弓形虫、疟原虫。

此外，某些寄生虫还有其他的感染方式，如疟原虫还可通过输血或器官移植而感染，卡氏肺孢子虫可经呼吸道感染，猪囊尾蚴可经自体体内感染。

第四节　寄生虫与人体的相互关系

一、寄生虫对人体的致病作用

寄生虫的入侵、寄生，结果造成宿主的损害，严重时导致寄生虫病。作为一种重要的病原生物，寄生虫对人体的致病作用包括以下几方面。

1. 夺取营养　寄生虫在宿主体内生长、发育和繁殖，需要源源不断地从宿主体内获取营养物质，当人体的食物匮乏，营养不足时，就可导致营养不良。例如蛔虫、绦虫寄生于人体肠道，以人的半消化或消化食物为食，寄生的虫数越多，时间越长，宿主耗损的营养物质就越多，引起营养不良，则直接影响人体的健康发育和成长。

2. 机械性损伤　寄生虫在侵入、移行、生长、发育和繁殖的过程中均可对人体造成局部组织或细胞的破坏、压迫、阻塞或其他机械性损害。如蛔虫的大量寄生可导致肠梗阻，穿过肠壁可引起肠穿孔。猪囊尾蚴若寄生于大脑，压迫脑组织，可引起偏瘫、癫痫。疟原虫在红细胞内繁殖，致使红细胞大量破裂，引起患者贫血。

3. 毒素作用　寄生虫的分泌物或代谢产物对人体具有毒性作用。如溶组织内阿米巴分泌的溶组织酶可以使宿主肠壁组织溶解，便于其侵入肠壁组织，并引起肠壁溃疡。钩虫释放的抗凝素，可以使被其咬伤的宿主肠黏膜流血不止。某些蜱的涎液具有神经毒性，叮咬后可致宿主肌肉麻痹甚至瘫痪。

4. 免疫病理损伤　寄生虫的分泌物、代谢产物以及虫体死亡崩解的产物等具有抗原性，可引起人体的局部或全身的免疫病理损害。如感染了蛔虫、钩虫可引起荨麻疹（Ⅰ型超敏反应）。杜氏利什曼原虫感染可引起贫血（Ⅱ型超敏反应）。疟疾患者因免疫复合物的沉积可以引起疟性肾病（Ⅲ型超敏反应）。感染日本血吸虫其虫卵沉积在肝脏形成虫卵肉芽肿，造成肝硬化（Ⅳ型超敏反应）。

二、人体抗寄生虫感染的免疫机制

因寄生虫抗原的诱导，宿主免疫系统产生了一系列防御性的免疫反应，以阻止、抑制、杀伤和清除寄生虫，维护自身的生理平衡和稳定。宿主对寄生虫的免疫包括先天性免疫（非特异性免疫）和获得性免疫（特异性免疫）两大类。

1. 先天性免疫　此种免疫为遗传所决定，先天具有，其作用缺乏针对性，又称非特异性免疫。先天性免疫在寄生虫感染之初即发挥作用。如鼠疟原虫不能感染人，西非黑人中Duffy血型阴性的居民可免遭间日疟原虫的感染。

2. 获得性免疫　继先天性免疫作用之后，机体免疫系统针对某一种寄生虫抗原刺激而产生的免疫。其作用具有专一性，只对该种寄生虫起作用，故又称特异性免疫。根据作用机制不同，获得性免疫又分体液免疫和细胞免疫。

（1）体液免疫　寄生虫抗原诱导机体产生IgG、IgM、IgA、IgE及IgD等抗体，通过体液中的这些抗体发挥相应的免疫效应。

一般情况下，原虫感染，外周血中的IgM和IgG增高，蠕虫和节肢动物感染可引起IgE增高。对这些抗体进行检测，可作为这类寄生虫感染的辅助诊断。

（2）细胞免疫　是由T细胞介导，多种细胞参与的免疫应答。可直接杀伤寄生虫或胞内寄生的某些原虫。

在寄生虫感染的特异性免疫中，不同虫体诱导不同的免疫类型，既可以是体液免疫，也可以是细胞免疫。但多数情况是体液免疫和细胞免疫相互配合，相互协同，共同完成对寄生虫的识别、攻击和清除。

三、寄生虫的免疫逃避

寄生虫能在宿主体内长期存活而不被免疫系统攻击和清除的现象称为免疫逃避。逃避的原因可能与下列现象有关。

1. 抗原变异　寄生虫通过改变自身的抗原成分，逃避宿主免疫系统的攻击。例如某些血液内寄生原虫经常改变其表膜的抗原表型，使得针对原来表膜蛋白质抗原的特异性抗体失去了作用。

2. 分子模拟　有些寄生虫（如血吸虫）能将宿主的蛋白质结合到虫体表面对自身进行伪装，阻碍了免疫系统对寄生虫抗原的识别和攻击。

3. 免疫抑制　某些寄生虫可通过激活调节性T细胞，或抑制抗体的产生，或降低巨噬细胞的吞噬功能，抑制宿主细胞免疫应答。

4. 寄生部位的隔离　细胞内寄生的原虫，可以免遭抗体的作用。寄生于眼、脑及腔道内的寄生虫因为特殊的生理屏障而较少受到免疫系统的攻击。

四、寄生虫感染免疫的特点

1. 寄生虫抗原复杂、种类繁多　由于寄生虫的结构及其生活史复杂，决定了寄生虫抗原的复杂性。不同种、属、株的寄生虫之间以及同一种（株）寄生虫的不同发育阶段之间既有各自的特异性抗原，又有共同抗原。根据来源不同分为表面抗原、代谢抗原和体抗原；释放到宿主体液中的抗原称循环抗原；存在于生活史不同时期的抗原叫期抗原；能诱发宿主产生保护性免疫的抗原称保护性抗原或功能抗原等。其抗原成分既可以是蛋白质、脂蛋白、糖蛋白，也可以为多肽或多糖。不同抗原诱导机体产生不同的免疫应答。与细菌、病毒等病原微生物相比，寄生虫感染诱导机体而获得的免疫水平都普遍偏低，这与寄生虫抗原的复杂性有关。

2. 非消除性免疫　人体感染寄生虫后所产生的特异性免疫既能完全清除体内寄生虫，又可抵抗再感染，称消除性免疫。如皮肤利什曼病患者痊愈后对同种寄生虫可获得牢固的免疫力。但消除性免疫在寄生虫感染的免疫中只属个别现象，大多数寄生虫感染都属于非消除性免疫，即人体感染某种寄生虫后，所产生的特异性免疫并不能完全消除体内的寄生虫，仅表现出在一定程度上的抗再感染作用，一旦虫体被完全清除，获得的免疫力也随之而消失。非消除性免疫有以下两种情况：①带虫免疫（premunition）：如疟原虫感染者发作停止后，体内仍存在低密度原虫，人体获得一定的免疫力，对同种疟原虫的再感染具有一定的抵抗力；②伴随免疫（concomitant immunity）：如血吸虫感染，机体所产生的免疫力对体内活的成虫无明显杀伤作用，但可抵抗再次侵入的童虫的感染，此种免疫称之伴随免疫。

非消除性免疫是宿主免疫应答不强、免疫作用不彻底的表现，其结果可以导致宿主与寄生虫共存，此为寄生虫与宿主之间的一种平衡机制。

第五节　寄生虫感染的流行与防治

一、寄生虫感染的流行环节

寄生虫病流行的基本环节，包括传染源、传播途径及易感人群三个基本环节。

1. 传染源　指感染寄生虫的人（患者及带虫者）或动物（保虫宿主或转续宿主），如蛔虫病的传染源是人。一类可以在人和脊椎动物之间自然传播的寄生虫病称为人兽共患寄生虫病（parasitic zoonoses），如日本血吸虫病等。

2. 传播途径　指从传染源传播到易感宿主的过程。也称感染途径或感染方式。除个别寄生虫外，多数寄生虫都有自己特定的传播途径，如蛔虫只能经消化道感染，丝虫只能经蚊叮咬传播。通过适宜的传播途径，寄生虫实现了宿主的更换，使其生命得以繁衍，物种得以延续。

3. 易感人群　指对某种寄生虫缺乏免疫力的人群。主要包括未曾感染过该寄生虫的人，以及儿童、免疫力低下或免疫缺陷者。人体对大多数寄生虫缺乏先天性免疫，即使是感染了寄生虫之后所获得的免疫力，大多也属非消除性免疫，当寄生虫从人体消失之后，免疫力即逐渐下降和消退，又可重新成为易感者。

二、寄生虫感染的流行因素

1. 自然因素　温度、湿度、雨量及地理环境等自然因素对寄生虫在外界或在媒介体内的发育造成影响。从而直接或间接地影响寄生虫病的流行。如温暖、潮湿、雨量充沛的环境有利于蚊虫的孳生，吸血活动加强，则有利于疟原虫在蚊体内的发育，增加疟疾的传播机会。当温度低于15~16℃时，疟原虫不能在蚊体内发育，此时为疟疾流行的休止期。

2. 生物因素　中间宿主或传播媒介的存在是某些寄生虫病流行的必需条件，这些寄生虫病的流行与中间宿主或传播媒介的地理分布和活动季节相符。在我国，长江流域以北没有钉螺，因此北方就没有日本血吸虫病；丝虫病与疟疾的流行与所需蚊媒的地理分布相一致。

3. 社会因素　社会制度、经济状况、卫生状况、文化教育、居住条件、生产方式以及生活习惯等都是制约寄生虫病传播与流行的重要因素。例如，在经济欠发达地区，人们的生活水平、受教育程度较低，居住环境及卫生习惯较差，生产和生活方式落后，容易造成寄生虫病的流行。

三、寄生虫感染的流行特点

寄生虫病的流行具有地方性、季节性和自然疫源性的特点。

1. 地方性　某些寄生虫病的分布与流行有明显区域性，此与自然因素、生物因素及社会因素有关。例如，在热带、亚热带地区，寄生虫病的流行更为严重。我国的黑热病只在长江以北有白蛉孳生的地方流行。肝吸虫病主要在喜欢吃生鱼的地区流行。

2. 季节性　很多寄生虫病在温、湿度较高，雨量较多的季节流行。此主要与这些寄生虫在外界或在媒介昆虫体内发育所需要的条件有关，同时也与人们的活动有关。例如，血吸虫病、钩虫病及疟疾等主要在夏秋季节流行。

3. 自然疫源性 在一些原始森林或荒无人迹的地区，某些寄生虫原本就在自然界一些脊椎动物之间相互传播，这些地区称为自然疫源地，只有当人们进入这些地区，通过一定途径，寄生虫才传给人，寄生虫的此种特性称自然疫源性。在我国，多种寄生虫，如细粒棘球绦虫、旋毛虫，日本血吸虫，杜氏利什曼原虫均有这种自然疫源性。

四、寄生虫感染的防治原则

寄生虫病的防治工作是一项长期、艰巨而复杂的系统工程，必须根据寄生虫生活史及流行和传播的规律，采取综合性措施进行防治。

1. 控制和消灭传染源 定期地进行普查普治，发现并治疗现症患者、带虫者及保虫宿主。

2. 切断传播途径 搞好环境卫生和个人卫生，控制或消灭传播媒介（如蚊、蝇、钉螺等）。注意饮食、饮水卫生，不吃未熟食品（如肉类、鱼虾等），避免寄生虫感染。

3. 保护易感人群 开展健康教育，普及卫生知识，摒弃不良生活习惯，提高人们的自我保护意识。改善生活条件，改进生产方式，必要时可适当采取预防用药，减少接触机会。

第六节　寄生虫感染的实验室诊断

一、寄生虫感染的实验室诊断方法

寄生虫病的诊断包括临床诊断和实验室诊断。实验室诊断则涉及寄生虫的病原学、免疫学和分子生物学等检验方法。

1. 病原学检查 指采用适当方法从各种临床标本中查找病原体的方法。查到寄生虫的成虫、特定阶段的幼虫、虫卵或原虫的滋养体、包囊等，为寄生虫感染最直接、最可靠的证据。结合患者的临床表现及病史等，就可对寄生虫病进行确诊。常见的临床标本有粪便、血液、阴道分泌物、痰液、尿液、组织活检及骨髓等。

根据标本的不同，在常规的临床检验中，寄生虫病原学检查常用到以下方法。

（1）肉眼直接检查 对于肉眼可见的蠕虫或节肢动物，根据其标本来源及形态特征可做出初步判断。如从粪便中发现蛔虫成虫或带绦虫的节片，从肛周查到蛲虫，从组织活检标本中找到裂头蚴，从毛发中找到虱子或跳蚤等经鉴定均可直接报告。有时可借助放大镜或显微镜作进一步的确认。

（2）标本涂片、镜检 对于蠕虫的虫卵、原虫滋养体、包囊的检查，则需将标本（粪便、痰液、阴道分泌物等）经生理盐水涂片，置显微镜下检查。其中以粪便涂片查虫卵最为常用，可诊断多种腔道寄生虫的感染。对于血液、骨髓标本，涂片需干燥，经染色之后再镜检。血片中可查到微丝蚴、疟原虫及弓形虫等。骨髓片中可查到利什曼原虫的无鞭毛体。

（3）沉淀或浮聚法 在直接涂片不容易查到的情况下，增加标本的量，并使其沉淀或浮聚以提高检出率。如虫卵的水洗沉淀法、饱和盐水漂浮法、原虫包囊的浮聚法。

（4）幼虫孵化法 在缺乏显微镜等特殊情况下，采取粪便孵化，凭肉眼或借助放大镜查找孵化出的幼虫也可作为诊断的依据，如钩蚴孵化法，毛蚴孵化法等。

必要时，还可采取虫卵计数，定量检测等方法，主要用于寄生虫感染度的估计或疗效考核。

2. 免疫学诊断 根据抗原抗体特异性结合的原理，通过对抗原或抗体的检测，作为寄生虫感染的辅助诊断。此类检查特别适用于轻度感染、早期感染、隐性感染、深部感染、晚期或慢性感染、非正常部位寄生、异位寄生、幼虫移行症在缺乏有效的病原学检查方法等情况下，作为实验室诊断的重要补充。另外，免疫学方法以其简便、经济、快速、灵敏的优点，也常用于某种寄生虫病流行病学调查的初筛检查、感染度的估计以及疗效考核。寄生虫感染的免疫学检验方法主要有体内试验和体外抗原、抗体的检测两类。

（1）体内试验 即皮肤过敏性试验，是将特异性寄生虫抗原注入受试者皮内，通过观察注射部位速发型超敏反应的有无，用于某些蠕虫感染如肝吸虫病、血吸虫病、肺吸虫病、棘球蚴病、旋毛虫病、囊虫病及肺螨病等的辅助诊断或流行病学调查。

（2）体外抗原、抗体的检测 主要采用间接凝集、沉淀反应及各种标记技术，对待检者血清标本中的特异性抗体、循环抗原及免疫复合物进行检测，其中以特异性抗体的检测最为多见，可作为多种寄生虫感染的诊断参考或流行病学调查。

另外，也可对某些免疫细胞、细胞因子进行检测，但目前主要用于寄生虫致病及免疫机制等方面的研究。

因为寄生虫抗原的复杂性，交叉反应在免疫学检查中较为普遍。因此，对于免疫学检测的实验结果必须结合患者的临床表现、病史、甚至是影像学资料，进行综合分析判断，必要时进行重复检查或动态观察，最终做出客观、准确的诊断。

3. 分子生物学检验技术 近年来，分子生物学技术已经应用于某些寄生虫感染的实验诊断当中，利用DNA探针和PCR等技术对寄生虫基因组中特异性DNA序列进行检测。从20世纪90年代发展至今的生物芯片技术将基因探针或各种生物分子集成于硅芯片或玻璃芯片表面，可在一张芯片上同时检测多种特异性的靶基因或靶分子。该技术以其特有的高效、高通量、自动化、微型化、低成本等优点，未来对于多种寄生虫病的诊断，尤其对寄生虫感染的现场检测或监测，有着广泛的应用前景。

二、寄生虫感染实验室诊断中的生物安全

（一）安全操作技术和要求

1. 标本的采集 必须由掌握相关专业知识和操作技能的工作人员遵循生物安全操作规范进行采集。采集标本时严防污染容器的外表或随标本的检验单，如果存在潜在或实际的污染因素，应再加一层包装。

2. 标本的运送 应使用金属或塑料材质的第二层容器加以包裹，并固定样本保持直立。

3. 标本的接收 在专用房间或区域内接收，操作人员应穿工作服，戴手套。

4. 标本包装的打开 打开包装前仔细检查容器外观、标签是否完整，标签、送检报告与内容物是否相符，是否污染及破损。在生物安全柜中打开包装。

5. 离心机的使用 带密封盖离心管离心标本可在开放实验室进行离心。无盖离心管离心标本应在生物安全柜（通风橱）中进行离心。带盖离心管离心标本必须加盖离心，严禁无盖离心。离心机未停止时，严禁打开离心机机盖。

6. 标本检查 根据检测项目和实验设备的标准操作规程（SOP）进行检查。

7. 实验后实验室的消毒及废物处理

（1）实验室设备和用具消毒　70%～75% 乙醇清洁30分钟。冰雪、冷冻柜、水浴箱和离心机应定期清洗及消毒，如发生严重污染应立即进行清洗和消毒，并做好个人防护。

（2）环境消毒与监测　实验室每日进行紫外灯照射60分钟以上或过夜。每月进行一次空气监测，空气监测标准：实验室 ≤ 500 cfu/m³，生物安全柜 ≤ 1 cfu/皿。

（3）污水处理　经污水处理系统净化后排入下水道。

（4）废弃物处理和消毒　应置于专用密封防漏容器中，高压消毒再进行处理或废弃。对粪便、尿液、血液等不能高压消毒的废弃物应放置在专用的密封防漏容器中，统一按医疗废物处理。

8. 锐器的使用和处理

（1）使用及处理锐器时必须戴手套和穿工作服，禁止用手直接接触使用后的锐器。

（2）所有锐器必须放在指定的硬质、防漏、防刺破、内有黄色塑料袋的利器收集盒内，当盛装的废物达到容器的3/4时，应进行密封包装。

（3）所有锐器必须单独存放，不能与其他医疗废物混放，并统一按医疗废物处理。

（4）处理针具应注意以下几点　①废弃针具必须丢弃入指定的硬质、防刺破的容器内（容器上须贴有"感染性医疗废物"和"生物危险"标志），不能直接丢入医疗垃圾袋中，也不能与其他废物混合丢弃。②不要试图用手去改变针具的外形及破坏其与附属物的联接，注射器使用完毕后应直接丢弃于锐器收集容器内，不要套上针套。③如果联针的附属物（注射器、血袋）内有具有传染性的液体时，应在处理前将液体排净于装有2000 mg/L 含氯消毒液的容器内。④尽量减少对针具的操作。

（5）收集的锐器废物应每天由运送工人运送至指定的医疗废物暂存处，并登记其来源、种类、重量（注射器及针具必须称重）或数量、交接时间、去向及经办人，登记资料至少保存三年。严禁买卖锐器废物尤其是注射器及针具。

（二）实验室意外事故应急处理

在操作过程中发生意外，如针刺、切割伤、皮肤感染、感染性标本溅及体表或口鼻眼内、衣物污染、实验台面污染等均视为安全事故。实验室突发事件应急处理的原则为先救治、后处理，先制止、后教育，先处理、后报告。

1. 实验室应有紧急求助和专业性保护治疗措施，具体措施必须形成书面文件并严格遵守执行。

2. 根据事故类型不同，立即进行紧急处理，同时告知生物安全负责人、科主任及上级管理机构，并详细记录事故经过和损伤的具体部位及程度等，填写正式的事故登记表。

3. 实验室应常备处理意外事故的物资，如灭火器、防火毯、冲水龙头、消毒清洗剂和急救箱等。

本 章 小 结

在自然界，两种生物生活在一起，一方获益，而另一方受害的现象称寄生现象。一些营寄生生活的低等动物称寄生虫。被寄生的生物称宿主。寄生虫与宿主之间是一种获利和受害关系。

　　寄生虫要完成一代的发育，需要体内和（或）体外发育场所，发育的整个过程称为生活史。不同种类寄生虫生活史和发育方式各不相同。

　　寄生虫的感染阶段是其发育中的特定阶段，能通过一定途径进入人体并能继续生长发育。传播的途径很多，但主要是经过口、皮肤、接触、媒介昆虫传播。

　　寄生虫一旦有机会进入人体，可通过夺取营养，机械损害，虫体分泌物、代谢产物的毒性作用及寄生虫抗原引起的免疫病理损伤等方式危害人体。根据寄生虫和宿主相互间作用的结果，可表现为寄生虫病（有明显的临床症状）、带虫者（无明显疾病表现）、隐性感染（无明显症状，用常规方法难以检出病原体）、机会致病性寄生虫病（当宿主抵抗力下降时引起疾病）。因寄生虫抗原复杂，且某些寄生虫具有免疫逃避的能力，致使机体抗寄生虫免疫大多为非消除性免疫。

　　寄生虫病患者和带虫者是重要的传染源。传染源、适宜的传播途径及易感人群是寄生虫感染三个重要环节。根据这一规律，采取综合措施，控制或消灭传染源，切断传播途径，保护易感人群，能有效地控制或消灭寄生虫病。

　　《寄生虫学检验》是一门应用科学。正确运用病原学、免疫学和分子生物学等检验技术，为临床寄生虫病的诊断、疗效的考核、疾病流行的监测等提供证据，最终达到控制和消灭寄生虫病，维护人民身体健康，促进国民经济发展之目的。

　　掌握本章中的寄生虫、宿主等基本概念、基本知识，了解生物安全要求，并明确该课程的目的、任务及相应的检验方法，是学好后续各章节的基础。

扫码"练一练"

习　题

一、选择题

1. 医学蠕虫主要包括

A. 线虫、吸虫、鞭毛虫　　　　　　　B. 线虫、吸虫、绦虫

C. 阿米巴、孢子虫、绦虫　　　　　　D. 吸虫、绦虫、阿米巴

E. 线虫、绦虫、孢子虫

2. 人体寄生虫的感染阶段是

A. 感染保虫宿主的阶段　　　　　　　B. 感染动物中间宿主的阶段

C. 感染动物延续宿主的阶段　　　　　D. 感染医学节肢动物的阶段

E. 感染人体的阶段

3. 伴随免疫属于

A. 非消除性免疫　　　　　B. 消除性免疫　　　　　C. 获得性免疫

D. 先天性免疫　　　　　　E. 细胞免疫

4. 保虫宿主是指

A. 体内有幼虫寄生的动物　　　　　　B. 体内有成虫寄生的人

C. 体内有成虫寄生的动物　　　　　　D. 体内有幼虫寄生的动物

E. 体内有成虫、幼虫寄生的人和动物

5. 寄生虫成虫或有性阶段寄生的宿主称

A. 终宿主　　　　　　　　B. 中间宿主　　　　　　C. 保虫宿主

D. 转续宿主　　　　　　　E. 非适宜宿主

6. 寄生虫对宿主的机械性损伤，除外

A. 阻塞腔道　　　　　　　B. 夺取营养　　　　　　C. 压迫组织

D. 吸附作用　　　　　　　E. 破坏细胞

7. 粪便标本查寄生虫的方法有

A. 直接涂片检查法　　　　B. 浓集法　　　　　　　C. 幼虫孵化法

D. 成虫或节片检查法　　　E. 以上均可

8. 确诊寄生虫病的检验方法主要是

A. 动物接种　　　　　　　B. 免疫学检查　　　　　C. 病原学检查

D. 活组织检查　　　　　　E. 皮内试验

9. 寄生虫病的流行特点有

A. 无季节性　　　　　　　B. 仅有季节性　　　　　C. 无地方性

D. 仅有地方性　　　　　　E. 既有地方性，又有季节性

10. 寄生虫病的防治原则是

A. 治疗患者　　　　　　　B. 治疗带虫者

C. 消灭保虫宿主　　　　　D. 针对流行环节，综合防治

E. 保护易感人群

二、简答题

1. 举例说明医学寄生虫的主要侵入途径有哪些？

2. 举例说明影响寄生虫病流行有哪些因素？

（丁环宇）

第一篇

医学蠕虫

　　蠕虫（helminth）是一类借肌肉伸缩而蠕动的多细胞无脊椎软体动物。寄生于人体的蠕虫称医学蠕虫，主要包括线形动物门的线虫纲、扁形动物门的吸虫纲和绦虫纲，可寄生于人体的消化道、胆道、血管、肝、肺、脑、肾等部位，引起的疾病统称蠕虫病。

　　根据生活史中是否需要中间宿主，可将蠕虫分为土源性蠕虫和生物源性蠕虫两大类。①土源性蠕虫：生活史属于直接型，发育过程中不需要中间宿主，其虫卵或幼虫在外界适宜环境中发育成感染阶段，经口或皮肤等途径侵入人体发育为成虫，如蛔虫、钩虫、蛲虫、鞭虫等消化道内寄生线虫。②生物源性蠕虫：生活史属于间接型，发育过程中需要中间宿主，寄生虫幼虫在中间宿主体内发育成感染阶段，再感染人体发育为成虫，如所有吸虫、多数绦虫和组织内寄生线虫。

第一章

线 虫

学习目标 ⋯⋯⋯⋯⋯⋯⋯⋯⋯⋯⋯⋯⋯⋯⋯⋯⋯⋯⋯⋯⋯⋯⋯⋯⋯⋯⋯⋯⋯⋯⋯⋯⋯

1. **掌握** 似蚓蛔线虫、十二指肠钩口线虫和美洲板口线虫、蠕形住肠线虫、毛首鞭形线虫、旋毛形线虫、班氏吴策线虫与马来布鲁线虫、广州管圆线虫等常见线虫具有实验诊断意义阶段的形态特征、生活史特点及实验诊断方法。

2. **熟悉** 常见线虫的致病性。

3. **了解** 常见线虫的流行与防治。

4. 学会根据临床诊断提供的线索，正确选择常见线虫的实验诊断方法，科学、合理地分析实验检查结果。

5. 具备根据常见线虫的流行环节进行有效防控的能力。

扫码"学一学"

第一节 概 述

线虫（nematode）属于线形动物门的线虫纲，种类数量丰富，分布广泛，绝大多数营自生生活，自由生活于土壤、淡水、海水等环境中，少数营寄生生活。目前我国发现的寄生于人体可引起疾病的线虫有35种，重要的有蛔虫、钩虫、蛲虫、旋毛虫、丝虫等。

一、形态

（一）成虫

虫体呈线状或圆柱形，两侧对称，不分节，虫体大小因虫种而异。雌雄异体，雌虫较大，尾端多尖而直；雄虫较小，尾端多向腹面卷曲，少数雄虫尾端膨大呈伞状。

1. 体壁 线虫的体壁由外而内分别是角皮层、皮下层和纵肌层。体壁与消化道之间的腔隙称原体腔（图1-1）。

（1）角皮层 是虫体的保护层，由皮下层的分泌物形成，无细胞结构。覆盖于体表并在虫体前、后端形成一些特殊结构，如唇瓣、乳突、翼、嵴及雄虫的交合伞、交合刺等，这些结构不但与虫体的感觉、运动、附着、交配等生理活动有关，而且也是鉴定虫种的重要依据。

（2）皮下层 在角皮层之内，无细胞界限。此层在虫体背面、腹面和两侧面的中央均向内增厚、突出，形成四条纵索，分别称背索、腹索和侧索，将虫体的原体腔分成四个索间区。背索和腹索较小，内有纵行的神经干；两条侧索明显粗大，内有排泄管通过。

（3）纵肌层 在皮下层之内，由单一纵行排列的肌细胞组成。根据肌细胞的大小、数

17

量及排列方式，分三种肌型，可帮助鉴别线虫的种类。①多肌型：每一索间区肌细胞较多，细胞体突入原体腔明显，如蛔虫。②少肌型：在每一索间区内只有2~5个大的肌细胞，如钩虫。③细肌型：肌细胞多而细小，细胞体不明显，如鞭虫。

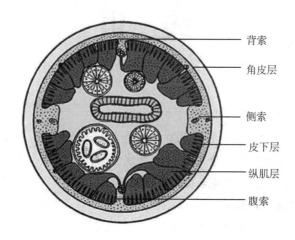

背索
角皮层
侧索
皮下层
纵肌层
腹索

图1-1 线虫体壁结构模式图

2. 消化系统 线虫的消化系统包括消化管和腺体。消化管完整，由口孔、口腔、咽管、中肠、直肠、肛门组成，雄虫的直肠通入泄殖腔开口于体外，雌虫的肛门位于虫体腹面的末端。

3. 生殖系统 线虫雌雄异体。雄虫的生殖系统为单管型，包括睾丸、输精管、储精管、射精管和交配附器，尾端多有一个或一对角质交合刺；雌虫的生殖系统为双管型，由卵巢、输卵管、受精囊、子宫、排卵管、阴道、阴门等部分组成，两个排卵管汇合于单管的阴道，开口于阴门，阴门的位置因虫体而异，通常在肛门之前。

（二）虫卵

多为卵圆形，淡黄色、棕黄色或无色。卵壳分三层，外层来源于受精卵母细胞的卵膜，称卵黄膜，光学显微镜下不易见；中层为壳质或几丁质层，有一定厚度和硬度，具有抵抗外界机械压力的作用；内层为脂层或蛔苷层，可调节渗透压、防止水分丢失、阻止卵外有害化学物质对卵细胞的毒害，对虫卵有保护作用。排出体外的线虫卵，有的含有一个尚未分裂的卵细胞，如蛔虫卵；有的卵细胞正在分裂中，如钩虫卵；有的卵细胞已发育成蝌蚪期胚胎，如蛲虫卵。

二、生活史

线虫的基本发育过程分为虫卵、幼虫、成虫三个阶段。虫卵排出体外后，在适宜条件下发育成幼虫，幼虫在发育过程中最显著的特征是蜕皮，一般需蜕皮四次发育为成虫。生活史分为直接发育型和间接发育型两种类型，消化道寄生线虫多属直接发育型，组织内寄生线虫多属间接发育型。

三、分类

线虫按照寄生部位的不同分为：①消化道内寄生线虫：包括似蚓蛔线虫、十二指肠钩口线虫和美洲板口线虫、蠕形住肠线虫、毛首鞭形线虫、粪类圆线虫等。②组织内寄生线

扫码"看一看"

虫：包括旋毛形线虫、班氏吴策线虫与马来布鲁线虫、广州管圆线虫、美丽筒线虫、结膜吸吮线虫等。

扫码"学一学"

第二节 消化道内寄生线虫

一、似蚓蛔线虫

 案例讨论

【案例】

患者，女，7岁，因干咳1个月余就诊。1个月前，患儿开始出现干咳，少痰，白天较轻，夜晚加重，严重时，不能入睡，伴食欲不振、腹痛等症。患儿有喝生水的习惯。查体：患儿精神差，消瘦，双肺均闻及啰音，腹软，脐周有压痛。实验室检查：X线显示肺纹理增粗，粪便直接涂片检查可见蛔虫受精卵。诊断：蛔虫病。

【讨论】

1. 该患者诊断为蛔虫病的依据是什么？

2. 根据以上病例分析蛔虫对人体有哪些损害？

3. 蛔虫病如何防治？

似蚓蛔线虫（*Ascaris lumbricoides* Linnaeus，1758），简称蛔虫（round worm），成虫寄生于人体的小肠，引起蛔虫病（ascariasis）。蛔虫世界性分布，感染率高，全球约有10亿人感染，是最常见的人体寄生虫之一。

（一）形态

1. 成虫 虫体呈长圆柱形，头尾两端略细，形似蚯蚓。活时淡红色或微黄色，死后灰白色，体表有细环纹，两侧可见明显的侧索。蛔虫是体型最大的消化道内寄生线虫。雌虫较大，大小为（20~35）cm×（0.3~0.6）cm，尾部尖直；雄虫略小，大小为（15~31）cm×（0.2~0.4）cm，尾部向腹面卷曲，末端有1对镰刀状交合刺。口孔位于虫体顶端，周围有3个呈"品"字排列的唇瓣，显微镜下可见唇瓣内缘有细齿（图1-2）。

扫码"看一看"

2. 虫卵 有受精卵和未受精卵两种（图1-2）。

（1）受精卵 呈宽椭圆形，大小为（45~75）μm×（35~50）μm，卵壳厚而透明，壳表面有一层凹凸不平的蛋白质膜，被宿主胆汁染成棕黄色，新鲜粪便标本的蛔虫卵，卵内含有一个大而圆的卵细胞，卵细胞和卵壳之间有新月形空隙。

（2）未受精卵 呈长椭圆形，棕黄色，大小为（88~94）μm×（39~44）μm，卵壳及蛋白质膜均较薄，卵内充满大小不等的折光性颗粒。

无论受精卵或未受精卵，其蛋白质膜均可脱落，变为着色浅、外壳光滑的虫卵。

考点提示 ▶ 蛔虫的成虫与受精卵的形态特征。

（二）生活史

蛔虫属土源性线虫，其生活史不需要中间宿主。成虫寄生于人体小肠，以半消化的食物为食，雌、雄虫交配后产卵，雌虫产卵量大，平均每天每条雌虫可产卵24万个，虫卵随粪便排出体外，在温暖（21~30℃）、潮湿、荫蔽、氧气充足的土壤中，经5~10天，卵内细胞发育为幼虫，再经1周，卵内幼虫进行第1次蜕皮，发育成感染期卵，此为蛔虫的感染阶段。

感染期卵可通过污染水源和食物，经口感染人体，在小肠内孵出幼虫，钻入肠黏膜或黏膜下层，进入肠壁静脉或淋巴管，经肝、右心到达肺，穿过肺泡毛细血管进入肺泡，在此进行第2次和第3次蜕皮，然后沿支气管、气管逆行至咽部，随宿主吞咽动作经食管、胃再回到小肠，在小肠内进行第4次蜕皮后成为童虫，再经数周发育为成虫。从误食感染期卵到成虫产卵需60~75天，成虫的寿命约为1年（图1-2）。

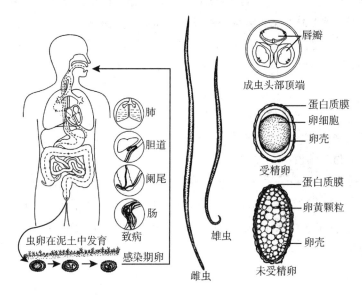

图1-2　蛔虫生活史及成虫和虫卵形态示意图

考点提示　蛔虫的发育经历虫卵、感染期卵、幼虫、童虫及成虫阶段，感染期卵通过污染水源和食物经口感染人体，是蛔虫的感染阶段。

（三）致病

蛔虫的幼虫和成虫对人体均有致病作用，包括掠夺营养、机械性损伤和免疫损伤等。

1. 幼虫致病　幼虫在人体内移行可造成组织机械性损伤，最常受损的器官是肺。大量幼虫穿过肺泡毛细血管进入肺泡时，引起肺部点状出血，在支气管移行时，支气管上皮细胞脱落，同时幼虫在肺泡内发育、蜕皮，其分泌物、代谢产物可引起局部或全身超敏反应，导致蛔蚴性肺炎、支气管哮喘或嗜酸性粒细胞增多症。患者主要表现为发热、胸闷、咳嗽、痰中带血、哮喘或荨麻疹等。严重感染病例，幼虫还可进入脑、肝、脾、肾、眼等器官，引起异位寄生。

2. 成虫致病　成虫是蛔虫的主要致病阶段，对人体的危害主要如下。

（1）营养不良　成虫寄生在人体空肠和回肠上段，以半消化的食物为食，其虫体较大，直接掠夺宿主大量营养，并损伤肠黏膜，导致消化不良和吸收功能障碍，引起宿主营养不良，重度感染的儿童可导致发育障碍。

（2）消化道症状 成虫在肠道内的机械刺激可损伤肠黏膜导致炎症反应，引起一系列消化道症状。患者常出现间歇性脐周疼痛、恶心、呕吐、食欲不振、消化不良等症状，有时伴有烦躁、夜惊、磨牙等神经系统症状。

（3）超敏反应 虫体的分泌物、代谢产物等作为变应原，被人体吸收后，可诱导产生Ⅰ型超敏反应。患者表现为荨麻疹、皮肤瘙痒、哮喘、血管神经性水肿、结膜炎等症状，严重者可出现中毒性脑病。

（4）并发症 ①胆道蛔虫症：是临床最常见的并发症。蛔虫成虫有钻孔习性，当寄生环境发生变化时，可刺激虫体钻入开口于肠壁的胆管，引起胆道蛔虫症。患者出现突发阵发性上腹部钻顶样疼痛、面色苍白、恶心、呕吐等症状，还可引起胆道出血、肝脓肿、胆石症、胆囊破裂、胆汁性腹膜炎等。②蛔虫性肠梗阻：也是常见的并发症之一。大量蛔虫扭结成团，堵塞肠管，导致患者腹部阵发性绞痛，以脐周或右下腹为甚，可进一步发展为绞窄性肠梗阻、肠扭转、肠套叠和肠坏死。③肠穿孔：蛔虫可使正常或病变的肠壁穿孔，表现为急性腹膜炎，病死率高。

此外蛔虫钻孔习性还可引起蛔虫性阑尾炎、蛔虫性胰腺炎、肝蛔虫病等。

考点提示 蛔虫幼虫及成虫引起的疾病。

（四）实验诊断

病原学检查是确诊的依据，主要是从粪便中查出虫卵或虫体。

1. 虫卵的检查 粪便查虫卵是确诊蛔虫感染最常用的方法。①直接涂片法：蛔虫产卵量大，常用此种方法，一般要求涂3张片，检出率高达95%。②改良加藤法：操作简便，既定性又定量，检出率较高。③浮聚法：对直接涂片阴性者，可采用此法提高检出率，但未受精蛔虫卵在饱和盐水中不易漂浮，常可漏诊。

卵壳厚而透明是蛔虫卵主要特征。脱蛋白膜的蛔虫卵易与钩虫卵及其他薄壳虫卵混淆，观察时应加以鉴别。另外粪检阴性时，并不能排除蛔虫感染的可能，可见于仅有雄虫感染者，此时可用驱虫法找成虫。

2. 成虫的检查 从呕吐物或粪便中检获虫体，即可确诊。

3. 幼虫的检查 疑似蛔蚴性肺炎患者，可在其痰液中查找幼虫确诊。

考点提示 蛔虫感染的确诊依据及常用的方法。

（五）流行与防治

1. 流行 蛔虫病在世界范围内流行，尤其在温暖、潮湿、卫生条件差的地区。蛔虫感染的特点是农村高于城市，儿童高于成人。《2015年全国人体重点寄生虫病现状调查报告》调查结果显示，我国平均蛔虫感染率为1.36%，全国31个省均有感染，以四川、贵州、重庆感染率较高。

蛔虫感染率高的原因主要有：①生活史简单：生活史中不需要中间宿主，在外界土壤中直接发育为感染期卵。②产卵量大：平均每天每条雌虫可产卵24万个。③蛔虫卵的抵抗力强：因为卵壳蛔苷层的保护作用，蛔虫对各种理化因素的抵抗力均很强，在隐蔽的土壤和蔬菜上，虫卵可存活数月至数年。④粪便管理不当：使用未经无害化处理的人粪施肥和随地大便的习惯，使虫卵广泛污染土壤、蔬菜等。⑤饮食习惯不良：饮用生水，食用未洗净的瓜果、蔬菜，饭前便后不洗手等行为均易误食虫卵而感染。

2. 防治 防治蛔虫病应采取综合措施。①查治患者和带虫者：目前常用的驱虫药有阿苯达唑、甲苯达唑、三苯双脒或伊维菌素等。对感染率高的学龄前儿童可预防性集体服药驱虫。对蛔虫并发症的处理，应根据具体病情采取相应的治疗措施。②加强粪便管理：建无害化厕所，不随地大便，既可防病，又能给土地增肥。③进行卫生宣教：教育儿童养成良好的个人卫生饮食习惯，饭前便后洗手，不生吃未洗净的瓜果蔬菜，增强自我保护意识。

二、十二指肠钩口线虫和美洲板口线虫

 案例讨论

【案例】

患者，男，45岁，农民。两年来，左上腹阵发性疼痛，以饥饿和夜间为甚，当地医院按十二指肠溃疡治疗未见好转。近一个月来，自感头晕、乏力、心慌，活动后加剧。患者有赤足劳动的习惯。查体见患者消瘦，贫血貌，心肺听诊无异常。T 36.5℃，P 90次/分，R 25次/分，BP140/80 mmHg。实验室检查：血常规显示红细胞2.51×10^{12}/L，血红蛋白65 g/L，大便潜血（+），粪便浮聚法显微镜下可见虫卵，卵壳薄，内有2~8个卵细胞，卵细胞和卵壳之间有明显空隙。

【讨论】

1. 该患者可能诊断为什么病？为什么会感染？

2. 患者为什么出现这些症状？

3. 此类疾病如何防治？

扫码"看一看"

钩虫（hookworm）种类繁多，寄生于人体的主要有十二指肠钩口线虫（*Ancylostoma duodenale* Dubini，1843）（十二指肠钩虫）和美洲板口线虫（*Necator americanus* Stiles，1902）（美洲钩虫）两种。钩虫在我国分布广泛，成虫寄生于人体小肠，以血液为食，引起钩虫病（hookworm disease），对人体危害严重，是我国重点防治的五大寄生虫病之一。

（一）形态

1. 成虫 成虫细长，圆柱形，虫体半透明，活时肉红色，死后灰白色。雌虫较大，大小为（9~13）mm×（0.4~0.6）mm；雄虫较小，大小为（5~11）mm×（0.3~0.5）mm。十二指肠钩虫头、尾部均向背侧弯曲，呈"C"形，美洲钩虫头部向背侧弯曲，尾部向腹侧弯曲，呈"S"形。虫体前端有1个发达的角质口囊，在口囊腹侧缘，十二指肠钩虫有钩齿2对，美洲钩虫有半月形板齿1对。虫体前端两侧有头腺1对，开口于口囊两侧的头感器孔。头腺能分泌抗凝素和乙酰胆碱酯酶，抗凝素可阻止血液凝固，利于钩虫吸血，乙酰胆碱酯酶可水解乙酰胆碱，降低肠壁蠕动，利于虫体附着。雌虫生殖系统为双管型，末端呈圆锥形。雄虫生殖系统为单管型，末端膨大形成膜质交合伞，伞内有肌肉性辐肋，依其部位不同分别称背辐肋、侧辐肋和腹辐肋，其中背辐肋的分支特点是鉴定虫种的重要依据之一（图1-3）。

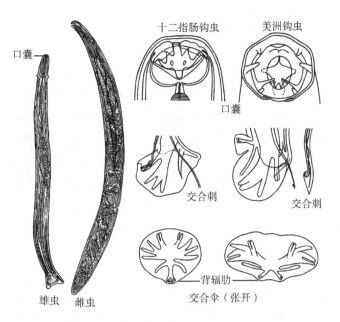

图1-3 钩虫成虫形态示意图

十二指肠钩虫和美洲钩虫的鉴别主要通过体形、口囊、交合伞、背辐肋、交合刺、阴门、尾刺等，鉴别要点见表1-1。

表1-1 十二指肠钩虫与美洲钩虫的鉴别

	十二指肠钩虫	美洲钩虫
大小	♀：（10~13）mm×0.6 mm	（9~11）mm×0.4 mm
	♂：（8~11）mm×（0.4~0.5）mm	（7~9）mm×0.3 mm
体形	体呈"C"形	体呈"S"形
口囊	腹侧前缘有两对钩齿	腹侧前缘有一对板齿
交合伞	撑开时略呈圆形	撑开时略呈扁圆形
背辐肋	远端分两支，每支再分三小支	基部先分两支，每支远端再分两小支
交合刺	两刺呈长鬃状，末端分开	一刺末端呈钩状，常包套于另一刺的凹槽内
阴门	位于体中部略后	位于体中部略前
尾刺	有	无

2. 虫卵 两种钩虫卵形态相似，不易区分。卵呈椭圆形，大小（57~76）μm×（36~40）μm，卵壳薄，无色透明，卵壳内含有2~8个卵细胞，卵细胞和卵壳之间有明显的空隙。粪便标本放置过久，卵细胞可继续分裂呈桑葚状（图1-4）。

3. 幼虫 钩虫的幼虫分为杆状蚴和丝状蚴两个阶段。刚从卵内孵出的幼虫称杆状蚴，体壁透明，前端钝圆，后端尖细，口腔细长，有口孔，能进食。杆状蚴分两期，第一期杆状蚴大小（0.23~0.4）mm×0.017 mm，蜕皮后发育为第二期杆状蚴，大小约0.4 mm×0.029 mm，其口腔细长，咽管前段较粗，后段膨大呈球状。丝状蚴大小（0.5~0.7）mm×0.025 mm，体表被有鞘膜，口腔封闭，食咽管细长，约占虫体1/3，与咽管连接处有两个角质状的矛状结构，称口矛或咽管矛。口矛既助于虫体的穿刺作用，其形态也有助于区别钩虫种类（图1-4）。

考点提示 钩虫的成虫和虫卵形态特征。

（二）生活史

两种钩虫生活史相似，均不需中间宿主。成虫寄生于人体小肠上段，借钩齿或板齿咬附在肠黏膜上，以血液、组织液和肠黏膜为食。雌雄虫交配后，雌虫产卵，十二指肠钩虫每天每条产卵10000~30000个，美洲钩虫每天每条产卵5000~10000个，卵随粪便排出体外。在温暖、潮湿、荫蔽、氧气充足的疏松土壤中，卵内细胞不断分裂，经1~2天孵出第一期杆状蚴，以土壤中的细菌和有机物为食，2天内蜕皮1次，发育为第二期杆状蚴，经5~6天再蜕皮1次，发育为丝状蚴。丝状蚴的口孔封闭不进食，生活在1~2 cm的表层土壤里，在适宜的土壤中可存活15周左右，是钩虫的感染阶段。

土壤中的丝状蚴具有向温、向湿和向触性。当人体皮肤接触到污染土壤时，丝状蚴可产生极为活跃的穿刺运动，经毛囊、指（趾）间嫩皮或皮肤破损处钻入人体，进入小静脉或淋巴管，随血流经右心至肺，在肺内，幼虫穿出肺毛细血管进入肺泡，再借助细支气管、支气管上皮细胞的纤毛摆动，上行至咽，随吞咽进入小肠。幼虫在小肠内发育迅速，经第3次蜕皮后形成口囊，咬附在肠黏膜上，吸食血液，3~4周内经第4次蜕皮后发育为成虫。自丝状蚴侵入人体到成虫交配产卵，需5~7周，成虫寿命3~5年。也有报道十二指肠钩虫存活7年，美洲钩虫存活15年之久（图1-4）。

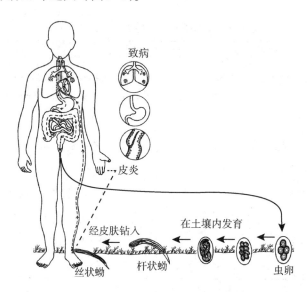

图1-4　钩虫生活史示意图

考点提示 钩虫的生活史包括虫卵、杆状蚴、丝状蚴和成虫阶段，丝状蚴是其感染阶段，经皮肤侵入人体后引起钩虫病。

（三）致病

人体感染钩虫后，是否出现临床症状，与寄生虫的数量、人体的营养状况和免疫状态有关。钩虫的幼虫和成虫均可致病，但以成虫为主。两种钩虫的致病作用相似，但十二指肠钩虫对人的危害比美洲钩虫大。

1. 幼虫致病

（1）钩蚴性皮炎 钩虫丝状蚴钻入皮肤，数分钟后局部皮肤可有奇痒、灼痛，继而出现充血、斑点或丘疹，称钩蚴性皮炎，俗称"粪毒""着土痒"。搔破后常继发细菌感染，形成脓疱，最后经结痂、脱皮而愈。

（2）钩蚴性肺炎 幼虫在肺部移行，造成肺毛细血管和肺泡的损伤，引起局部出血和炎症。患者多在感染后一周内出现发热、畏寒、咳嗽、血痰、哮喘，甚至大量咯血，可自愈。

2. 成虫致病

（1）消化道症状 钩虫借助钩齿或板齿咬附在肠黏膜上，可造成散在性出血及小溃疡，其病变可深至黏膜下层和肌层，引起消化道出血，导致肠功能紊乱。患者表现为上腹部不适、隐痛、恶心、呕吐、腹泻等症状，重者大便潜血阳性，甚至出现柏油样黑便。钩虫引起的消化道出血常被误诊为消化道溃疡、痢疾、食管胃底静脉曲张、胃癌等，应引起重视。

（2）贫血 是钩虫的主要危害。钩虫咬附肠黏膜，以血液和肠黏膜为食，导致患者长期慢性失血，铁和蛋白质不断损耗，加之患者消化吸收不良，铁和蛋白质供应不足，血红蛋白的合成速度慢于细胞合成速度，致使红细胞体积变小，着色变浅，故钩虫病的贫血类型是低色素小细胞性贫血。临床表现为皮肤黏膜苍白、头昏、乏力，重者可有心慌、气短、水肿，甚至贫血性心脏病，严重感染可致儿童发育障碍，妇女出现闭经、流产等。

钩虫病患者慢性失血的原因主要有：①钩虫以血液为食。②头腺分泌抗凝素，使咬附部位不易凝固而不断渗血，加重失血，虫体的吸血量和渗血量大致相当。③虫体为逃避咬伤部位炎症细胞的损害作用，不断变换咬附部位，原伤口在凝血前仍可渗出少量血液。有数据显示：每天每条钩虫的失血量，美洲钩虫为0.02~0.1 ml，十二指肠钩虫虫体较大，失血量是美洲钩虫的6~7倍，为0.15~0.26 ml。

（3）异嗜症 少数患者出现喜食生米、生豆、泥土、石块、木屑、破布、炉灰等粗硬物品，这种异常的嗜好，称为异嗜症。

考点提示 钩虫的幼虫和成虫的致病性。

 知识扩展

异嗜症

异嗜症又称异食癖，是指人在摄食过程中对通常不应进食的异物，难以控制地咀嚼与吞食，发病年龄以幼儿居多。异嗜症的并发症因吞食异物的种类而异，常见的有肠梗阻、铅中毒、肠道寄生虫病等，经常异食还可导致营养不良。异嗜症病因不明，主要认为与寄生虫病及微量元素缺乏密切相关。以钩虫病最多见，其成虫吸血为食，使宿主长期慢性失血，铁和蛋白质不断耗损导致贫血，出现异嗜症。营养学家认为，异嗜症患儿体内缺乏某种营养物质，试图从非营养物质中摄取，如铁、锌和某些维生素，大部分异嗜症患者在补充其缺乏的微量元素后症状消失。此外异嗜症还与饮食习惯、家庭社会环境、精神心理等因素有关。

（四）实验诊断

粪便中检出钩虫卵或孵化出钩蚴是确诊的依据。

1. 虫卵的检查　①直接涂片法：简单易行，因钩虫产卵量少，轻度感染者较易漏诊。②浮聚法：是诊断钩虫感染的首选方法，钩虫卵比重约为1.06，在饱和盐水（比重为1.20）中容易漂浮，可达到集卵的目的，检出率较高。③改良加藤法：操作简便，可定量检测感染度，用于考核疗效和流行病学调查。

2. 钩蚴培养法　虫卵在适宜条件下，孵出钩蚴，在培养的试管中可直接观察幼虫形态并可进行虫种鉴定，检出率与饱和盐水浮聚法相近，但所需时间较长，一般5～6天才有结果。

此外流行区患者出现咳嗽、哮喘等呼吸系统症状，在其痰液中查出钩蚴也可确诊。如患者红细胞数量减少，血红蛋白浓度和平均红细胞体积下降，白细胞总数和嗜酸性粒细胞上升，也是钩虫性贫血的诊断依据之一。

> **考点提示**　粪便中检出虫卵或孵化出钩蚴是确诊钩虫病的依据。虫卵的检查首选浮聚法，检出率高，钩蚴培养法所需时间较长。

（五）流行与防治

1. 流行　钩虫病呈世界性分布，多见于热带和亚热带地区。我国属于钩虫病的高发区，《2015年全国人体重点寄生虫病现状调查报告》调查结果显示，我国平均钩虫感染率为2.62%，全国19个省有感染，其中6个省为单纯的十二指肠钩虫感染，2个省为单纯的美洲钩虫感染，11个省为合并感染，感染率分别为13.38%、78.46%和8.16%，以四川、海南、重庆感染率较高。钩虫病的唯一传染源是患者和带虫者，其流行与自然环境、种植作物种类、生产方式等因素有关。在疫区，人们在种植桑、麻、棉、茶、玉米、水稻、红薯、甘蔗、烟草、蔬菜时，使用未经处理的含钩虫卵的粪便施肥，钩虫卵在温暖潮湿的环境里发育为丝状蚴，人在田间徒手、赤足劳动极易受到感染，引起钩虫病的流行。

2. 防治　对钩虫病的防治需采取综合性防治措施。

（1）消灭控制传染源　普查普治患者和带虫者，常用驱虫药物如阿苯达唑、甲苯达唑等，贫血严重者补充铁剂。钩蚴性皮炎患者可用15%噻苯达唑软膏涂抹局部，同时辅以皮肤透热疗法（53℃热水间歇浸泡患处，每次2秒，间歇8秒，持续25分钟，或用热毛巾敷于患处皮肤，持续10分钟），疗效更佳。

（2）加强对粪便的管理　这是切断钩虫传播途径的重要措施，建无害化厕所，不随地大便，既提高肥效，又防止钩虫病的流行。

（3）加强个人防护　田间劳作时，尽量减少手、足直接与泥土接触，建议穿鞋下地。如需直接与土壤接触，可用1.5%左旋咪唑硼酸乙醇液或15%噻苯达唑软膏涂擦手足皮肤，有一定预防效果。

三、蠕形住肠线虫

 案例讨论

【案例】

患儿，女，6岁，因阴道瘙痒并疼痛就诊。查体：阴道口黏膜红肿，无其他特别体征，患儿家属补述近几日粪便中发现多条线头样白色小虫。阴道分泌物：霉菌、滴虫、革兰阴性双球菌均阴性。粪便常规检查：黄色稀便，量约5 ml，无食物残渣，虫体约1 cm，白色。盐水涂片未见红细胞、白细胞及虫卵。将白色虫体挑出，置于载玻片上观察，低倍镜见虫体呈线头样，中部膨大，尾端长直而尖细，高倍镜见虫体有头翼。

【讨论】

1. 该病例中显微镜下看到是何种寄生虫？是雌虫还是雄虫？

2. 为什么在患者粪便中没有见到虫卵，应做何种实验进一步明确诊断？

3. 此患者如何治疗？

蠕形住肠线虫（*Enterobius vermicularis* Linnaeus，1758），简称蛲虫（pinworm）。成虫寄生于人体回盲部，引起蛲虫病（enterobiasis）。蛲虫呈世界性分布，感染人群主要是儿童，尤以幼儿园等群居儿童的感染率更高。

扫码"看一看"

（一）形态

1. 成虫　虫体细小如线头，乳白色。头端角皮膨大成头翼，咽管末端膨大呈球形，称咽管球。雌虫较大，大小为（8～13）mm×（0.3～0.5）mm，头尾两端较细，尾端长而尖直，中部膨大，呈长纺锤形，生殖器为双管型，阴门位于虫体前1/3腹侧正中线上，肛门位于虫体后1/3腹侧正中线上。雄虫较小，大小为（2～5）mm×（0.1～0.2）mm，尾部向腹面卷曲，生殖器为单管型，泄殖腔开口于尾端，有一根交合刺。雄虫一般在交配后死亡，不易见到（图1-5）。

2. 虫卵　无色透明，呈不对称椭圆形，一侧扁平，一侧凸出，形似柿核。大小为（50～60）μm×（20～30）μm，卵壳较厚，由内而外分三层，分别是脂层、壳质层、壳质外层，刚产出的虫卵内含一蝌蚪期胚胎（图1-5）。

考点提示　蛲虫的成虫和虫卵形态特征。

（二）生活史

蛲虫的生活史简单，不需要中间宿主。成虫常寄生于人体回肠下段、盲肠、结肠，严重感染者也可寄生在小肠上段和胃内，借助头翼、唇瓣等结构附着在肠黏膜上，以肠内容物、组织液及血液为食。雌、雄虫交配后，雄虫很快死亡并随粪便排出体外；雌虫子宫内充满虫卵，脱离肠壁，在肠腔内向下移行，在肠内温度和低氧环境下，一般不产卵。当宿主熟睡时，肛门括约肌较松弛，雌虫移行至肛门外，在肛门会阴部皮肤皱褶处产卵，每天每条雌虫平均产卵5000～17000个。雌虫产卵后大多干枯死亡，少数再爬回肛门或进入阴道、尿道等处引起异位损害。黏附于肛周皮肤的虫卵，在适宜温度、湿度、氧气条件下，约经6小时，卵内蝌蚪期胚胎蜕皮1次，发育为感染期卵，是蛲虫的感染阶段。

雌虫的产卵活动引起肛周瘙痒，当患儿用手搔抓时，虫卵污染手指，再经口食入而导致感染。感染期卵也可散落在被褥、衣裤、玩具和食物上，经吞食或空气吸入等方式感染人体。被吞食的虫卵在十二指肠内孵出幼虫，沿小肠下行，途中蜕皮2次，行至结肠，再蜕皮1次，发育为成虫。从食入感染期卵到成虫发育成熟需2~6周，雌虫寿命一般为2~4周（图1-5）。

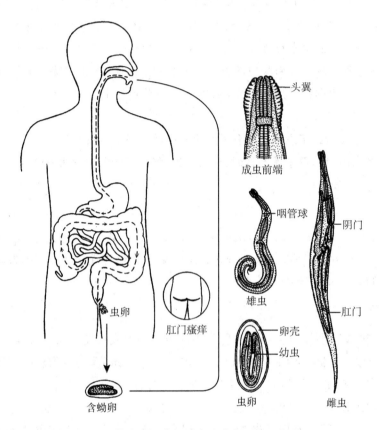

图1-5　蛲虫生活史及成虫和虫卵形态示意图

考点提示　蛲虫的生活史包括虫卵、感染期卵、幼虫及成虫阶段，感染期卵是其感染阶段，经口或空气吸入感染人体，也可经肛门-手-口途径引起自身感染。

（三）致病

蛲虫病因感染程度和机体状态的差异而出现不同的临床表现。成虫寄生在肠道可损伤肠黏膜，一般无明显症状，重度感染可引起营养不良。

1. 肛门会阴部皮肤瘙痒　雌虫在肛周爬行、产卵，刺激肛门及会阴部皮肤，引起皮肤瘙痒，是蛲虫病的主要症状，可因搔抓继发感染。患者常伴有烦躁不安、失眠、夜惊、夜间磨牙、食欲不振、消瘦等症状。

2. 异位损害　①蛲虫性阑尾炎：成虫寄生在回盲部，极易钻入阑尾导致炎症。②蛲虫性泌尿生殖系统炎症：女童多见。雌虫爬入阴道、子宫、输卵管甚至盆腔，可引起外阴炎、阴道炎、宫颈炎、子宫内膜炎、输卵管炎和盆腔炎等。

考点提示　蛲虫病的主要表现为肛周会阴部皮肤瘙痒，蛲虫异位损害也很常见。

（四）实验诊断

1. 虫卵的检查 根据蛲虫在肛周产卵的特性，采用透明胶纸法或棉签拭子法，于清晨排便前在肛周取材检查虫卵，操作简单，检出率高。阴性结果需复查2~3次。

2. 成虫的检查 雌虫常在夜间爬出产卵，如患者入睡后在肛门附近检获线头状白色小虫即可确诊。

 考点提示 ▶ 蛲虫病的实验室诊断方法。

（五）流行与防治

1. 流行 蛲虫病呈世界性流行，人是唯一传染源，《2015年全国人体重点寄生虫病现状调查报告》调查结果显示，我国平均蛲虫感染率为0.33%，全国28个省有感染，以海南、江西、广东感染率较高。因蛲虫生活史简单，发育迅速、感染期卵抵抗力强、感染方式多样、对驱虫药敏感，所以蛲虫病具有流行广泛，易治难防的特点。蛲虫主要的传播方式有①肛门–手–口直接感染：蛲虫感染期卵抵抗力强，在指甲垢内和皮肤上可存活10天，在室内可存活3周，用搔抓肛周皮肤的手指取食，可造成患者的反复感染。②接触感染：感染期卵通过污染玩具、食物、衣裤、被褥等经口致使他人或自身感染。③吸入感染：虫卵比重较小，随尘埃飘浮在空气中，经呼吸虫卵黏附在咽部，随吞咽进入消化道引起感染。

由于儿童的不良卫生习惯，且儿童在学校、幼儿园接触频繁，感染机会多，并可通过儿童传播给其他家庭成员，所以蛲虫感染具有儿童集体机构和家庭聚集性的特点。有数据显示，2015年我国儿童蛲虫的平均感染率为4.19%，主要感染5~9岁的儿童。

2. 防治 根据蛲虫病流行的特点，采取综合防治措施，应注意在治疗的同时防止相互传染和自身重复感染。做好宣传教育，普及预防蛲虫的知识，讲究公共卫生、家庭卫生及个人卫生。教育儿童养成不吸吮手指，勤剪指甲，饭前、便后洗手的良好卫生习惯。定期烫洗衣裤、晾晒被褥，用0.05%碘液清洗玩具及其他用具，可杀死虫卵。常用的口服药物有甲苯达唑、阿苯达唑等，肛周皮肤可涂抹蛲虫膏或2%氧化氨基汞软膏，有杀虫止痒作用。

四、毛首鞭形线虫

案例讨论

【案例】

患者，女，64岁，农民。患者自述：近1月来，时常右下腹痛，并伴恶心、头晕、低热等症状。查体：右下腹有压痛。实验室检查：血常规显示WBC 8.08×10^9L，RBC 4.1×10^{12}/L，HGB 98 g/L，PLT 102×10^9/L，嗜酸性粒细胞百分比为5%。粪便检查：寄生虫卵阴性，潜血试验（—）。肠镜示：结肠轻微充血、水肿、弥漫性出血点，发现回盲部后段有数条虫体蠕动，虫体附着于肠黏膜上，虫体旁可见黏液。结肠镜钳从患者体内取出1条虫体，乳白色，半透明，外形似马鞭；头尾长4.2 cm，膨大部宽0.8 mm。虫体前端细长盘旋，后端粗大微弯。

【讨论】

1. 该患者感染的是何种寄生虫？诊断依据是什么？

2. 此寄生虫虫卵的形态是怎样的？为什么在患者的粪便中没有查到？

毛首鞭形线虫（*Trichuris trichiura* Linnaeus，1771）简称鞭虫，成虫主要寄生于人体的盲肠，引起鞭虫病（trichuriasis），是人体常见的寄生虫之一。

（一）形态

1. 成虫　成虫前细后粗形似马鞭，故得名。虫体前3/5细似鞭绳，后2/5粗如鞭柄。细部由口和咽管组成，口腔极小，有两个半月形唇瓣，两唇瓣间有一尖刀状口矛，咽管细长，外由串珠状排列的杆状细胞组成的杆状体包绕。粗部有肠管和生殖系统。雌虫长35～50 mm，尾端钝圆，阴门位于粗大部前方的腹面。雄虫长30～45 mm，尾端向腹面卷曲，有交合刺一根，外有鞘，鞘表面有小刺，交合刺自鞘内伸出。雌雄成虫的生殖系统均为单管型（图1-6）。

2. 虫卵　呈纺锤形或腰鼓形，棕黄色，大小为（50～54）μm×（22～23）μm，卵壳较厚，两端各有一个透明塞状凸起，称为盖塞（或透明栓）。虫卵随粪便排出时，卵内有1个未分裂的卵细胞（图1-6）。

考点提示　鞭虫成虫和虫卵的形态特征。

（二）生活史

成虫寄生于人体的盲肠，重度感染时也可寄生在结肠、直肠甚至回肠下段。雌、雄虫交配后产卵，每天每条雌虫产卵5000～20000个。虫卵随粪便排出体外，在20～30℃温暖、潮湿的土壤中，经3～5周发育成含幼虫的感染期卵，是鞭虫的感染阶段。人食入被感染期卵污染的蔬菜、瓜果而感染。在小肠内，卵内幼虫活动加剧，并分泌壳质酶，使盖塞降解破裂，幼虫自一侧盖塞逸出，钻入肠黏膜摄取营养。经8～10天幼虫重回肠腔，然后移行至盲肠，以其细长前端钻入肠壁黏膜吸取营养发育为成虫。从误食感染期卵到成虫发育成熟需1～3个月，成虫寿命3～5年（图1-6）。

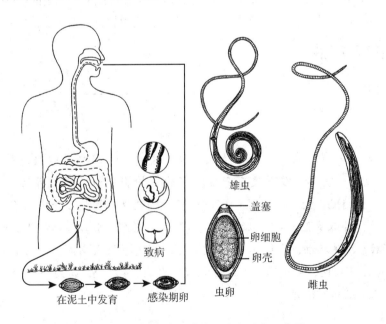

雄虫

盖塞
卵细胞
卵壳

虫卵

雌虫

致病

在泥土中发育　感染期卵

图1-6　鞭虫生活史及成虫和虫卵形态示意图

考点提示　鞭虫的发育与蛔虫相似，经历虫卵、感染期卵、幼虫和成虫阶段，感染期卵污染水源和食物经口感染人体引起鞭虫病，是鞭虫的感染阶段。

（三）致病

成虫前端钻入肠黏膜、黏膜下层甚至肌层，以组织液、血液为食，破坏肠组织，引起局部充血、水肿、出血等慢性炎症反应，也可刺激细胞增生、肠壁组织增厚，形成肉芽肿病变。轻度感染多无明显症状，严重感染者可出现食欲减退、腹痛、腹泻、头晕、贫血、消瘦、四肢水肿、直肠脱垂等症状，还可出现并发症，如消化道出血、鞭虫性阑尾炎、肠梗阻、腹膜炎、肠套叠等。

（四）实验诊断

鞭虫病的诊断以在粪便中检获虫卵为依据，可采用粪便直接涂片法、沉淀法和浮聚法等。因鞭虫虫卵较小，容易漏诊，如一次检查阴性，需多次反复检查，提高检出率。

考点提示 　鞭虫的成虫破坏肠组织，引起局部慢性炎症反应，也可形成肉芽肿病变，一般无明显症状。实验诊断同蛔虫，因虫卵较小，需重复仔细检查。

（五）流行与防治

1. 流行 　鞭虫的分布与蛔虫一致，广泛分布于温暖、潮湿的热带、亚热带地区，但其感染率低于蛔虫。鞭虫感染的来源主要是虫卵污染的土壤和路面，用未经处理的人粪施肥是其重要的原因。鞭虫病的流行与虫卵的抵抗力密切相关，在温暖、潮湿、荫蔽、氧气充足的土壤中，虫卵的感染性可保持数月至数年之久，但鞭虫卵对干燥、寒冷的抵抗力不如蛔虫卵，所以鞭虫在我国南方的感染率高于北方。《2015年全国人体重点寄生虫病现状调查报告》调查结果显示，我国平均鞭虫感染率为1.02%，全国28个省有感染，以四川、海南、云南感染率较高。

2. 防治 　应加强粪便管理、个人卫生和饮食卫生，注意保护水源和环境卫生。对患者和带虫者应积极治疗，驱虫可用甲苯达唑、阿苯达唑等，治疗效果较好。

五、粪类圆线虫

 案例讨论

【案例】

患者，男，53岁，农民，因间歇性反复腹泻半年入院。患者自述：六个月来，间歇性腹泻，严重时水样便，日泻数次，有时发热，最高体温达38.5℃，恶心、呕吐、服用抗生素治疗未见好转。查体见患者消瘦，营养不良，心肺无异常，腹部平软，脐周有压痛，无反跳疼。血常规检查嗜酸性粒细胞29%，肠镜检查提示黏膜充血，肠壁增厚，水肿严重，局部出现溃疡。粪便呈黏液稀便，直接涂片卢戈碘液染色后，低倍镜下可见棕黄色幼虫，高倍镜下见幼虫头端钝圆，尾部尖细，有双球型咽管。

【讨论】

1. 该患者可能患什么病？

2. 作此诊断的依据是什么？

粪类圆线虫（*Strongyloides stercoralis* Bavay，1876）是一种兼性寄生虫。其生活史复杂，分自生世代和寄生世代。在寄生世代中，成虫主要寄生在人、猫、犬等宿主的小肠内，幼虫可侵入肺、脑、肝、肾等组织器官，引起粪类圆线虫病（strongyloidiasis）。

（一）形态

粪类圆线虫在寄生世代的生活阶段包括成虫、虫卵、杆状蚴和丝状蚴。

1. 成虫 自生时代的成虫小于寄生世代。

（1）自生世代 虫体细长，体壁薄，体表有细横纹。雌虫大小为（1.0～1.7）mm×（0.05～0.075）mm，尾端尖细，生殖器官为双管型；雄虫大小为（0.7～1.0）mm×（0.04～0.05）mm，尾向腹面卷曲，生殖器官为单管型，有两根交合刺。

（2）寄生世代 人体内仅见雌虫。虫体半透明，体表有细横纹，大小为2.2 mm×（0.04～0.06）mm，尾尖细呈锥形，口腔短，咽管细长，生殖器官为双管型，子宫前后排列，各含虫卵8～12个。

2. 虫卵 与钩虫卵形似，但较小，椭圆形，卵壳薄，大小为（50～70）μm×（30～40）μm，部分卵内有一条胚蚴。

3. 幼虫 杆状蚴长（200～300）μm×（15～18）μm，头端钝圆，尾部锐尖，有双球型咽管，生殖原基大而显著，位于虫体1/2处稍后。丝状蚴是感染期幼虫，虫体细长，长约500 μm，食咽管约占虫体长度的1/2，尾部尖细，末端分叉（图1-7）。粪类圆线虫的丝状蚴与钩虫和东方毛圆线虫的幼虫极其相似，应加以区别（表1-2，图1-8）。

表1-2　粪类圆线虫与钩虫幼虫的鉴别

	粪类圆线虫	钩虫
杆状蚴	体长（200～300）μm×（15～18）μm	（100～150）μm×（15～17）μm
	口腔短（4 μm）	口腔长（15 μm）
	食管长约虫体1/2，有两个膨大食道球	食管长约虫体1/3，有一个膨大食道球
	生殖原基大（22 μm）	生殖原基小（7 μm）
	肛孔距离末端50 μm	肛孔距离末端80 μm
	尾短而锐尖	尾短而尖
丝状蚴	体长500 μm	体长（500～700）μm
	无鞘膜包裹	有鞘膜包裹
	尾部呈叉状或较钝	尾部逐渐变细
	食（咽）管长度约虫体的1/2，无膨大	食（咽）管长度约虫体的1/3，无膨大
	生殖原基位于虫体后部	生殖原基位于虫体中部
	尾部分叉	尾部尖细

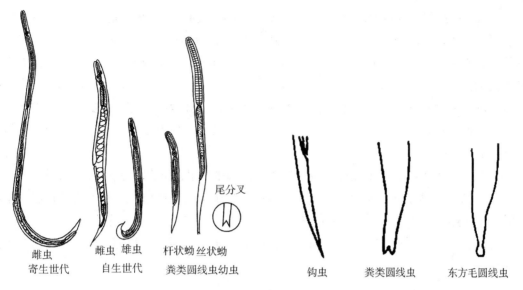

图1-7 粪类圆线虫杆状蚴、丝状蚴示意图　　　　图1-8 三种线虫丝状蚴尾部形态比较

（二）生活史

粪类圆线虫生活史复杂，包括在土壤里完成的自生世代和在宿主体内完成的寄生世代（图1-9）。

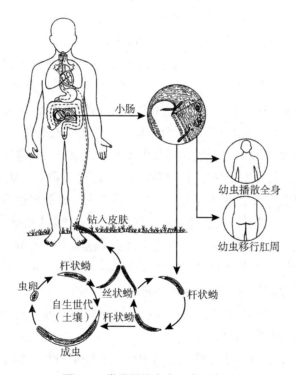

图1-9 粪类圆线虫生活史示意图

1. 自生世代　成虫在温暖潮湿的土壤中产卵，数小时内虫卵孵出杆状蚴，1~2天内经四次蜕皮后发育为自生世代的成虫。在外界适宜的条件下，自生世代可循环多次，称为间接发育。当外界环境不利于虫体发育时，则杆状蚴蜕皮两次后，发育成丝状蚴，此为感染期幼虫，经皮肤或黏膜进入人体，开始寄生世代，此过程称为直接发育。

33

2. 寄生世代　丝状蚴侵入宿主（人、猫、犬等）皮肤，1天内经静脉系统、右心至肺，穿过毛细血管进入肺泡，少数幼虫可在肺和支气管内发育为成虫，但大部分幼虫沿支气管、气管逆行至咽部，经吞咽进入消化道，钻入小肠黏膜内，蜕皮两次发育成熟。雌虫多埋于肠黏膜内产卵，虫卵发育快，数小时后即可孵化出杆状蚴，杆状蚴自黏膜内逸出，进入肠腔，并随粪便排出体外。自丝状蚴侵入人体至杆状蚴排出体外，至少需要17天。被排出的杆状蚴，既可蜕皮两次后发育成丝状蚴感染人体，又可在外界土壤进行间接发育变为自生世代的成虫。

当宿主机体免疫力低下或便秘时，寄生于肠道的杆状蚴可迅速发育成丝状蚴，并在小肠下段或结肠经黏膜进入血液循环，引起体内自身感染。当排出的丝状蚴附着在肛周皮肤上时，丝状蚴钻入皮肤，导致体外自身感染。

有的虫体可寄生在肺或泌尿生殖系统，随痰液排出的多为丝状蚴，随尿液排出的多为杆状蚴。

考点提示　粪类圆线虫的生活史包括虫卵、杆状蚴、成虫阶段。寄生世代在人体内完成，包括虫卵、杆状蚴、丝状蚴和成虫阶段，其中丝状蚴作为感染阶段可穿过皮肤感染人体。

（三）致病

粪类圆线虫是一种机会致病性寄生虫，其致病作用与寄生虫感染程度、侵袭部位和宿主的免疫状态密切相关。在流行区，人感染后可表现为三种病型：①人体免疫力强，轻度感染后虫体被清除，无临床症状出现。②持续存在的慢性自体感染，可长达数十年，间歇出现胃肠症状。③播散性重度感染，长期服用激素、免疫抑制剂的患者、艾滋病患者等免疫力低下者可发生播散性重度感染，幼虫可进入脑、肝、肺、肾及泌尿系统等器官，导致弥漫性损伤。患者出现脑膜炎、肺炎、出血、肠炎、败血症等症状，往往因严重衰竭而死亡。

粪类圆线虫的幼虫和成虫均可致病，对人体的损伤主要表现在以下几个方面。

1. 皮肤损伤　丝状蚴侵入皮肤后，局部出现小出血点、丘疹并伴有刺痛和痒感，因幼虫在皮肤内移行较快，故可出现移行性线状荨麻疹，荨麻疹蔓延的速度可达每小时10cm以上。如有体外自身感染，病变还可出现在肛周、腹股沟、臀等部位的皮肤。荨麻疹出现的部位及快速蔓延的特点是粪类圆线虫幼虫在皮肤移行的重要诊断依据。

2. 肺部症状　丝状蚴在肺部移行，穿过毛细血管进入肺泡，导致肺泡出血，细支气管炎性细胞浸润。如丝状蚴因黏液阻塞在支气管内发育为成虫，并在其中寄生繁殖时，则病情较为严重。患者轻者表现为过敏性肺炎和哮喘，重者出现咳嗽、多痰、持续性哮喘、呼吸困难、嗜酸性粒细胞增多等症状。肺部弥漫性感染病例，可出现高热、肺功能衰竭，尸检可见肺内大量幼虫，肺泡大量出血。

3. 消化道症状　成虫寄生在小肠黏膜内引起机械性刺激和毒性作用，轻者表现为以黏膜充血为主的卡他性肠炎，重者表现为水肿性肠炎和溃疡性肠炎，甚至引起肠壁糜烂，导致肠穿孔。患者出现恶心、呕吐、腹痛、腹泻、黏液样血便、里急后重等，并伴有发热、贫血、全身不适等症状。

4. 弥漫性粪类圆线虫病　丝状蚴或成虫在宿主免疫功能低下的情况下可扩散到心、脑、肺、肝、肾、胰、卵巢等处，引起广泛损伤，形成肉芽肿样病变，导致弥漫性粪类圆线虫病。此种病例主要发生在长期服用激素、免疫抑制剂，或罹患恶性肿瘤、白血病、结核病等慢性消耗性疾病以及先天性免疫缺陷和艾滋病患者中，此类患者共同的特点是机体对幼虫缺少炎症反应和免疫应答。由于大量幼虫在体内移行，可将肠道细菌带入血液，引起败血症；可造成各种器官的严重损害；可出现强烈的超敏反应，如过敏性肺炎、过敏性关节炎、化脓性脑膜炎等。由重度粪类圆线虫感染导致死亡的病例国内外均有报道。

（四）实验诊断

粪类圆线虫病临床表现复杂，且缺少特征性表现，故常被误诊。在采集病史过程中，应首先询问患者有无与泥土的接触史。一般而言，如同时出现消化系统和呼吸系统症状，嗜酸性粒细胞增多，应考虑本病的可能，并做进一步检查以明确诊断。

1. 病原学检查 从粪便、痰、尿、脑脊液中检获杆状蚴或丝状蚴是确诊的依据。在腹泻患者的粪便中也可检出虫卵。直接涂片法检出率约62%，沉淀法的检出率约75%，病原学检查应反复多次进行，提高阳性率。镜检时，滴加卢戈碘液，可使幼虫呈现棕黄色，且虫体的结构特征清晰，便于鉴别。

2. 免疫学诊断 皮试、免疫荧光实验及ELISA等都已应用于粪类圆线虫病的辅助诊断。其中采用鼠粪类圆线虫脱脂抗原做ELISA检测患者血清中的特异性抗体，阳性率高达94.4%，敏感性和特异性较高，对轻、中度患者具有较好的辅助诊断价值。

3. 其他检查 在轻、中度感染的病例中，血液检查显示白细胞总数和嗜酸性粒细胞百分比增高。胃和十二指肠引流查病原体，对胃肠粪类圆线虫病的诊断价值高于粪检。

考点提示 粪类圆线虫病的临床表现及诊断。在标本中检获杆状蚴或丝状蚴是确诊的依据，镜检时，标本滴加卢戈碘液，便于鉴别。

（五）流行与防治

1. 流行 粪类圆线虫病主要分布在热带和亚热带地区，成散发感染。全球有1亿~2亿人感染，有些国家的感染率可高达30%。本病的流行因素与钩虫相似，人的感染主要是与土壤中的丝状蚴接触所致，温暖、潮湿的土壤给丝状蚴的发育提供了温床，增加了感染机会，所以本病在我国南方流行，感染率最高的是海南省，广西、甘肃、贵州、湖南、云南等省份也均有感染病例的报告。由于粪类圆线虫幼虫抵抗力较弱，故本病流行不严重。但由于近年来恶性肿瘤、艾滋病患者的增加，激素及免疫抑制剂的使用，使本病感染率和发病率有所增加，应给予重视。

2. 防治 粪类圆线虫病的防治与钩虫一致。除加强粪便和水源管理及做好个人防护外，关键要避免发生自身感染。长期使用类固醇激素和免疫抑制剂前，应做好粪类圆线虫的常规检查，发现感染，应及时彻底治疗。另外对猫、犬等保虫宿主也应做好检查和治疗工作。

治疗粪类圆线虫病的药物有阿苯达唑、甲苯达唑、伊维菌素等。

第三节 组织内寄生线虫

一、旋毛形线虫

旋毛形线虫 [*Trichinella spiralis*（Owen，1835）Railliet，1895]，简称旋毛虫，其成虫

扫码"学一学"

寄生于人和多种哺乳类动物的十二指肠和空肠上段，幼虫寄生于同一宿主的骨骼肌细胞内，引起旋毛虫病，是重要的食源性人畜共患寄生虫病。

案例讨论

【案例】

患者，男性，40岁，因发热、肌痛10天就诊。10天前，患者出现发热，体温38.5℃左右，伴有眼睑、下肢水肿，全身肌肉酸痛、压痛。追查病史，大约在半个月前患者曾因进食凉拌生猪肉后发生腹痛、腹泻，水样便，每天6~8次，在当地诊所诊断为：急性胃肠炎。实验室检查：血常规示白细胞总数：$12.08 \times 10^9/L$，中性粒细胞61%，淋巴细胞12%，嗜酸性粒细胞21%。粪便检查：未见异常。

【讨论】

1. 考虑该患者可能患何种疾病？
2. 为明确诊断需要进一步做哪些检查？
3. 该病如何防治？

（一）形态

1. 成虫 微小线状，是寄生于人体的最小线虫。雌虫大小为（3.0~4.0）mm × 0.06 mm，雄虫大小为（1.4~1.6）mm × （0.04~0.05）mm。消化道包括口、咽管、肠管、肛门。咽管长，占体长的1/3~1/2，咽管后段的背面为一系列圆盘状杆细胞组成的杆状体。雌虫和雄虫的生殖器官均为单管型。雌虫尾端钝圆，其生殖器官有卵巢、受精囊、子宫、阴道和阴门等。阴门开口于虫体前1/5处。卵巢位于虫体后部。子宫较长，位于卵巢与阴门之间，其内充满虫卵，近阴门处虫卵发育为幼虫。雄虫生殖器官有睾丸、输精管、贮精囊和射精管等，尾端有一对钟状交配叶，无交合刺（图1-10）。

2. 新生蚴和幼虫囊包 自阴门产出的幼虫，大小约124 μm × 6 μm，称为新生蚴，在骨骼肌细胞内寄生发育至长约1 mm，卷曲于大小为（0.25~0.5）mm × （0.21~0.42）mm的梭形囊包内，称为幼虫囊包。囊包壁由内外两层构成，内层厚、外层薄，是成肌细胞退变及结缔组织增生的产物。囊包纵轴与肌纤维平行，内常含有1~2条幼虫，也可多达6~7条（图1-10）。

（二）生活史

旋毛虫成虫和幼虫寄生在同一宿主体内，成虫寄生于十二指肠和空肠上段，幼虫寄生于骨骼肌细胞内。旋毛虫完成生活史不需在外界营自生生活，但必须转换宿主才能继续下一代的发育。

宿主食入含活旋毛虫囊包的肉类而感染。在十二指肠液的作用下幼虫从囊包内逸出，经两天4次蜕皮即可发育为成虫。雌、雄虫交配后，雄虫死亡，由肠道排出。雌虫再入肠黏膜继续发育，有些还可在腹腔或肠系膜淋巴结处寄生。雌虫于感染后的第5~7天开始产幼虫，每条雌虫一生可产1500~2000条幼虫。雌虫存活期1~2个月，长者3~4个月。

新生幼虫（新生蚴）从肠腔内经局部淋巴管或小静脉，随淋巴和血液循环到达各器官

扫码"看一看"

组织，仅侵入骨骼肌才继续发育，并以膈肌、舌肌、咽喉肌、腓肠肌和肱二头肌等活动频繁、血液供应丰富的部位多见。感染后1个月左右形成囊包，囊包内幼虫需再感染新宿主才能完成生活史，如不转换宿主，半年后囊包开始钙化，幼虫随之死亡。少数囊包钙化后，幼虫可存活数年（图1-10）。

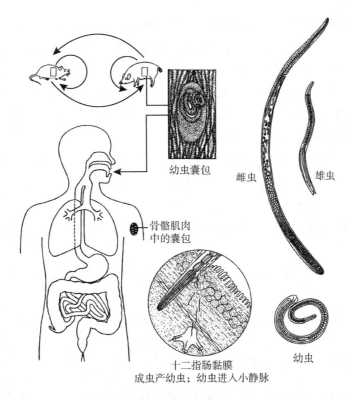

图1-10　旋毛虫生活史及虫体形态示意图

考点提示 ▶ 旋毛虫的发育过程及感染阶段。

（三）致病

旋毛虫的主要致病阶段是幼虫。其致病与食入幼虫囊包的数量、囊包内幼虫的活力、侵犯部位及宿主免疫力有关。轻度感染时无症状，重度感染者若不及时治疗，可在发病3~7周内死亡。据统计，该病死亡率较高，国外为6%~30%，国内约3%，爆发流行时可达10%。旋毛虫病分为3期。

1. 侵入期（肠型期）　为小肠内幼虫从囊包逸出并发育为成虫的阶段，病变部位在十二指肠和空肠，故亦称肠型期。成虫以肠绒毛为食以及幼虫对肠壁组织的侵犯，引起肠道炎症，局部充血水肿、出血及浅表溃疡。患者有恶心、呕吐、腹痛、腹泻，伴有厌食、乏力、低热等症状。此期病程约为1周。

2. 幼虫移行期（肌型期）　为新生幼虫经淋巴、血液循环侵入肌组织引起血管炎和肌炎的阶段，主要病变在肌肉，亦称肌型期。患者出现过敏性皮疹、急性全身性血管炎、发热、嗜酸性粒细胞增多、眼睑或面部水肿等。突出的症状为全身性肌肉疼痛，尤以腓肠肌、肱二头肌、肱三头肌疼痛明显。严重感染者可因心肌炎、心力衰竭、毒血症及呼吸系统并发症而死亡。病程为2~3周。

3. 囊包形成期（恢复期） 为受损肌细胞修复的阶段，又称恢复期，为4~16周。幼虫寄生部位的肌细胞膨大，形成梭形囊包。患者急性炎症逐渐消退，全身症状减轻或消失，但肌痛可维持数月。重症患者可有恶病质，或并发心肌炎、肺炎、脑炎等。

（四）实验诊断

1. 病原学检查 肌肉组织活检囊包是最可靠的方法。患者发病10日以上，自疼痛肌肉（腓肠肌或肱二头肌）取2~3 mm大小肌肉压片或切片镜检，查见旋毛虫幼虫囊包即可确诊。但该法取材局限，阳性检出率仅50%左右，故阴性结果不能排除本病。对剩余可疑肉类食品做压片法、人工消化法或动物接种，有助于佐证。

2. 免疫学检查 由于轻度或早期感染采用活检囊包的方法不易检获病原，故用免疫学检查法作为诊断本病的主要辅助检查。

（1）用幼虫浸出抗原做皮内试验（ID） 感染后2周阳性率达90%以上，感染3周以上阳性率可达96.3%。但该法与其他蠕虫病有交叉反应，感染多年后仍可呈阳性反应，故多用于辅助诊断及流行病学调查。

（2）间接血凝试验（IHA） 有较高特异性和敏感性，但与部分血吸虫病患者血清有一定的交叉反应率。

（3）间接荧光抗体试验（IFA） 是目前较好的试验方法，阳性率达97%，特异性可达99.9%。

（4）酶联免疫吸附法（ELISA） 该法特异性及敏感性高，已广泛应用于人和猪旋毛虫感染的检测。

最好同时使用两三种方法，提高可靠性。

> **考点提示** 旋毛虫感染的确诊主要通过肌肉组织活检法，自疼痛肌肉处取样，做压片或切片后镜检查见旋毛虫幼虫囊包。但对于轻度和早期感染者，该法不易 检获病原，故多辅以免疫学诊断技术。

（五）流行与防治

旋毛虫病广泛流行于世界各地，但以欧美发病率高。我国旋毛虫病在云南、西藏、广西、四川、河南、湖北、辽宁、吉林、黑龙江等地流行。人类旋毛虫病具有地方性、群体性和食源性的流行特点。目前已知猪、狗及鼠等150多种动物可自然感染，又因动物互相残杀吞食或摄食尸肉而相互传播。人体感染与生食或半生食饮食习惯密切相关。旋毛虫幼虫囊包抵抗力强，耐低温，猪肉中的囊包蚴在–15℃储存20天才死亡，–2℃可活57天，70℃时很快死亡，在腐肉中能存活2~3个月。凉拌、腌制、熏烤及涮食等方法常不能杀死幼虫。发病人数中吃生肉者占90%以上。在我国云南少数民族有吃生皮、生肉的饮食习惯，因此成为本病的高发区。

加强肉类及肉制品检疫，普及卫生知识、教育群众改变不良饮食习惯是预防旋毛虫感染最有效的措施。此外，切生、熟食的刀和砧板分开，可减少感染机会。改变养猪方法，提倡圈养及使用熟饲料以防止猪感染。治疗药物可选用阿苯达唑和甲苯达唑等。

二、班氏吴策线虫和马来布鲁线虫

 案例讨论

【案例】

患者，男性，27岁，广东潮阳人，农民。因畏寒、发热伴睾丸部肿大、疼痛就诊。查体：T38.5℃，右侧阴囊皮肤潮红，附睾肿大有明显触痛。睾丸右下方有一个4 cm×6 cm×8 cm的肿块，无明显触痛，表面光滑，按之有波动感，局部透光反应（+），左侧阴囊及睾丸正常。实验室检查：血常规示白细胞总数$11.12×10^9$/L，中性粒细胞75%，淋巴细胞15%，嗜酸性粒细胞8%。鞘膜积液离心沉淀涂片染色镜检见微丝蚴。

【讨论】

1. 考虑该患者可能患何种疾病？

2. 为明确诊断需要进一步做哪些检查？

3. 该病如何防治？

丝虫是一类由吸血节肢动物传播的组织内寄生线虫。已知人体内寄生的丝虫有8种。我国仅有寄生于淋巴系统的班氏吴策线虫［*Wuchereria bancrafti*（Cobbold，1877）Seurat，1821］（简称班氏丝虫）和马来布鲁线虫［*Brugia malgyi*（Brug，1927）Buckley，1858］（简称马来丝虫），引起丝虫病。

（一）形态

1. 成虫 两种丝虫形态相似，虫体细长呈丝状，乳白色，体表光滑。雄虫长1.3～4.2 cm，雌虫长4.0～10.5 cm，雌虫尾端钝圆，生殖系统为双管型，阴门靠近头端的腹面。子宫粗大，近卵巢段含大量的虫卵，随子宫延伸逐渐发育成卵壳透明内含卷曲胚蚴的虫卵，最后在近阴门处发育成微丝蚴。雄虫比雌虫小，尾端向腹面卷曲1～3圈，生殖系统为单管型。班氏丝虫略大于马来丝虫。

2. 微丝蚴 虫体细长，大小为（177～296）μm×（5～7）μm，头端钝圆，尾端尖细，外披鞘膜，在新鲜血片中作蛇样运动。染色后可见体内有很多圆形或椭圆形的细胞核，称为体核。头端无核区称为头间隙。尾端细胞核称为尾核。两种微丝蚴的鉴别见图1-11和表1-3。

扫码"看一看"

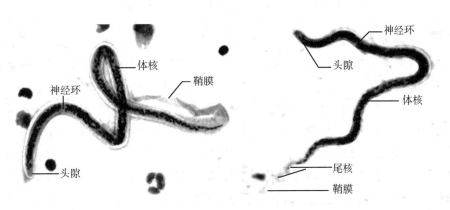

图1-11 班氏丝虫和马来丝虫微丝蚴形态

表1-3　班氏微丝蚴和马来微丝蚴的形态鉴别

	班氏微丝蚴	马来微丝蚴
大小（μm）	（244～296）×（5.3～7.0）	（177～230）×（5.0～6.0）
体态	柔和、弯曲自然无小弯	僵直、大弯中有小弯
头间隙（长：宽）	较短1：1	较长2：1
体核	圆或椭圆形、大小一致 排列均匀，清晰可数	形状大小不等，密集有重叠 不易分清
尾核	无	有2个尾核，前后排列

考点提示　班氏丝虫和马来丝虫的成虫外部形态和内部结构相似，因此两种丝虫的鉴别主要通过比较微丝蚴的大小、体态、头间隙的长宽比例、体核及尾核的有无等特征来完成。

（二）生活史

两种丝虫的生活史基本相同，均需经过两个发育阶段（图1-12）。

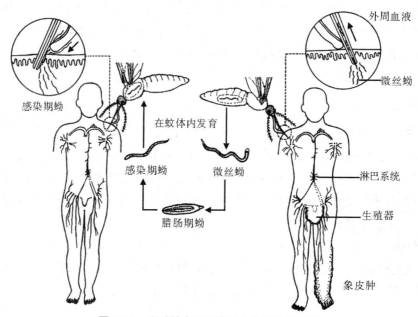

图1-12　班氏丝虫和马来丝虫生活史示意图

1. 在蚊（中间宿主）体内的发育　当雌蚊叮吸含有微丝蚴的血液时，微丝蚴随血液进入蚊胃，脱去鞘膜，穿过胃壁经血腔侵入胸肌，在胸肌内虫体逐渐缩短变粗，活动减弱，形成腊肠蚴。虫体继续发育，逐渐变长，蜕皮2次，成为感染期幼虫（又称丝状蚴），离开胸肌经血腔进入蚊下唇。当蚊子再次叮人吸血时，丝状蚴自蚊下唇逸出，经吸血伤口或毛孔侵入人体。微丝蚴在蚊体内发育至丝状蚴，班氏丝虫需要10～14天，马来丝虫需要6～6.5天。

2. 在人（终宿主）体内发育　感染期幼虫钻入人体皮下组织后，迅速侵入到附近淋巴管，再到达大的淋巴结及淋巴管经过2次蜕皮发育为成虫。马来丝虫成虫多寄生于上、下肢浅表淋巴系统。班氏丝虫成虫除寄生在浅表淋巴系统外，还寄生于下肢、阴囊、精索、腹股沟、腹腔、肾盂等处的深部淋巴系统。此外，还可出现眼前房、乳房、肺、脾、心包等异位寄生。成虫以淋巴液为食，经雌雄交配后雌虫产出微丝蚴，微丝蚴随淋巴循环经胸导管进入血液循环。从丝状蚴进入人体到发育为成虫需2~3个月时间。

成虫寿命一般4~10年，最长可达40年。微丝蚴的寿命一般为2~3个月。人为班氏丝虫的唯一终宿主，马来丝虫除以人为终宿主外，还能在长尾猴、叶猴、家猫、穿山甲等多种脊椎动物体内发育成熟。

患者体内的微丝蚴经胸导管进入血液循环后，白天滞留在肺毛细血管中，夜晚出现在外周血液中，这种现象称为夜现周期性。两种微丝蚴在外周血中数量达高峰的时间稍有不同，班氏微丝蚴为22：00~次晨2：00时，马来微丝蚴为20：00~次晨4：00时。

考点提示 丝虫的生活史需经过2个发育阶段，即在中间宿主蚊体内发育的幼虫阶段，和在终宿主人体内发育的成虫阶段。带有感染期幼虫的蚊叮吸人血时造成人体感染，成虫主要寄生于人体的淋巴系统。

（三）致病

丝虫的成虫、感染期幼虫、微丝蚴均有致病作用，成虫为主要致病阶段。丝虫病的发生、发展与患者的机体状态、感染程度、重复感染情况、丝虫侵犯的部位及继发感染有关。丝虫病疾病过程可分为以下几个阶段。

1. 微丝蚴血症 潜伏期后血中出现微丝蚴，患者可无任何症状或仅有发热和淋巴管炎，如果不治疗，此症可持续10年以上，成为带虫者。

2. 急性期超敏反应和炎症反应 丝虫虫体的代谢产物、子宫分泌物、死虫及其分解产物等均可对机体产生毒性作用和超敏反应，引起淋巴管炎、淋巴结炎和丹毒样皮炎等。淋巴管炎发作时常表现为皮下一条红线自上而下延伸，此即逆行性淋巴管炎，俗称"流火"多见于下肢；皮肤浅表微细淋巴管炎多表现在下肢小腿内侧及内踝上方的局部皮肤，出现弥漫性红肿，表面光滑，伴压痛与灼热感，称丹毒样皮炎。淋巴结炎主要表现为局部淋巴结肿大、压痛。此外，患者常有畏寒、发热等全身症状，称丝虫热。

急性期炎症反应可发生于感染期幼虫侵入人体几周后，在患者血液中尚未发现微丝蚴的时候即可出现。

3. 慢性期阻塞性病变 随着病情的不断发展和反复发作，局部可出现增生性肉芽肿，因周围纤维组织增生，引起淋巴管腔变窄甚至闭塞，淋巴液回流受阻，受阻部位以下淋巴管内压力增大，以致淋巴管曲张甚至破裂，大量淋巴液流出并淤积于周围组织，若淤积于皮下组织，可致局部皮肤和皮下组织增厚，粗糙发硬，形似象皮，故称象皮肿。象皮肿多见于下肢和阴囊，也可见于上肢、乳房和阴唇等处。此外班氏丝虫寄生在淋巴系统时，阻塞如发生在精索、睾丸淋巴管则引起睾丸鞘膜积液，若发生在主动脉前淋巴结或肠干淋巴结则导致乳糜尿。肾毛细血管破裂则可出现血性乳糜尿。乳糜尿中含有大量蛋白和脂肪，在体外放置后可凝结成胶冻状。乳糜尿静置分为三层，沉淀物中有时可查到微丝蚴。

此外，临床上还可出现眼丝虫病、丝虫性心包炎、乳糜痰、乳糜胸腔积液等病例。有异位寄生现象，多见于脾、肾、女性乳房等部位。

（四）实验诊断

1. 病原学检查 从患者血液、抽出液、乳糜尿等标本中检出微丝蚴即可确诊。

（1）外周血查微丝蚴　是最主要的方法。根据微丝蚴夜现周期性的规律采血检测。常用方法有：厚血膜法、新鲜血滴法、枸橼酸乙胺嗪白天诱出法、离心浓集法。

 知识扩展

外周血微丝蚴检查法

1. 厚血膜法　取末梢血3大滴（60 μl）制成1.5 cm×2.5 cm的血膜后染色镜检，检出率高并可鉴别虫种，是检查微丝蚴最常用的方法。

2. 新鲜血片　取新鲜血1大滴直接加盖玻片立即镜检，可观察到微丝蚴在血中作蛇形运动的状态。

3. 枸橼酸乙胺嗪白天诱出法　对于夜晚采血不便的患者，可在白天给患者服用枸橼酸乙胺嗪（海群生）待30分钟后微丝蚴密度上升时再取血检查，但该法检出率低，对轻度感染者容易漏检。

4. 离心浓集法　取静脉血2 ml溶血后离心沉淀，取沉淀物镜检，可提高阳性率，但操作复杂。

（2）体液和尿液微丝蚴检查　取鞘膜腔积液、淋巴液、乳糜尿、乳糜腹水、心包积液等离心沉淀后涂片染色镜检。

（3）成虫检查法　淋巴结肿大者可用注射器从淋巴结中取出虫体或切除结节，用肉眼、解剖镜或制成病理切片检查。

2. 免疫学检查法　对于轻度感染者或有阻塞性病变者，不易在其血液或其他体液中查到微丝蚴，可考虑采用免疫学方法作为辅助检查。目前，我国丝虫病已进入基本消灭阶段，而免疫学技术是监测是否消灭的重要手段。

（1）检测抗体　采用皮内试验（ID）、间接荧光抗体试验（IFA）、酶联免疫吸附试验（ELISA）、免疫酶染色试验（IEST）检查到受检者体内有特异性抗体存在即表明有或曾经有丝虫感染。阳性检出率可达90%。

（2）检测抗原　可用特异性单克隆抗体进行ELISA双抗体夹心法检测患者体内的循环抗原，抗原检出率为53%~93%。既可诊断活动性感染，又可用于评估感染程度、治疗疗效及评价防治措施。

目前，WHO推荐应用免疫层析技术（IGT）试纸条快速诊断丝虫病，操作简便，15分钟观察结果，但不适合用于低度流行区。其他方法，如淋巴管闪烁法、放射性标记等方法诊断丝虫病也具有一定的敏感性和特异性。

（五）流行与防治

丝虫病是世界六大热带病之一，分布于热带、亚热带及温带大部分地区，亚洲、非洲较严重。根据WHO 2001年报告，世界范围内仍然有10.1亿人受到淋巴丝虫病的威胁，分布在80多个国家，丝虫感染者约有1.2亿人。1/3感染者在印度，其余分布在非洲、东南亚、太平洋和美洲地区。丝虫病也曾经是我国五大寄生虫病之一，流行于山东、河南等16个省、自治区、直辖市。2006年我国16个丝虫病流行省（直辖市、自治区）实现了阻断丝虫病传播的目标，近年来陆续有输入性病例报告。

该病的传染源是血中带有微丝蚴的患者及带虫者，我国流行的两种丝虫，其主要传播媒介是蚊类。班氏丝虫的主要传播媒介是淡色库蚊、致倦库蚊，次要媒介为中华按蚊。马来丝虫的主要传播媒介是中华按蚊和嗜人按蚊。我国的东南沿海地区及岛屿，则以东乡伊蚊为传播媒介。

丝虫病的流行主要受温度、湿度、雨量、地理环境和社会因素的影响。大多在5～10月感染，但在温暖地区如广东省，11月仍然可以在蚊体内检获感染期幼虫。

普查普治和防蚊灭蚊是防治丝虫病的重要措施。普查1岁以上的全体居民，要求95%以上的居民都接受采血。常用治疗药物有枸橼酸乙胺嗪（海群生）、呋喃嘧酮等。在流行区推行全民服用乙胺嗪药盐，可收到良好的预防效果。加强人群监测，确保监测质量，以巩固和发展防治丝虫病的成果。

三、广州管圆线虫

 案例讨论

【案例】

患者，男性，24岁。生食褐云玛瑙螺（俗称东方螺）后当天出现腹痛、呕吐。第5天出现发热（37.5℃）和四肢乏力等症状。入院后采用青霉素等抗生素治疗，效果不佳。入院第10天出现谵妄、意识模糊；实验室检查示血白细胞15.7×10^9/L，中性粒细胞90.6%，淋巴细胞6.3%，嗜酸性粒细胞比例正常（人工计数后发现血中嗜酸性粒细胞比例为13%）；脑脊液清亮，未见寄生虫。第15天出现深度昏迷，有高热、颈项强直和颅内压增高等中枢神经系统症状；脑脊液浑浊，嗜酸性粒细胞比例为30%，未见寄生虫。采集患者所食螺属地的褐云玛瑙螺发现寄生虫幼虫。入院19天检测患者血清抗广州管圆线虫抗体阳性。在抗感染的同时进行抗寄生虫治疗后，病情缓解。

【讨论】

1. 考虑该患者患何种疾病？

2. 诊断依据有哪些？

3. 该病如何预防？

广州管圆线虫 [*Angiostrongylus cantonensis*（chen, 1935）Dougherty, 1846]，成虫寄生于鼠类肺部血管，偶尔可寄生于人体，引起嗜酸性粒细胞增多性脑膜脑炎或脑膜炎。

（一）形态

1. 成虫 呈线状，细长，体表有微细环状横纹。头端钝圆，头顶中央有一个小圆孔，缺口囊。雌虫大小为（17～45）mm×（0.3～0.66）mm，尾端呈斜锥形，子宫双管型，白色，与充满血液的肠管缠绕成红白相间的螺旋纹，阴门开口于虫体尾端。雄虫人小为（11～26）mm×（0.21～0.53）mm，交合伞对称，呈肾形（图1-13）。

2. 第3期幼虫 即感染期幼虫。呈细杆状，无色透明，大小为（0.462～0.525）mm×（0.022～0.027）mm，体表有两层鞘，头端稍圆，尾部顶端变尖细，可见排泄孔、肛门及生殖原基（图1-13）。

3. 第4期幼虫 体长约为3期幼虫的两倍，肠道内充满折光颗粒。已经能够区分雌雄虫，雌虫前端有双子宫，阴道止于虫体近末端的肛孔处。雄虫的后1/3可见正在发育的单生殖管，有交合刺和交合囊，位于泄殖腔的背面，虫体后端膨大。

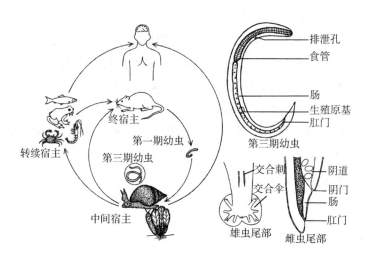

图1-13 广州管圆线虫生活史、第三期幼虫和成虫尾部形态示意图

4. 第5期幼虫 雌虫阴门已形成，生殖器官位于虫体后半部。雄虫有一个小交合伞，与成虫的交合伞相似。交合刺和交合囊清晰可见，但刺上无或很少有角质层。泄殖腔已形成。

（二）生活史

成虫寄生于多种鼠类的肺动脉内。虫卵在肺动脉产出后，随血流进入肺毛细血管，第一期幼虫孵出后穿破肺毛细血管进入肺泡，上行至咽，再吞入消化道，随粪便排出体外。当幼虫被吞入或主动侵入螺类或蛞蝓等中间宿主体内，则在其组织内先后发育为第二期幼虫和第三期幼虫（感染期幼虫）。鼠类因吞食含感染期幼虫的中间宿主、转续宿主及被幼虫污染的食物而感染。我国广东、海南、云南等地发现的中间宿主有褐云玛瑙螺、中国田园螺、福寿螺等陆生螺类。转续宿主有黑眶蟾蜍、虎皮蛙、金线蛙、蜗牛、鱼、蟹等。

人体感染主要是因为生食或半生食含本虫幼虫的中间宿主和转续宿主而感染，生食被幼虫污染的蔬菜、瓜果或喝生水也可能感染。动物实验表明，感染期幼虫可经皮肤侵入。由于人是本虫的非正常宿主，故而在人体内的幼虫常滞留在中枢神经系统，如大脑髓质、脑桥和软脑膜，或出现在眼前房、后房、视网膜等部位，虫体发育停留在第四期幼虫或成虫早期（性未成熟）阶段，不能移行至肺血管完成发育。

考点提示 广州管圆线虫的生活史3个发育阶段。成虫寄生部位及其终宿主，中间宿主及转续宿主。人体是本虫的非正常宿主。感染期幼虫是其感染阶段，主要感染方式是经口感染。

（三）致病

幼虫在体内移行，侵犯中枢神经系统，引起嗜酸性粒细胞增多性脑膜脑炎和脑膜炎，以脑脊液中嗜酸性粒细胞显著增多为主要特征。最明显的症状为急性剧烈性头痛、颈项强直、恶心呕吐、低度或中度发热。头痛初为间歇性，以后发作渐频繁或发作期延长，止痛药仅对45%患者有短时间缓解。严重者，可出现神经系统异常、视觉损害、眼部异常、累及脑神经等表现。

（四）实验诊断

实验室诊断包括常规实验室检查、免疫学检查和病原学检查。

1. 常规实验室检查

（1）血液检查　白细胞数量明显增多，嗜酸性粒细胞数轻度至中度增多。

（2）脑脊液检查　压力增高，白细胞数量明显增多，其中嗜酸性粒细胞数超过10%。蛋白质、糖、氯化物轻度增高或正常。

2. 免疫学检查　采用ELISA、IFA或金标法检查血液及脑脊液中抗体或循环抗原。用ELISA检测血清中广州管圆线虫抗体是目前诊断本病最常用的方法。

3. 病原学检查　从脑脊液或眼等部位，检获本虫可确诊。但病原学检出率不高。

（五）流行与防治

广州管圆线虫广泛分布于热带和亚热带地区。我国主要在广东、台湾、香港、福建、海南、浙江、湖南、天津、辽宁、黑龙江等地，散在分布。2006年夏秋季在北京市有人群生食福寿螺造成200余人感染的报道。据调查，我国大陆褐云玛瑙螺对广州管圆线虫幼虫的自然感染率为29.7%，福寿螺为65.6%。

治疗本病无特效药物，故该病以预防为主，不吃生的或半生的螺类，不吃生菜、不喝生水，防止在螺类加工过程中受感染。

四、美丽筒线虫

 案例讨论

【案例】

患者，14岁，女，河南省荥阳人。无意中发现上颚后侧存在异物，呈白色线样隆起，有移动感。用手挤压隆起处，有一白色线状物从黏膜处伸出，将此物拉出后发现是一条白色细线状的虫体，将此物送至河南省卫生防疫站鉴定。虫体鉴定：虫体乳白色，略透明，细线状，大小约44.6 mm×0.26 mm，体表有纤细横纹，虫体前端表皮有明显纵行排列的花纹状表皮突，其后有波浪状的侧翼，一直延伸至表皮突终止处；口小，漏斗状，口侧可见小的乳突，尾部不对称，钝锥状，略向腹侧弯曲，阴门位于肛门前方不远处，子宫粗大，充满大量虫卵。患者为本地人，无外地活动史。自诉从10天前开始持续咳嗽，偶有恶心、食欲不振。有饮用生水和食凉拌菜的习惯。

【讨论】

1. 考虑该患者患何种疾病？

2. 诊断依据有哪些？

3. 该病如何防治？

美丽筒线虫（*Gongylonema pulchrum* Molin，1857）寄生于反刍动物及猪、猴、熊等动物的口腔与食管黏膜和黏膜下层，偶尔寄生于人体引起美丽筒线虫病。

（一）形态

1. 成虫　乳白色，略透明，细长。寄生于反刍动物体内的虫体较大，在人体内部寄生的较小，雌虫大小（32～150）mm×（0.2～0.53）mm，雄虫大小（21.5～62）mm×（0.1～0.3）mm。体表有明显横纹，体前端表皮有明显纵行排列、大小不等、形状各异、数目不同的花缘状表皮突，在前段排成4行，近侧翼处为8行。口小，位于头颈正中，左右两侧各有1个分成3叶的侧唇，有头乳突，前段两侧有一对颈乳突，其后为波浪状的侧翼。雌虫尾端不对称，钝锥状，稍向腹面卷曲，子宫粗大，成熟雌虫子宫内充满含蚴虫卵。雄虫尾部有明显膜状尾翼，左右不对称，尾部肛门前后有成对的带蒂乳突，交合刺1对（图1-14）。

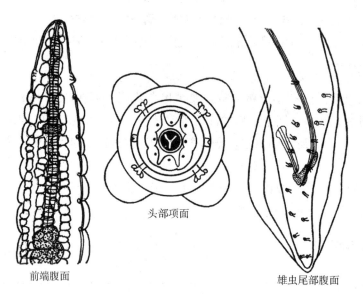

头部顶面

前端腹面　　　　　　　　　　　　雄虫尾部腹面

图1-14　美丽筒线虫头端和尾端示意图

2. 虫卵　椭圆形，表面光滑，两端较钝，大小为（50～70）μm×（25～42）μm，卵壳厚而透明，内含幼虫（图1-15）。

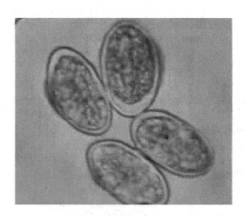

图1-15　美丽筒线虫虫卵（徐占云，2013）

（二）生活史

成虫寄生于终宿主反刍动物如水牛、黄羊、山羊、马、驴的食管、咽和口腔的黏膜及黏膜下层，在人体主要寄生在口腔。雌虫产出的含蚴卵可由黏膜破损处进入消化道并随粪便排出。虫卵被中间宿主甲虫和蜚蠊吞食后，卵内幼虫在消化道内孵出并穿过肠壁进入血腔，发育成感染期幼虫（囊状体）。终宿主吞食含囊状体的昆虫，幼虫破囊而出，侵入胃和十二指肠黏膜，向上移行至食管、咽或口腔黏膜处寄生，约2个月后发育为成虫。成虫在人体寄生时间可长达5年。

（三）致病

成虫寄生在人体口腔各部位、咽喉及食管黏膜和黏膜下层时，虫体可自由活动，导致寄生部位出现小疱和白色的线状隆起，口腔内虫样蠕动感、麻木感，甚至影响说话和吞咽。若在食管黏膜下层寄生，可造成黏膜浅表溃疡，严重者引起吐血。

（四）实验诊断

用针挑破有虫体移行处的黏膜，取出虫体做虫种鉴定可确诊。在患者的唾液或粪便中一般找不到虫卵。

（五）流行与防治

感染动物的美丽筒线虫呈世界性分布，而感染人类是偶然的。美丽筒线虫病在我国的山东、黑龙江、河南、河北、湖南等地已报道百余例。感染因素与卫生条件、饮食饮水习惯有关。

通过加强卫生宣传教育，注意饮食、饮水卫生，防止感染。本病的治疗方法是挑破寄生部位黏膜取出虫体，或在成虫寄生部位涂奴夫卡因，使虫体易从黏膜内移出。

五、结膜吸吮线虫

 案例讨论

【案例】

患者，女，40岁。因右眼红、异物感伴分泌物5天就诊。眼部检查：双眼视力1.0，右眼结膜中度充血，结膜囊内有少量分泌物，右下穹窿结膜处可见白色半透明线状泡样隆起，仔细观察可见蠕动，余未见异常。自述曾自用抗生素眼药水治疗，症状无明显好转。

【讨论】

1. 考虑该患者可能患何种疾病？

2. 为明确诊断应该进行哪些检查？

3. 该病如何防治？

结膜吸吮线虫（*Thelazia callipaeda* Railliet and Henry, 1910）又称东方线虫，主要寄生在狗、猫、兔等动物眼部，也可寄生于人的眼部，引起结膜吸吮线虫病。因本病多流行于亚洲地区，故又称东方眼虫病。

（一）形态

成虫细长，在眼结膜囊内寄生时为淡红色，离开人体后呈乳白色、半透明。体表有微细横纹，横纹边缘呈锯齿状。头端钝圆，有圆形角质口囊，无唇，口囊外周有两圈乳突。雌虫大小为（6.2~20.0）mm×（0.3~0.85）mm，生殖器官为双管型，子宫内充满虫卵，虫卵椭圆形，透明壳薄，虫卵从子宫中产出之前卵壳已演变成包被幼虫的鞘膜。雄虫大小为

（4.5～15.0）mm×（0.25～0.75）mm，尾端向腹面卷曲，有两根长短不一、形态各异的交合刺（图1-16）。

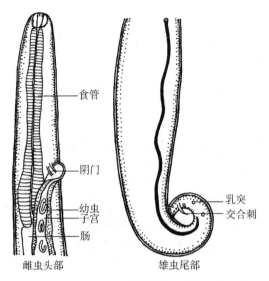

食管
阴门
幼虫
子宫
肠
乳突
交合刺

雌虫头部　　　　雄虫尾部

图1-16　结膜吸吮线虫成虫头部及尾部形态示意图

（二）生活史

成虫主要在终宿主狗、猫等动物的结膜囊及泪管内寄生，偶可寄生在人的眼部。雌虫在眼眶内产出具有鞘膜的幼虫（初产蚴）（图1-17），其中间宿主蝇类在宿主眼部舔食时，幼虫随眼分泌物进入蝇的消化道，穿过中肠侵入血腔，经两次蜕皮发育为感染期幼虫并进入蝇头部。当含感染期幼虫的蝇舔食其他宿主眼部时，感染期幼虫自蝇喙逸出，在终宿主眼部发育为成虫。从感染期幼虫进入终宿主至发育为开始产卵的成虫需要约50天，成虫寿命可达两年以上。

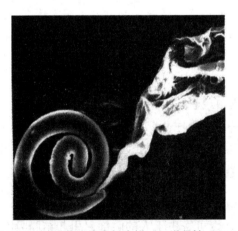

图1-17　结膜吸吮线虫初产蚴（王增贤等，2002）

（三）致病

其致病阶段为成虫。成虫在人体一般侵犯一侧眼，少数为双眼感染。多寄生在人体结膜囊内，主要在上下睑穹窿内，亦可寄生于泪腺、结膜下及皮脂腺管内。由于虫体体表锐利的横纹摩擦、头端口囊的吸附作用以及排泄物的刺激作用引起患者眼部炎症反应和肉芽肿形成。轻者无症状，或有眼部异物感、痒感、流泪、畏光、分泌物增多等。重者可有结膜充血、溃疡、角膜浑浊及眼睑外翻等。

（四）实验诊断

病原学检查：自患眼取出虫体，镜检鉴定虫体可确诊。

（五）流行与防治

本虫主要分布于亚洲。在我国已报道三百多例，分布于除青海、西藏、宁夏、甘肃、海南、台湾外的25个省市区。该病流行的高峰在6~9月份，感染者多见于农村婴幼儿，可能与养猫狗有密切关系。

预防本病的关键是注意环境卫生，防蝇灭蝇，注意眼部卫生。治疗可用1%丁卡因、2%可卡因溶液滴眼，用镊子夹取或用消毒棉签取出爬出的虫体，症状即可消失，虫体较多者，需多次治疗。

本章小结

消化道寄生线虫生活史类型为直接发育型，不需要中间宿主，是土源性线虫。蛔虫、蛲虫和鞭虫通过感染期卵经口侵入人体，钩虫和粪类圆线虫则以丝状蚴穿过皮肤引起感染。蛔虫、钩虫和鞭虫虫卵以粪便检出虫卵为诊断依据，常用的方法有直接涂片法、浮聚法、沉淀法等，蛲虫检测常用透明胶纸法和肛门拭子法。

组织内寄生线虫生活史属于间接发育型，发育过程中需要中间宿主，是生物源性线虫。人类多因生食或半生食含有旋毛虫、广州管圆线虫、美丽筒线虫感染期幼虫的中间宿主而被感染，丝虫通过含有丝状蚴的蚊虫叮吸传染给人，结膜吸吮线虫借助携带感染期幼虫的蝇类舔吸宿主眼部而引起疾病。在组织内检出幼虫或成虫是组织内寄生线虫的诊断依据，如厚血膜法检出微丝蚴，骨骼肌活检发现幼虫囊包等，此外免疫学检测也是重要的辅助诊断手段。

习　题

一、选择题

1. 下列属于组织内寄生线虫的是

A. 蛔虫 　　　　　　　　B. 丝虫 　　　　　　　　C. 鞭虫

D. 蛲虫 　　　　　　　　E. 粪类圆线虫

2. 关于蛔虫的受精卵描述错误的是

A. 椭圆形 　　　　　　　　　　　B. 棕黄色

C. 卵壳薄而透明 　　　　　　　　D. 内有一个卵细胞

E. 卵细胞与卵壳间有新月形空隙

3. 钩虫的感染阶段是

A. 感染期卵 　　　　　　　B. 虫卵 　　　　　　　　C. 微丝蚴

D. 杆状蚴 　　　　　　　　E. 丝状蚴

4. 诊断蛲虫病最常用的实验方法是

A. 透明胶纸法 　　　　　　B. 直接涂片法 　　　　　C. 沉淀法

扫码"练一练"

D. 浮聚法　　　　　　　　　　E. 改良加藤法

5. 鞭虫卵最显著的特点是

A. 腰鼓形　　　　　　　　B. 棕黄色　　　　　　　　C. 卵壳厚

D. 两端各有一个透明盖塞　　E. 卵内有卵细胞

6. 下列关于旋毛虫的描述错误的一项是

A. 旋毛虫是组织内寄生线虫

B. 生食受染的猪肉是人类感染的主要方式

C. 人既是终宿主，又是中间宿主，在人体内即可完成生活史

D. 成虫寄生于小肠内

E. 幼虫寄生在横纹肌内

7. 常引起乳糜尿的线虫是

A. 马来丝虫　　　　　　　B. 班氏丝虫　　　　　　　C. 粪类圆线虫

D. 旋毛虫　　　　　　　　E. 广州管圆线虫

8. 诊断钩虫病首选的方法是

A. 直接涂片法　　　　　　B. 浮聚法　　　　　　　　C. 沉淀法

D. 肛门拭子法　　　　　　E. 肠镜检查

9. 蛔虫病最常见的并发症是

A. 蛔虫性肠梗阻　　　　　B. 肠穿孔　　　　　　　　C. 蛔虫性阑尾炎

D. 胆道蛔虫症　　　　　　E. 蛔虫性胰腺炎

10. 关于蛲虫的描述错误的一项是

A. 虫体细小如线头　　　　　　　　B. 有头翼和咽管球

C. 卵壳厚，内有一个卵细胞　　　　D. 感染期卵是感染阶段

E. 肛门–手–口途径是导致自身感染的重要途径

二、案例分析题

患者，男，62岁，农民。无明显诱因乏力6个月，伴夜间睡眠差，上腹不适，无恶心、呕吐，无反酸、烧心，无腹泻、无呕血与黑便。曾就诊于当地医院，给予口服中草药治疗15天，效果不佳。体格检查：全身皮肤黏膜无黄染，双侧睑结膜略苍白，心、肺、肝、脾均无异常。实验室检查：红细胞3.10×10^{12}/L，血红蛋白70 g/L，白细胞6.2×10^9/L，嗜酸性粒细胞2.1×10^9/L；胃镜检查：十二指肠球部黏膜光滑，未见肿物及溃疡，其降部可见数十条线虫散在吸附于黏膜表面，用活检钳夹取虫体，虫体来回摆动，任取3条，肉眼可见虫体细小，长约10 mm，体稍弯曲，呈"C"型，尾端钝圆，置显微镜下观察发现口囊的腹侧缘有钩齿；粪便虫卵检查到两种虫卵。诊断：钩虫和鞭虫混合感染。

1. 根据形态特征，胃镜下的寄生虫可诊断为何种钩虫？

2. 对该患者的粪便检查应首选何种方法？请描述一下显微镜下看到的两种虫卵的形态。

3. 该患者的诊断依据是什么？

（王金凤　何雪梅）

第二章

吸　虫

1. **掌握**　华支睾吸虫、卫氏并殖吸虫、斯氏并殖吸虫、日本裂体吸虫、布氏姜片吸虫等常见吸虫具有实验诊断意义阶段的形态特征、生活史特点及实验诊断方法。

2. **熟悉**　常见吸虫的致病性。

3. **了解**　常见吸虫的流行与防治。

4. 学会根据临床诊断提供的线索，正确选择常见吸虫的实验诊断方法，科学、合理地分析实验检查结果。

5. 具备根据常见吸虫的流行环节进行有效防控的能力。

扫码"学一学"

第一节　概　述

吸虫（Trematoda）属扁形动物门的吸虫纲，寄生于人体的吸虫都属于复殖目，称为复殖吸虫。国内较常见的人体寄生吸虫有华支睾吸虫、卫氏并殖吸虫、斯氏并殖吸虫、日本裂体吸虫和布氏姜片吸虫。

一、形态

（一）成虫

吸虫成虫一般呈叶片状或长舌状（血吸虫呈圆柱形），背腹扁平，两侧对称，有口、腹吸盘各一个，雌雄同体（血吸虫为雌雄异体）。

1. 体壁　由上皮层和肌肉层构成，体壁具有保护虫体、吸收营养和感觉的功能，内部实质组织包括消化、生殖、排泄、神经系统，无体腔。

2. 消化系统　是不完全消化道（没有肛门），由口（口孔位于口吸盘中央）、前咽（短小或缺如）、咽、食管和肠管组成，肠管末端为盲端。

3. 生殖系统　雄性生殖系统由睾丸、输出管、输精管、贮精囊、前列腺、射精管、阴茎袋、阴茎等组成；雌性生殖系统由卵巢、输卵管、梅氏腺、卵模、受精囊、卵黄腺、子宫等组成。

（二）虫卵

多为椭圆形，除血吸虫虫卵外，复殖吸虫卵多有卵盖，而虫卵大小、形态、颜色及内含物等因虫种不同而有差异。

二、生活史

吸虫的生活史复杂，既有有性生殖和无性生殖的世代交替，又有宿主转换。有性生殖大多在脊椎动物体内完成，无性生殖在软体动物体内完成。水环境在吸虫生活史中是必需的，虫卵必须入水或在水中被软体动物吞食后才能孵出毛蚴，生活史过程大致包括虫卵、毛蚴、胞蚴、雷蚴、尾蚴、囊蚴、童虫、成虫阶段，具体发育过程因虫种而异。生活史中需经1~2个中间宿主体内寄生，第一中间宿主多为淡水螺类或软体动物，第二中间宿主可为鱼类、虾、蟹、植物等。终宿主多为人或其他哺乳动物，引起人畜共患寄生虫病。复殖吸虫均属于生物源性蠕虫，感染阶段除血吸虫为尾蚴外其余均为囊蚴，感染方式除血吸虫经皮肤感染外其余均为经口感染。

三、分类

吸虫按照寄生部位的不同分为：①组织及血管内寄生吸虫：华支睾吸虫、卫氏并殖吸虫、斯氏并殖吸虫、日本裂体吸虫等。②消化道内寄生吸虫：布氏姜片吸虫、棘口吸虫、异形吸虫等。

扫码"学一学"

第二节　组织及血管内寄生吸虫

一、华支睾吸虫

🏥 案例讨论

【案例】

患者，男，36岁，因乏力1年，加重1周就诊，伴皮肤轻微瘙痒，时有腹胀、腹泻、食欲不佳，几年前曾吃过生鱼。查体：肋下未触及肝脾。血常规：白细胞10.9×10^9/L，嗜酸性粒细胞6.6%；粪便检查找到黄褐色芝麻粒状虫卵，前端较窄，有一明显的卵盖，卵盖周围卵壳增厚凸出形成肩峰，后端钝圆，有一小疣，卵内可见一毛蚴；肝功能检查：ALT 125U/L、AST 52U/L。

【讨论】

1. 请问该患者最可能患什么病？

2. 该病如何感染？诊断依据有哪些？

3. 该病如何防治？

华支睾吸虫 [*Clonorchis sinensis* (Cobbold，1875) Looss，1907]，俗称肝吸虫，成虫寄生于终宿主肝胆管内，引起华支睾吸虫病（clonorchiasis），又称肝吸虫病。

（一）形态

1. 成虫　雌雄同体，背腹扁平，虫体狭长，前端较窄，后端钝圆，似葵花籽仁，大小（10~25）mm×（3~5）mm，半透明，活时淡红色，死后灰白色。口吸盘位于虫体前端，腹吸盘位于虫体前1/5处，口吸盘稍大于腹吸盘。消化道包括口（位于口吸盘的中央）、咽、食管和肠支，肠支分两支，沿虫体两侧直达后端，不汇合，末端为盲端；子宫管状，盘曲于腹吸盘与卵巢之间，卵巢位于睾丸之前，受精囊椭圆形，位于卵巢和睾丸之间，两个前后排列的睾丸位于虫体后1/3处，呈分支状（图2-1）。

2. 囊蚴 球形，大小平均为140 μm×150 μm，囊壁分两层。囊内可见口、腹吸盘，排泄囊含黑色颗粒（图2-2）。

3. 虫卵 黄褐色，形似芝麻，前端较窄，有一明显的卵盖，卵盖周围的卵壳增厚凸出形成肩峰，后端钝圆，有一小疣，卵内含一成熟毛蚴。虫卵大小为（27~35）μm×（12~20）μm，是人体寄生蠕虫中最小的虫卵（图2-1）。

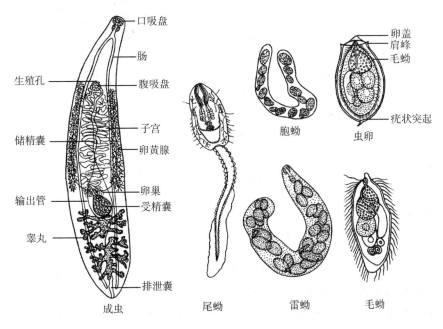

图2-1 华支睾吸虫虫体形态示意图

（二）生活史

成虫寄生于人或犬、猫等多种哺乳动物的肝胆管内。虫卵随胆汁进入肠腔，随粪便排出体外。虫卵入水后，被第一中间宿主淡水螺（豆螺、涵螺、沼螺）吞食，在其肠管内孵出毛蚴，随即进行无性繁殖，经胞蚴、雷蚴发育为尾蚴，成熟尾蚴自螺体逸出再次入水，若遇到第二中间宿主淡水鱼、虾，则侵入其体内发育为囊蚴。囊蚴是肝吸虫的感染阶段。终宿主人或保虫宿主犬、猫等食入含有活囊蚴的淡水鱼、虾而感染。囊蚴在十二指肠内经消化液的作用脱囊变为童虫，童虫经胆总管进入肝胆管内，发育为成虫。从食入囊蚴到发育为成虫产卵，约需1个月，成虫寿命可达20~30年（图2-2）。

考点提示 华支睾吸虫的生活史，终宿主、保虫宿主、第一中间宿主、第二中间宿主，感染阶段及感染方式，成虫寄生部位。

扫码"看一看"

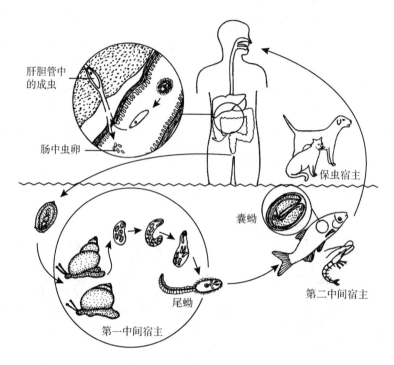

图2-2 华支睾吸虫生活史示意图

（图中标注：肝胆管中的成虫；肠中虫卵；第一中间宿主；尾蚴；囊蚴；第二中间宿主；保虫宿主）

（三）致病

1. 致病机制 成虫是主要致病阶段，寄生于肝胆管内，虫体的机械性阻塞、分泌物、代谢产物的刺激作用等引起胆管内膜及其周围发生炎症反应，出现局限性胆管扩张、管壁上皮增生、管腔狭窄、胆汁淤积。若合并细菌感染，可引起胆管炎、胆囊炎。感染严重时可出现纤维组织增生和肝细胞的萎缩变性，甚至形成肝硬化。虫卵、死亡虫体碎片、脱落的胆管上皮等均可作为胆石核心，引起胆石症。有文献报道肝吸虫可能诱发胆管上皮癌和肝癌。

2. 临床表现 轻度感染常无明显自觉症状；中度感染有食欲不振、消化不良、腹胀、腹痛、腹泻等症状，体征常有轻度水肿、肝肿大等；重度感染者腹泻明显，可伴有头晕、消瘦、水肿、黄疸，外周血嗜酸性粒细胞增多、血清转氨酶升高等；晚期可出现肝硬化、腹腔积液、贫血，甚至死亡。儿童感染除消化道症状外，常有营养不良、贫血、发育障碍，甚至出现侏儒症。

考点提示 华支睾吸虫感染可引起胆管炎、胆囊炎、胆石症，甚至诱发胆管上皮癌，儿童感染严重者可导致侏儒症。

（四）实验诊断

1. 病原学检查 粪便或十二指肠引流液中检获虫卵是确诊依据。

（1）粪便检查 一般在感染后1个月可在粪便中查到虫卵，常用方法有直接涂片法和集卵法。直接涂片法操作简便，但由于所用粪便量少，且虫卵甚小，故检出率不高，容易漏诊。集卵法较直接涂片法检出率高，包括漂浮集卵法（饱和盐水漂浮法）和沉淀集卵法（水洗沉淀法、醛醚离心沉淀法）。定量透明法在大规模肠道寄生虫调查中，被认为是最有

54

效的粪检方法之一，并可用于虫卵的定量。

（2）十二指肠引流液检查　收集患者十二指肠引流液直接涂片检查或离心浓集后再镜检，可明显提高检出率，但患者痛苦较大，只适用于部分住院患者。

2. 免疫学诊断　皮内试验（ID）用于普查或临床诊断时初筛，酶联免疫吸附试验（ELISA）可用于辅助诊断或确诊。

3. 影像学检查　是重要的辅助诊断手段。B超检查可见肝内光点粗密欠均，有斑点状或团块状回声，中小胆管呈现不同程度的弥漫性扩张、胆管壁粗糙、增厚、回声增强等。CT检查可见肝内胆管从肝门向周围均匀管状扩张，被膜下小胆管囊样扩张，以肝周边分布为主，管径大小相近，肝外胆管无明显扩张，少数病例胆囊内可见不规则组织块影。目前认为CT是本病较好的影像学检查方法。

> **考点提示**　华支睾吸虫病确诊依据是粪便或十二指肠引流液中检获华支睾吸虫卵。

（五）流行与防治

1. 流行　华支睾吸虫病主要分布于亚洲地区的中国、日本、朝鲜、越南等国家。《2015年全国人体重点寄生虫病现状调查报告》调查结果显示，我国平均华支睾吸虫感染率为0.23%，全国16个省有感染，以黑龙江、吉林、广东感染率较高。

传染源为患者、带虫者和保虫宿主（犬、猫等），传播有赖于粪便中的虫卵有机会入水，水中存在第一、第二中间宿主以及当地人有生吃或半生吃淡水鱼虾的习惯。华支睾吸虫囊蚴主要寄生在淡水鱼、虾的肌肉内，人群对华支睾吸虫普遍易感，感染率高低与饮食习惯密切相关。例如，我国南方有些地区的居民有食"鱼生""鱼生粥"、烫鱼片的习惯，东北朝鲜族居民有用生鱼佐酒吃的习惯，北方居民喜食烧烤鱼、虾（有些未能烧烤熟透）等都可能导致肝吸虫感染。切生、熟食的刀具、砧板及盛装生、熟食的器皿不分，亦可造成囊蚴污染食物而引起感染。

2. 防治　预防华支睾吸虫病应抓住经口感染这一环节，防止食入活囊蚴是预防本病的关键。加强科普卫生宣传教育，提高对华支睾吸虫病的认识，改进烹调方法和饮食习惯，不吃鱼生及未煮熟的鱼肉或虾，注意切生、熟食的刀具、砧板及盛装生、熟食的器皿要分开。家养犬、猫若粪便检查阳性者应给予治疗，不要用未经煮熟的鱼、虾喂犬、猫等动物，以免引起感染。加强粪便及水源的管理，防止未经无害化处理的人、畜粪便污染水源。结合农业生产治理鱼塘，定期用药灭螺。查治患者、病畜，首选药物吡喹酮，也可用阿苯达唑。

> **考点提示**　预防华支睾吸虫病的关键是防止食入华支睾吸虫活囊蚴，治疗该病首选药物为吡喹酮。

 知识扩展

肝吸虫与胆管细胞癌

胆管细胞癌（cholangiocarcinoma，CCA）是一类起源于胆管上皮细胞的恶性肿瘤，居肝胆恶性肿瘤的第2位，仅次于肝细胞癌，约占消化系统恶性肿瘤的3%。肝吸虫感染由中华肝吸虫、泰国肝吸虫或猫肝吸虫引起，是东亚及东欧一项非常严重的公共卫生问题，全球超过6亿人受到肝吸虫的威胁。1994年世界卫生组织确定肝吸虫为胆管癌的I类致癌因素，明确了肝吸虫与CCA的关系。肝吸虫感染导致CCA机制主要是虫体和虫卵的机械性损伤、分泌物和代谢产物的化学性刺激以及免疫病理损伤导致胆管上皮细胞腺瘤样增生和胆管周围纤维化，进一步发展为CCA。近年研究表明，肝吸虫感染的CCA患者的基因差异表达、微核糖核酸（microRNA，miR）、基因组测序及DNA甲基化与非肝吸虫感染的CCA患者有明显差异，利用这些差异有助于研发诊断肝吸虫感染的CCA的标记物，同时有助于针对特异性靶点探索靶向治疗的新方法。

扫码"看一看"

二、卫氏并殖吸虫

案例讨论

【案例】

患者，男，48岁，因咳嗽、咳痰、痰中带血月余就诊。自诉咳嗽、胸痛一年，近两年喜食醉蟹。查体：体温38℃，左下肺呼吸音减弱。胸片：左肺中部有囊性阴影，左侧胸腔积液。血常规：白细胞12.2×10^9/L，嗜酸性粒细胞39%。痰液中查到金黄色不规则椭圆形虫卵，前宽后窄，宽端有一卵盖，窄端卵壳增厚，卵内含1个卵细胞和10余个卵黄细胞。

【讨论】

1. 请问该患者最可能患什么病？
2. 该病如何感染？诊断依据有哪些？
3. 该病如何防治？

卫氏并殖吸虫［*Paragonimus westermani*（Kerbert，1878）Braun，1899］又称肺吸虫。成虫寄生于人和哺乳动物的肺部，引起肺型并殖吸虫病，简称肺吸虫病，是我国重要食源性寄生虫病之一。

扫码"看一看"

（一）形态

1. 成虫 虫体不对称椭圆形、肥厚，背侧略隆起，腹面扁平，似半粒花生，厚3.5~5 mm，活体呈红褐色半透明。固定虫体长7.5~12 mm，宽4~6 mm。口、腹吸盘大小略同，肠管沿虫体两侧向后延伸，卵巢与子宫左右并列于腹吸盘后，两个睾丸左右并列于虫体后1/3处（图2-3）。

2. 囊蚴 圆球形，直径300~400 μm，囊壁两层，外层薄而易破裂，内层厚而坚韧，排泄囊内充满折光性颗粒（图2-4）。

3. 虫卵 金黄色，不规则椭圆形，大小为（80~118）μm×（48~60）μm，前宽后窄，宽端有一卵盖，常略倾斜，也有缺盖者，窄端卵壳增厚，卵内含1个卵细胞和10余个卵黄细胞（图2-3）。

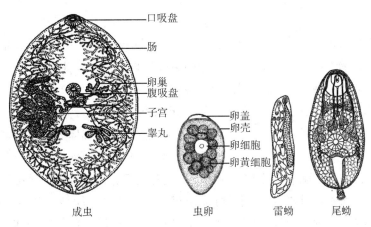

图2-3　卫氏并殖吸虫形态示意图

（二）生活史

成虫寄生于终宿主人或保虫宿主犬、虎、狼等肺部，成熟后产卵，虫卵随痰液经气管排出体外或被吞入消化道随粪便排出体外。若虫卵有机会入水，在适宜温度（25~30℃）下，约经3周发育成熟，孵出毛蚴。毛蚴侵入第一中间宿主川卷螺体内，经胞蚴、母雷蚴、子雷蚴无性增殖发育，形成大量尾蚴。成熟尾蚴从螺体逸出，侵入第二中间宿主溪蟹或蝲蛄体内，发育为囊蚴。囊蚴是肺吸虫的感染阶段，人、保虫宿主因吃了含活囊蚴的溪蟹、蝲蛄或饮入含活囊蚴的生水而感染。囊蚴在小肠内经消化液的作用，幼虫脱囊而出称为童虫，穿过肠壁进入腹腔，在各器官组织之间游窜，1~3周后，多数童虫穿过膈肌经胸腔侵入肺，发育为成虫，并形成虫囊，囊内一般含两条虫体（图2-4）。有些童虫在移行过程中侵入其他器官，引起异位损害。自囊蚴进入终宿主到发育为成虫产卵一般需要2个多月，成虫寿命一般为5~6年，长者可达20年。

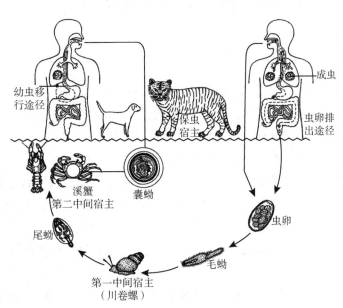

图2-4　卫氏并殖吸虫生活史示意图

考点提示　卫氏并殖吸虫的生活史，终宿主、保虫宿主、第一中间宿主、第二中间宿主。成虫寄生部位及感染阶段和感染方式。

（三）致病

1. 致病机制 肺吸虫致病，主要是童虫在人体组织器官间移行和成虫寄生造成的机械性损伤及虫体分泌物、代谢产物等抗原引起的免疫病理反应。童虫移行和成虫寄生引起组织破坏、出血，继而发展为脓肿、囊肿、纤维瘢痕。

2. 临床表现 肺吸虫成虫通常寄生于肺，童虫可异位寄生于腹腔、肝、脑、脊髓、皮下等组织器官，对人体造成多组织、多器官、多部位的损害，临床表现复杂多样。

（1）急性期 主要由童虫移行、游窜致病，轻者仅表现为食欲不振、乏力、低热等；重者可出现高热、胸闷、胸痛、腹痛、腹泻、肝大等表现，血中嗜酸性粒细胞明显增高。

（2）慢性期 根据寄生部位不同，临床上可分为胸肺型、腹型、肝型、脑脊髓型、游走性皮下包块型等。①胸肺型：最为常见，童虫侵入肺组织、移行以及成虫在肺内寄生，临床表现为咳嗽、胸痛、咳铁锈色痰，痰中可查到肺吸虫卵、夏科–莱登结晶及嗜酸性粒细胞，有时可见成虫，若成虫侵入胸腔，可引起胸膜炎、胸腔积液、胸膜粘连等；②腹型：虫体在腹腔内移行，损伤肠道，可出现腹胀、腹痛、腹泻、消化不良、大便带血等症状，侵犯腹膜形成腹腔积液；③肝型：常见于儿童感染者，虫体侵犯肝脏可引起肝大、肝区疼痛、肝功能异常及乏力、纳差、发热等表现；④脑脊髓型：多见于儿童和青壮年，危害最重，虫体移行至脑部，患者可出现剧烈头痛、头晕、呕吐、癫痫、视物障碍、人格改变、认知功能减低等表现，虫体移行导致脊髓损伤可表现为运动、感觉障碍，严重者甚至瘫痪；⑤游走性皮下包块型：虫体移行至皮肤可出现皮下包块，具有游走性，常为单个散发，偶有多个成串，病变部位皮色正常无红肿，有轻度痒感或刺痛感，包块初起时质软，后稍硬，多见于下腹部至大腿之间，也可见于胸壁、腹壁、眼眶、乳腺、腋下、会阴和阴囊等处。

> **考点提示** 卫氏并殖吸虫致病以胸肺型最常见，异位寄生而致损害可表现为腹型、肝型、脑脊髓型、游走性皮下包块型等，危害最重的是脑脊髓型。

（四）实验诊断

1. 病原学检查

（1）痰液检查 痰液中查到虫卵即可确诊。可用直接涂片法（收集患者清晨新鲜痰液直接涂片镜检）或消化沉淀法（收集24小时痰液经NaOH消化后取沉渣镜检），痰液呈铁锈色，镜检可见肺吸虫卵、嗜酸性粒细胞及夏科–莱登结晶。

（2）粪便检查 粪便中查到虫卵亦可确诊，以水洗沉淀法为好。

（3）脑脊液及其他体液检查 脑脊髓型肺吸虫病患者，脑脊液检查可见嗜酸性粒细胞，蛋白质含量轻度增加，偶可查见虫卵。肺型胸腔积液多呈草黄色或血性，偶见夏科–莱登结晶、胆固醇结晶或肺吸虫卵。

（4）活组织检查 手术摘除皮下包块中检获童虫亦可确诊，偶可查见成虫、虫卵。

2. 免疫学诊断

（1）皮内试验（ID）阳性符合率可达95%以上，常用于普查，但有假阳性和假阴性。

（2）酶联免疫吸附试验（ELISA）敏感性高，阳性率达90%～100%，可用于个体的辅助诊断和流行病学调查。

（3）间接红细胞凝集试验（IHA）和斑点金免疫渗滤法（DIGFA）也可作为并殖吸虫病的免疫学诊断方法。

此外，有文献报道脑电图检查可早期发现脑型肺吸虫病的脑功能改变，为本病的诊断及疗效观察提供客观依据；胸部X线、超声、CT、MRI检查亦可作为辅助诊断。

考点提示　　卫氏并殖吸虫病确诊依据是痰液或粪便中检获虫卵或手术摘除皮下包块中检获童虫。脑脊液及其他体液中查见虫卵亦可确诊。

（五）流行与防治

1. 分布　肺吸虫病分布以日本、朝鲜、菲律宾、马来西亚、中国、印度、泰国等亚洲国家和地区为主，非洲及南美洲也有报道。我国东北、华北、华中、华南、华西25个省、市、自治区均有分布。据2001—2004年全国人体重要寄生虫病现状调查报告，并殖吸虫病血清阳性率为1.71%，在调查的8个省（区、市）中，标化血清学阳性率最高为上海（5.14%），其次为重庆（4.12%），最低是辽宁（0.20%）。

2. 流行因素　本病是人畜共患寄生虫病，患者、带虫者及保虫宿主犬、虎、豹、狼等多种肉食动物均为传染源。野猪、鼠、鸡、蛙等多种动物已被证实可作为肺吸虫的转续宿主，大型肉食动物如虎、豹等因捕食这些转续宿主而感染。含肺吸虫卵的痰液或粪便污染水体，第一、第二中间宿主川卷螺、溪蟹、蝲蛄，共同栖息于水中，是本病传播的重要环节。人生食或半生食含活囊蚴的溪蟹或蝲蛄而感染，如食用蝲蛄豆腐、蝲蛄酱、烤蝲蛄、醉蟹、腌蟹等而感染。其他感染方式：切生、熟食的刀具、砧板及盛装生、熟食的器皿不分；生饮疫区溪水，水体可能被死亡的中间宿主体内的活囊蚴污染；生食或半生食野猪、兔、鸡、蛙等转续宿主的肉，也可能感染。

3. 防治　预防卫氏并殖吸虫病应抓住经口感染这一环节，防止食入活囊蚴及活童虫是预防本病的关键。通过科普卫生宣传教育改变人们不良的饮食生活习惯，不生食或半生食溪蟹、蝲蛄及其制品，不饮生水，不生食或半生食野猪、兔、鸡、蛙等转续宿主的肉；切生、熟食的刀具、砧板及盛装生、熟食的器皿要分开；注意环境卫生，不随地吐痰，人、畜粪便进行无害化处理，防止虫卵入水；积极消灭川卷螺，阻断流行环节。治疗药物首选吡喹酮或硫氯酚，局限病灶或脑脊髓型有压迫症状者，可采用手术治疗，摘除囊肿或结节。

考点提示　　卫氏并殖吸虫病的防治。

三、斯氏并殖吸虫

 案例讨论

【案例】

患者，男，40岁，因腹壁皮下包块伴瘙痒、刺痛3个月就诊。自诉包块呈游走性，平素喜食醉蟹、蛙肉。查体：腹部触及散在皮下包块，边界不清，质地中等，有触痛，皮肤无明显红肿，余正常。手术切除一皮下包块做活组织检查，见一虫体，镜检见嗜酸性粒细胞肉芽肿，虫体经鉴定为斯氏并殖吸虫童虫。

【讨论】

1. 请问该患者最可能患什么病？

2. 该病如何感染？诊断依据有哪些？

3. 该病如何防治？

斯氏并殖吸虫［*Pagumogonimus skrjabini*（Chen，1959）Chen，1963］由陈心陶先生于1935年首先在果子狸的肺中发现，是中国独有虫种，国外尚未见报道。斯氏并殖吸虫是人畜共患以畜为主的致病虫种，主要寄生于果子狸、猫、犬等动物肺部，人是其非正常宿主，在人体内不能发育为成虫，但可引起皮肤幼虫移行症或内脏幼虫移行症。

（一）形态

1. 成虫　虫体窄长，呈梭形，前宽后窄，两端较尖，大小为（11.0~18.5）mm×（3.5~6.0）mm，最宽处在腹吸盘稍下水平。腹吸盘位于虫体前约1/3处，略大于口吸盘。卵巢分支如珊瑚状，子宫团庞大，可掩盖部分卵巢，卵巢与盘曲的子宫并列位于腹吸盘之后。2个分支状睾丸，左右并列，位于虫体中、后部（图2-5）。

2. 童虫　犬体内30天龄和鼠体内40天龄的童虫约1.87 mm×1.62 mm，口吸盘177 μm×170 μm，腹吸盘234 μm×185 μm，排泄孔54 μm×54 μm。体表有许多褶嵴，除吸盘及排泄孔周围外，全身布满体棘，其尖端一致向后倾斜。

3. 虫卵　与卫氏并殖吸虫卵很相似，椭圆形，大多数形状不对称，卵壳厚薄不均匀，大小因地区、宿主不同而异，动物体内检出的虫卵大小为（64~87）μm×（40~55）μm，人体内检出的虫卵大小平均为79.2 μm×45.6 μm。

（二）生活史

生活史与卫氏并殖吸虫相似，生活史包括虫卵、毛蚴、胞蚴、雷蚴、尾蚴、囊蚴、童虫、成虫等阶段。终宿主有果子狸、猫、犬等动物，大鼠、小鼠、蛙、鸡等是本虫的转续宿主，人可能是本虫的非正常宿主。第一中间宿主有泥泞拟钉螺、微小拟钉螺、中国小豆螺、建国小豆螺、建瓯拟小豆螺和中国秋吉螺等小型及微型淡水螺类。第二中间宿主有锯齿华溪蟹、雅安华溪蟹、河南华溪蟹、福建马来溪蟹、角肢南海溪蟹、鼻肢石蟹和僧帽石蟹等。人或终宿主因食入含有活囊蚴的第二中间宿主或因食入含有活童虫的转续宿主生的或未煮熟的肉而感染，成虫寄生于终宿主肺部，但其在人体内只能保持童虫状态游走移行于皮下或组织器官之间，不能发育为成虫，从人体检获的虫体绝大部分为童虫，极少见发育为成虫者（图2-5）。

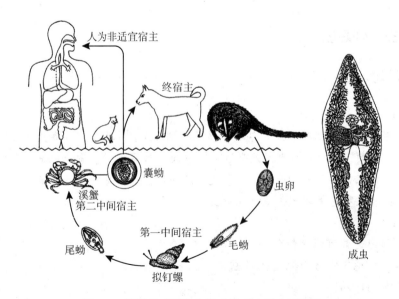

图2-5　斯氏并殖吸虫生活史及成虫形态示意图

考点提示 ▶ 斯氏并殖吸虫的生活史。

（三）致病

人可能是本虫的非正常宿主，在人体内，侵入的虫体绝大多数停留在童虫状态，到处游窜，难于定居，导致局部或全身性病理损害——幼虫移行症。

1. 皮肤幼虫移行症 主要表现为游走性皮下包块或结节，见于胸背部、腹部、头颈、四肢、腹股沟等处。包块或结节多位置表浅，边界不清，质地中等，皮肤无明显红肿但有痒感或刺痛。在包块间有时可扪及条索状纤维块。

2. 内脏幼虫移行症 临床表现因虫体侵犯部位不同而异。若侵犯胸膜，可引起渗出性胸膜炎、胸腔积液、胸膜增厚或粘连，患者出现胸闷、胸痛、咳嗽、气急、咳痰等症状。若侵犯肝脏，可引起嗜酸性脓肿及肝组织出血性病变，临床表现为肝痛、肝大、转氨酶升高等。若侵入腹腔，可引起腹膜炎症、腹腔脏器粘连，导致腹痛、腹泻、便血等症状。若侵入心包，患者可出现血性心包积液、心悸气急、肝大、下肢水肿、颈静脉怒张等症状。童虫亦可侵入眼、脑等处，引起相应的症状和体征。全身症状可有低热、乏力、食欲下降等。血常规检查嗜酸性粒细胞明显增加。因本病表现多样，临床容易误诊，应特别注意与肺结核、肺炎、肝炎等鉴别。

考点提示 ▶ 斯氏并殖吸虫感染人体引起的症状和体征。

（四）实验诊断

1. 活组织检查 手术切除皮下包块并作活组织检查可确诊，病变组织中可见童虫及隧道样虫穴，镜检可见嗜酸性粒细胞肉芽肿，坏死组织及夏科-莱登结晶。注意组织活检必须及时进行，以免虫体移位而失去检获良机。

2. 免疫学检查 免疫学检查对本病的诊断具有重要参考价值。皮内试验主要用于本病的筛查；后尾蚴膜试验适用于流行区临床诊断和流行病学调查；对流免疫电泳试验可作为斯氏并殖吸虫病流行区医院的常规检验项目；酶联免疫吸附试验（ELISA）敏感性高、特异性强、可重复性好，是近十几年来最优选的免疫诊断方法之一；免疫酶染色试验（IEST）、斑点酶免疫试验（ELA）、斑点金免疫渗滤测定法（DIGFA）、胶体金试纸条快速检测法亦具有较好的敏感性和特异性。不论哪种血清免疫反应，需注意斯氏并殖吸虫与日本血吸虫有一定的交叉反应，原因在于两虫体以及虫卵蛋白之间存在大量同源性较高的蛋白。

考点提示 ▶ 斯氏并殖吸虫病确诊依据是手术切除皮下包块中检获斯氏并殖吸虫童虫。

（五）流行与防治

1. 分布 斯氏并殖吸虫在国外尚未见报道。我国甘肃、山西、陕西、河南、四川、云南、贵州、湖北、湖南、浙江、江西、福建、广西、广东14个省自治区均有发现该虫的报道。

2. 流行因素 斯氏并殖吸虫病的流行因素与卫氏并殖吸虫病相似。人因生食或半生食含有活囊蚴的淡水蟹或因食入含有活童虫的转续宿主（蛙、鸡等）生的或未煮熟的肉而感染。

3. 防治 斯氏并殖吸虫病的防治与卫氏并殖吸虫病相同，治疗药物首选吡喹酮。灭螺时需注意斯氏并殖吸虫的第一中间宿主是一些小型及微型淡水螺类，大多栖息于溪流较小、流速较缓的山沟中，附着于枯枝、落叶下面，石块周围、苔藓之中，因其体形微小，要仔细寻找，不要疏忽。

 考点提示 预防斯氏并殖吸虫病的关键及治疗首选药物。

（王 剑）

四、日本裂体吸虫

案例讨论

【案例】

患者，男性，40岁。因出现畏寒、发热、多汗和肝区不适，腹痛、腹胀及腹泻，有时有脓血样便入院治疗。查体：体温37.8℃，脉搏104次/分，呼吸76次/分，血压115/80 mmHg，面色苍白，全身水肿，腹部膨隆，有移动性浊音，腹壁静脉曲张，肝脾均可触及。实验室检查：血液WBC 11.5×10^9/L，E 3.7×10^9/L。肝功能：ALT 300单位。粪便检查找到典型血吸虫卵。皮内抗原试验结果强阳性。ELISA：结果阳性（1：1280）。

【讨论】

1. 该患者最可能患什么病？

2. 所患病是如何感染？如何解释上述表现？

3. 如何预防和治疗本病？

日本裂体吸虫 [*Schistosoma japonicum*（Katsurada，1904）Looss，1907）] 成虫寄生于人及多种哺乳动物的静脉血管内，又名日本血吸虫。寄生于人体的血吸虫种类较多，除日本血吸虫外，还有曼氏血吸虫（*Schistosoma mansoni*）、埃及血吸虫（*Schistosoma haematobium*）、间插血吸虫（*Schistosoma intercalatum*）和湄公血吸虫（*Schistosoma mekongi*）。此外，在某些局部地区尚有梅氏血吸虫（*Schistosoma mattheei*）、牛血吸虫（*Schistosoma bovis*）和梭形血吸虫（*Schistosoma spindalis*）等寄生在人体的病例报道。目前，我国流行的仅为日本血吸虫。

（一）形态

1. 成虫 雌雄异体，在宿主体内多呈合抱状态。消化系统有口、食管、肠管。肠管在腹吸盘前背侧分两支，向后延伸到虫体后端1/3处汇合成盲管。雄虫乳白色，长12~20 mm，虫体前端有发达的口吸盘和腹吸盘，腹吸盘以下，虫体向两侧延展，并略向腹面卷曲，形成抱雌沟，故外观呈圆筒状。雄性生殖系统由睾丸、储精囊、生殖孔组成。睾丸为椭圆形，一般为7个，呈串珠状排列，位于腹吸盘背侧。生殖孔开口于腹吸盘下方。雌虫前细后粗，形似线虫，体长20~25 mm，腹吸盘大于口吸盘，由于肠管内充满消化或半消化的血液，故雌虫呈黑褐色，常居留于抱雌沟内，与雄虫合抱。雌虫生殖系统由卵巢、卵黄腺、卵模、

扫码"看一看"

梅氏腺、子宫等组成。卵巢长椭圆形，位于虫体中部。输卵管出自卵巢后端，绕过卵巢而向前。虫体后端几乎被卵黄腺充满，卵黄管向前延长，与输卵管汇合成卵模，外被梅氏腺。卵模与子宫相接，子宫开口于腹吸盘的下方，内含虫卵50~300个（图2-6）。

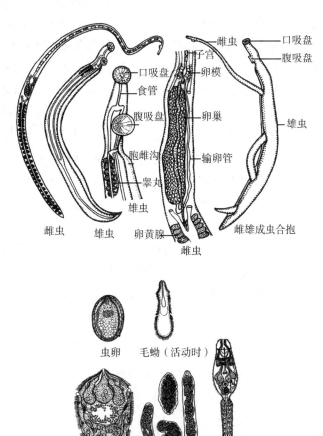

图2-6　日本血吸虫成虫、幼虫及虫卵形态示意图

2. 虫卵　椭圆形，淡黄色，平均大小89 μm×67 μm，卵壳厚薄均匀，无卵盖，卵壳一侧有一小棘突，表面常附有宿主肠内残留物。成熟虫卵内含有一毛蚴，毛蚴与卵壳之间常有大小不等圆形或长圆形油滴状的头腺分泌物，是可溶性虫卵抗原（soluble egg antigen，SEA）的主要成分。在粪便内，大多数虫卵含有毛蚴即成熟虫卵，未成熟和萎缩性虫卵占少数（图2-6）。

3. 毛蚴　呈梨形或长椭圆形，左右对称，平均大小为99 μm×35 μm，周身被有纤毛，是其活动器官。钻器位于体前端呈嘴状突起，或称顶突；体内前部中央有一个顶腺，为一袋状构造；两个侧腺或称头腺，位于顶腺稍后的两侧，呈长梨形，可分泌SEA，它们均开口于钻器或顶突（图2-6）。

4. 尾蚴　属叉尾型，由体部及尾部组成，尾部又分尾干和尾叉。体长100~150 μm，尾干长140~160 μm，尾叉长50~70 μm。体部有1个头腺和5对穿刺腺（图2-6）。

5. 童虫　尾蚴经皮肤侵入终宿主时脱去尾部，在终宿主体内随血液移行到达寄生部位，在其发育为成虫之前均称为童虫。大小为（63.3~128.8）μm×（23.2~32.4）μm。

（二）生活史

日本血吸虫的生活史比较复杂。经历成虫、虫卵、毛蚴、母胞蚴、子胞蚴、尾蚴、童虫7个阶段。成虫寄生于人及多种哺乳动物的门脉–肠系膜静脉系统。雌虫产卵于静脉末梢内，虫卵主要分布于肝及结肠肠壁组织，约经11天发育为内含有毛蚴的成熟虫卵，由于毛蚴分泌物（SEA）能透过卵壳，破坏血管壁，还可以引起免疫病理损伤，使周围组织发生溃疡坏死，同时肠蠕动、腹内压增加，致使坏死组织向肠腔溃破，虫卵伴随溃破组织落入肠腔，随粪便排出体外。不能排出的虫卵沉积在肝、肠组织中，逐渐死亡、钙化。

虫卵随粪便入水后，在适宜环境条件（温度25~30℃、酸碱度7.5~7.8、低渗透压的水体、光线照射）下，经2~32小时卵内毛蚴孵出。毛蚴在水中遇到中间宿主钉螺，侵入螺体并逐渐发育。经母胞蚴、子胞蚴无性增殖阶段发育为大量尾蚴。

尾蚴成熟后离开钉螺，常分布在水的表层，人或动物与含有尾蚴的水接触后，尾蚴经皮肤或黏膜而感染。尾蚴侵入皮肤，脱去尾部，发育为童虫。童虫穿入小静脉或淋巴管，随血流或淋巴循环经右心、肺动脉，穿过肺泡小血管入肺静脉，到左心，进入体循环到全身。大部分童虫再进入小静脉，顺血流入肝内门脉系统分支，童虫在此暂时停留，并继续发育。当性器官初步分化时，遇到异性童虫即开始合抱，并移行到门脉–肠系膜静脉寄居，逐渐发育成熟交配产卵（图2-7）。自尾蚴侵入宿主至成虫产卵需3~4周，成虫平均寿命约4.5年，长者可达40年之久。

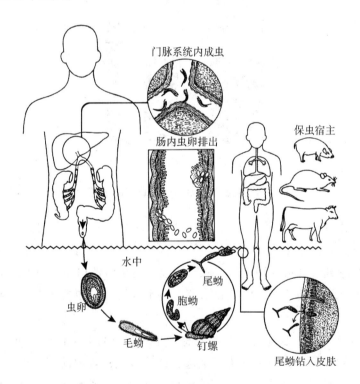

图2-7 日本血吸虫生活史

考点提示 ▶ 日本血吸虫发育的7个阶段。中间宿主为钉螺，感染阶段为尾蚴，寄居部位为门脉–肠系膜静脉。

（三）致病

1. 致病机制

（1）尾蚴所致损伤　尾蚴钻入皮肤，引起速发型和迟发型超敏反应。局部出现丘疹和瘙痒，病理变化为毛细血管扩张充血，伴有出血、水肿，周围有中性粒细胞和单核细胞浸润，称尾蚴性皮炎。

（2）童虫所致损害　童虫在宿主体内移行时，所经过的器官（特别是肺）出现血管炎，毛细血管栓塞、破裂、产生局部细胞浸润和点状出血。当大量童虫在人体移行时，患者可出现发热、咳嗽、痰中带血、嗜酸性粒细胞增多，这可能是局部炎症及虫体代谢产物引起的超敏反应。

（3）成虫所致损害　成虫一般无明显致病作用，少数可引起轻微的机械性损害，如静脉内膜炎等。但成虫的代谢产物、分泌物、排泄物等抗原物质刺激宿主产生相应抗体，可形成免疫复合物，引起Ⅲ型超敏反应。

（4）虫卵所致的损害　虫卵是日本血吸虫的主要致病阶段。虫卵主要沉积于宿主的肝及结肠肠壁等组织血管内，所引起的肉芽肿和纤维化是血吸虫病的主要病理基础。成熟虫卵内毛蚴分泌的酶、蛋白质及糖等SEA，可直接溶解破坏周围组织；此外SEA透过卵壳微孔缓慢释放，致敏T细胞，当再次遇到相同抗原后，刺激致敏的T细胞产生各种淋巴因子，诱发Ⅳ型超敏反应。通过免疫病理损害引起肉芽肿病理改变。除上述释放的淋巴因子外，还有嗜酸性粒细胞刺激素、成纤维细胞刺激因子、巨噬细胞移动抑制因子等吸引巨噬细胞、嗜酸性粒细胞及成纤维细胞等汇集到虫卵周围，形成肉芽肿，又称虫卵结节。随着病程发展，卵内毛蚴死亡，其毒素作用逐渐消失，坏死物质被吸收，虫卵破裂或钙化，其周围绕以类上皮细胞、淋巴细胞、异物巨细胞，最后类上皮细胞变为成纤维细胞，并产生胶原纤维，肉芽肿逐渐发生纤维化，形成瘢痕组织。

血吸虫虫卵肉芽肿在组织血管内形成，堵塞血管，破坏血管结构，导致组织纤维化，这类病变主要见于虫卵沉积较多的器官，如肝和结肠。在肝内，虫卵肉芽肿位于门脉分支终端，窦前静脉，故肝的结构和功能一般不受影响。重度感染患者，门脉周围出现广泛的纤维化，肝切面上，围绕在门静脉周围长而白色的纤维束从不同角度插入肝内，导致干线型肝硬化，这是晚期血吸虫病特征性病变。由于窦前静脉的广泛阻塞，导致门静脉高压，侧支循环形成。出现肝、脾大，腹壁、食管及胃底静脉曲张，以及上消化道出血与腹腔积液等症状，称为肝脾型血吸虫病。晚期血吸虫病主要是因门静脉血流受阻，导致门静脉高压而引起的全身性病理生理改变。

（5）异位寄生与异位损害　日本血吸虫成虫在门脉系统以外的静脉内寄生称异位寄生，而见于门脉系统以外的器官或组织的血吸虫虫卵肉芽肿则称异位损害或异位血吸虫病。人体常见的异位损害在脑和肺。日本血吸虫卵进入脑和脊髓产生异位损害，可致严重的神经系统并发症。经侧支循环进入肺的虫卵可引起肺动脉炎，甚至肺源性心脏病。罕见的异位损害可见于皮肤、甲状腺、心包、肾等处。异位寄生与损害多发生在大量尾蚴感染的急性期，慢性期及晚期患者也可出现。

知识扩展

血吸虫肠病相关性结直肠癌

结直肠癌的患者若有血吸虫病感染史，术前肠道具有血吸虫感染相关的影像学表现，术后病理证实肿瘤附近有虫卵沉积，则可定义为血吸虫肠病相关性结直肠癌（colorectal cancer with schistosomiasis，CRCS）。日本血吸虫感染曾经是中国较为严重的流行病，同时也是引起结直肠癌（colorectal cancer，CRC）发生的原因之一。晚期血吸虫肠病患者，其成虫寄生于肠系膜静脉内，所产生的虫卵在肠道黏膜层或黏膜下层沉积，在宿主细胞中形成持久的免疫炎症反应、嗜酸性脓肿，继发的肠壁纤维化，以及假性息肉形成，这些是发生肠道癌变的基础。早期研究对CRCS发生机制有多种解释：①血吸虫感染产生的内源性致癌物和血吸虫毒素，引起机体免疫抵抗功能减弱而导致的慢性免疫失调；②慢性炎症本身所产生的炎症介质彼此相互作用而诱导癌变。大量数据表明血吸虫感染史10年以上甚至更长时间的患者更加倾向发生 CRCS，所以血吸虫感染史愈长，肠道病变部位虫卵密度愈大，则发生癌变的概率就愈高。

血清CA-125水平升高、miRNA分子水平改变、CT检查结合血吸虫病的感染病史对CRCS的诊断具有重要指导意义。

2. 临床表现　日本血吸虫病临床表现多种多样，与患者的感染度、机体免疫状态、营养状况、治疗是否及时等因素有关。根据病理变化及主要临床表现可将血吸虫病分为急性、慢性和晚期三阶段。

（1）急性血吸虫病　当尾蚴侵入皮肤后，部分患者局部出现丘疹或荨麻疹，称尾蚴性皮炎。童虫移行过程中引起肺等组织损害，成熟虫卵内毛蚴分泌SEA引起损害，患者出现咳嗽、咳痰或痰中带血等呼吸道症状，以发热为主的急性变态反应性症状，在接触疫水后1~2个月，除发热外，还伴有腹痛、腹泻、肝脾肿大及嗜酸性粒细胞增多，粪便检查血吸虫卵或毛蚴孵化结果阳性，称急性血吸虫病。

（2）慢性血吸虫病　急性期后病情逐步转向慢性期，在流行区，90%的血吸虫患者为慢性血吸虫病，此时，多数患者无明显症状和不适，也可能不定期处于亚临床状态，表现腹泻、粪中带有黏液及脓血、肝脾肿大、贫血和消瘦等。

（3）晚期血吸虫病　一般在感染后5年左右，部分重感染患者开始发生晚期病变。根据主要临床表现，晚期血吸虫病可分为巨脾型、腹腔积液型及侏儒型三型。①巨脾型：患者脾大超过脐平线或横径超过腹中线，表面光滑，质地坚硬，伴脾功能亢进。②腹腔积液型：晚期血吸虫病门静脉高压与肝功能失代偿的结果，常在呕血、感染、过度劳累后诱发。患者主要表现为腹腔积液、低蛋白血症和水钠代谢紊乱（低钠血症）。腹腔积液严重可致腹胀、腹痛、呼吸困难、脐疝、腹疝、下肢水肿、腹壁静脉曲张。常因并发上消化道出血、肝昏迷等而死亡。③侏儒型：常因患者在儿童时期多次反复感染日本血吸虫，又未及时治疗导致的后果。患者腺垂体和性腺功能减退，造成患者身材矮小、面容苍老、第二性征缺如，但智力接近正常。一个患者可兼有两种或两种以上表现。在临床上常见是以肝脾肿大、腹腔积液、门脉高压，以及因侧支循环形成所致的食管下端及胃底静脉曲张为主的综合征。晚期患者可并发上消化道出血，肝性脑病等严重症状而致死。因肝纤维化病变在晚期常是不可逆的，并且对治疗反应甚差，从而导致临床上难治的晚期血吸虫病。

考点提示　日本血吸虫成虫、虫卵、尾蚴、童虫均可致病，其中虫卵是日本血吸虫的主要致病阶段。

（一）实验诊断

1. 病原学检查　从受检者粪便或组织中检获血吸虫的虫卵或毛蚴，是确诊血吸虫病的依据，但对于轻度感染和晚期患者及经过有效防治的疫区感染人群常常会发生漏检。常用的方法有以下几种。

（1）直接涂片法　重感染地区患者或急性血吸虫患者可用直接涂片法检查虫卵，此方法简便，但虫卵检出率低。

（2）毛蚴孵化法　粪便毛蚴孵化法可以提高阳性检出率。常为急性血吸虫病首选病原学诊断方法。

（3）加藤厚涂片法　可测定人群感染情况，并可考核防治效果。

（4）直肠黏膜活检法　慢性及晚期血吸虫病患者肠壁组织增厚，虫卵排出受阻，故粪便中不易查获虫卵，可应用直肠镜检法，取直肠黏膜活体组织，检查虫卵。此方法有一定的危险性，不适于大规模应用。

2. 免疫学诊断　血清学检测技术既是血吸虫病流行病学调查的有力工具，又是临床诊断的重要辅助手段。

（1）抗体检测　目前检测抗体的血吸虫病血清学诊断方法很多，常用的有：①皮内试验（ID），一般皮内试验与粪检虫卵阳性的符合率为90%左右，此法简便、快速、通常用于现场筛选可疑病例。②环卵沉淀试验（COPT），目前在基本消灭血吸虫病地区，已广泛应用COPT作为综合查病方法之一。③间接红细胞凝集试验（IHA），粪检血吸虫虫卵阳性者与IHA阳性符合率为92.3%~100%，正常人假阳性率在2%左右，IHA操作简便，用血量少，判读结果快，目前国内已广泛应用。④酶联免疫吸附试验（ELISA），此试验具有较高的敏感性和特异性，并且可反应抗体水平，阳性检出率为95%~100%，假阳性率为2.6%，在吡喹酮治疗后半年至一年有50%~70%转为阴性。此试验已应用于我国一些血吸虫病流行区的查病工作。⑤磁珠酶联免疫分析法（MEIA），利用此法对人体血吸虫抗体进行检测，其检测敏感性较高，有良好的疗效考察价值。与ELISA相比此法更加方便、快捷。该方法可替换ELISA法用于血吸虫病低流行区的检测。⑥其他方法，此外还有间接荧光抗体试验（IFAT）、胶乳凝集试验（LA）、酶标记抗原对流免疫电泳（ELACIE）等，这些方法各有优点。

（2）循环抗原检测　检测循环抗原在诊断、考核疗效方面均有重要意义，但因检测难度较大，目前尚未广泛应用。

3. 超声诊断　由于日本血吸虫虫卵沉积在肝脏引起肉芽肿，继而发生纤维化等病变，其导致的干线性纤维化及门静脉分支血管壁增厚等，可以利用超声诊断仪显示特征性图像。世界卫生组织（WHO）已经肯定了其价值。

4. 分子生物学诊断　近年来，核酸检测在血吸虫病早期感染的检测中得到越来越多的关注，除常规的PCR方法外，更多改进方法被应用于临床检测，例如实时定量荧光PCR检测不同水源中的日本血吸虫尾蚴。利用重组酶聚合酶扩增技术（RPA）对感染日本血吸虫病患者粪便样本中的SjR2序列进行扩增，结果表明其特异性、敏感度均高于常规的ELISA

和间接红细胞凝集试验（IHA）技术。RPA技术适用于现场的检测，对样品的纯度要求低、操作简单、花费时间少，而且实验结果肉眼可观。

（二）流行与防治

1. 分布 日本血吸虫病流行于亚洲的中国、日本、菲律宾、印度尼西亚。截至2017年底，我国12个血吸虫病流行省（直辖市、自治区）中，上海、浙江、福建、广东、广西5个省（直辖市、自治区）继续巩固血吸虫病消除成果，四川省达到传播阻断标准，云南、江苏、湖北、安徽、江西及湖南6个省达到传播控制标准。

虽然我国血吸虫病疫情总体保持继续下降态势、血吸虫病防治工作模式也由粗放型向精准型转变，但由于地震、洪水等自然灾害频发，以及人员和物资流动日益频繁等自然和社会因素的影响，我国实现全面消除血吸虫病的目标仍面临诸多挑战。如流行区钉螺孳生面积巨大，综合治理措施落实困难；家畜传染源控制难度大，疫情反弹风险较高；生态环境修复保护，增加了钉螺扩散输入风险。

2. 流行 日本血吸虫病是人畜共患寄生虫病，其终宿主除人以外，有多种家畜和野生动物。在我国，自然感染日本血吸虫的家畜有牛、犬、猪等9种；野生动物有褐家鼠、野兔、野猪等31种。由于储蓄宿主种类繁多、分布广泛，使得防治工作难度加大，在流行病学上患者和病牛是重要的传染源。在传播途径的各个环节中，含有血吸虫虫卵的粪便污染水源、钉螺的存在以及人群接触疫水，是三个重要的环节。当水体中存在感染血吸虫的阳性钉螺时，便成为疫水，对人、畜具有感染性。不论何种性别、年龄和种族，人类对日本血吸虫普遍易感。在多数流行区，年龄感染率通常在11~20岁升至高峰，之后下降。

 知识扩展

钉螺

钉螺（*Oncomelania hupensis*）是日本血吸虫的唯一中间宿主，主要分布在亚洲东部和东南部，中国内地仅有湖北钉螺一种。钉螺为水陆两栖，常栖息于田间、池藻等淡水水域。表面有纵肋者称"肋壳钉螺"，壳长约10 mm，宽约4 mm。壳面光滑者称为"光壳钉螺"，比肋壳钉螺稍小，长、宽分别为6 mm和3 mm，多见于山丘地区。

对于钉螺螺卵的孵化和幼螺的生长，主要影响因素为温度、水和食物。钉螺的生长繁殖易受灭螺药物和环境改变的影响，其分布密度与植被盖度有关。研究发现植被总盖度与钉螺分布成正比，总盖度越高钉螺分布越广。

钉螺的生理生化对研究灭螺药物的作用机制以及灭螺效果具有重要意义。研究表明70%乙醇提取物灭杀钉螺的效果最佳。过氧化物酶、三磷酸腺苷酶、琥珀酸脱氢酶、乳酸脱氢酶是钉螺进行有氧呼吸的关键酶，抑制这些酶的合成可以有效地杀灭钉螺。近年来，微生物灭螺被认为是一种安全高效的灭螺方式，微生物灭螺主要指培养和投放细菌、真菌、放线菌等微生物来达到灭螺目的，其菌体本身或其代谢产物可对钉螺产生毒害作用。

3. 流行区类型 我国血吸虫病流行区，按地理环境、钉螺分布以及流行病学特点可分为三种类型，即平原水网型、山区丘陵型和湖沼型。

（1）平原水网型 主要分布在长江三角洲如上海、江苏、浙江等处，这类地区河道纵横，密如蛛网、钉螺沿河岸呈线状分布。人们因生产和生活接触疫水而感染。

（2）山区丘陵型 主要在我国西南部，如四川、云南等地，但华东的江苏、安徽、福建，华南的广西，广东都有此型。钉螺分布单元性很强，严格按水系分布，面积虽不很大，但分布范围广，环境极复杂。

（3）湖沼型 主要分布在湖北、湖南、安徽、江西、江苏等省的长江沿岸和湖泊周围。存在着大片冬陆夏水的洲滩，钉螺分布面积大，呈片状分布，占全国钉螺总面积的82.8%。

4. 防治 查治患者、病牛。控制和消灭钉螺，平原水网区及部分丘陵地区主要是结合生产与兴修水利灭螺，局部配合应用杀螺药。湖沼地区主要是控制水位，改变钉螺的孳生环境。带有血吸虫卵的人畜粪便污染水体是血吸虫病传播的重要环节，因此加强水源与粪便管理至关重要，对粪便进行无害化处理，结合农田水利建设，建立安全用水设施，避免虫卵污染水体。避免或减少居民与疫水接触。对难以避免接触疫水者，搞好个人防护，使用防护药、防护工具。开展卫生知识宣传，加强健康教育，引导人们改变不良行为和生产、生活方式，增强自我保护意识。目前首选药为吡喹酮。对晚期患者采用对症治疗，在接受中药调理后，再作杀虫治疗或外科手术治疗等。

第三节　消化道内寄生吸虫

一、布氏姜片吸虫

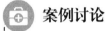 **案例讨论**

【案例】

患者，女，32岁，农民，因反复右上腹疼痛2年，加重6天入院。行腹部核磁共振提示：肝内胆管近端异常信号及远端胆管轻度扩张。实验室检查：血液 WBC 4.6×10^9/L，E 7.9%，计数：1.83×10^9/L。拟诊肝胆管肿瘤待排，进行剖腹探查，术中胆总管中段扪及约0.8 cm韧质包块，胆总管壁增厚，于胆总管中段取出一姜片虫，置入胆道镜检查，左肝管开口通畅，于左肝管内又取出一姜片虫活虫体，检查右肝管未见异常。追问病史，有生食莲藕的习惯。

【讨论】

1. 该患者最可能患什么病？

2. 所患病是如何感染及有何诊断依据？

3. 如何预防和治疗本病？

布氏姜片吸虫［*Fasciolopsis buski*（Lankester，1857）Odhner，1902］是寄生于人、猪小肠内的一种大型吸虫，可致姜片虫病（fasciolopsiasis），是人类最早认识的寄生虫之一。

（一）形态

1. 成虫 虫体长椭圆形、肥厚，背腹扁平，前窄后宽，形似姜片。新鲜虫体呈肉红色，

扫码"学一学"

扫码"看一看"

死亡固定后为灰白色。长20～75 mm，宽8～20 mm，厚0.5～3 mm，体表有体棘，是寄生于人体的最大吸虫。口吸盘位于虫体前端，直径约0.5 mm，腹吸盘靠近口吸盘后方，较口吸盘大4～5倍，呈漏斗状，肌肉发达，肉眼可见。咽和食管短，两肠支呈波浪状弯曲，向后延伸，以盲端至虫体后部。睾丸两个，高度分支，前后排列于虫体的后半部。卵巢具分支。子宫盘曲在卵巢和腹吸盘之间。卵黄腺颇发达，分布于虫体的两侧（图2-8）。

2. 囊蚴 扁圆形，大小约216 μm×187 μm，囊壁两层，内含幼虫，排泄囊充满黑色折光颗粒（图2-8）。

3. 虫卵 呈椭圆形，金黄色或淡黄色，是寄生人体最大的蠕虫卵。大小为（130～140）μm×（80～85）μm，卵壳薄，一端有小而不明显的卵盖。卵内含卵细胞一个，卵黄细胞20～40个（图2-8）。

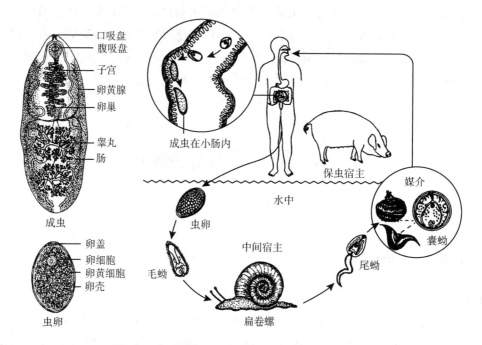

图2-8 布氏姜片吸虫生活史及成虫、虫卵形态示意图

（二）生活史

成虫主要寄生在小肠，严重感染时可扩展到胃和大肠，虫体数目可多达数千条，通常仅数条至数十条。寿命一般为2年。虫卵随粪便排出进入水中，在适宜温度（26～32℃）条件下经5～7周发育成熟，孵出毛蚴。毛蚴遇到中间宿主扁卷螺，侵入其体内，完成胞蚴、母雷蚴、子雷蚴等无性生殖阶段的发育，形成大量的尾蚴。成熟的尾蚴从螺体逸出，附着在水生植物如水红菱、荸荠、茭白等及其他物体的表面，脱去尾部形成囊蚴。尾蚴亦可不附着在媒介植物或其他物体上，而直接在水面结囊。囊蚴为姜片虫的感染阶段。

终宿主或保虫宿主经口食入附着在媒介水生植物或浮在水面上的囊蚴后，在消化液和胆汁的作用下囊内幼虫脱囊而出，移行至小肠下段，以肠腔内半消化食物为食，经1～3个月的发育变为成虫并产卵，产卵数受虫数、虫龄和其他因素的影响变化很大（图2-8）。

考点提示 布氏姜片吸虫的中间宿主为扁卷螺。终宿主是人，保虫宿主是家猪、野猪等，其感染阶段为囊蚴，因生吃含有囊蚴的媒介水生植物而感染。

（三）致病

由于姜片虫成虫虫体较大，腹吸盘肌肉发达，吸附力强，造成的肠机械性损伤较其他肠道吸虫明显，被吸附的黏膜可发生炎症、出血、水肿、坏死、脱落以至溃疡等病理改变。数量多时还可覆盖肠壁，妨碍吸收与消化，其代谢产物被吸收后可引起超敏反应。临床表现为腹痛、腹泻、消化功能紊乱、营养不良等。大量虫体可聚集成团，堵塞肠腔，可有腹泻与便秘交替出现，甚至肠梗阻。严重感染的儿童可有消瘦、贫血、水肿、腹腔积液、智力减退、发育障碍等。在反复感染的病例中，少数可因衰竭、虚脱而致死。

（四）实验诊断

1. 病原学检查 粪便检查检获虫卵是确诊姜片虫感染的依据。检获的虫卵应注意与粪便中其他吸虫卵如肝片形吸虫卵及棘口类吸虫卵进行鉴别。

（1）直接涂片法 因姜片虫卵大，容易识别，用直接涂片法连续检查三张涂片，即可查出绝大多数患者，但轻度感染的病例往往漏检。

（2）沉淀法 姜片虫卵较少者可采用水洗沉淀法检查，阳性率约为100%。

（3）饱和盐水漂浮法 把虫卵置于比重大于它的饱和盐水中，虫卵便会漂浮在液面上，虫卵集聚而提高了检出率。

（4）改良加藤厚涂片法 有助于了解感染度。

2. 免疫学诊断

（1）皮内试验 用结核菌素针注射姜片虫成虫抗原，使皮肤局部产生直径达0.5 cm的丘疹，15分钟后观察反应。以丘疹直径的大小判断阴、阳性。实验表明，阳性率高达97.5%，假阴性率为2.5%。

（2）ELISA法 姜片吸虫的感染度与血清抗体的滴度有一定的相关性，ELISA法用于姜片吸虫病抗体检测的敏感性高，特异性强。

（3）斑点免疫渗滤试验 该方法是在ELISA的基础上发展起来的一种免疫学检验新技术，其原理同ELISA相似，均为固相酶免疫检测法。本法以混合纤维素滤膜或硝酸纤维膜替代聚苯乙烯或聚氯乙烯反应板，使用灵活、成本低、反应快、便于在临床检验中应用。

（4）间接血凝试验 该方法以姜片虫成虫纯化抗原（PAA）（蛋白含量为10 μg/ml）致敏经醛化和鞣化的人"O"型血红细胞进行检测。

3. 胃镜检查 胃镜检查对于早期姜片虫病的检查有一定意义。姜片虫病早期临床症状缺乏特异性，胃镜检查能在直视下发现姜片虫虫体，而大便集卵镜检要待幼虫经1~3个月生长发育为成虫排卵才能确诊，故胃镜检查在姜片虫病早期诊断上有其特殊的地位。

（五）流行与防治

1. 分布 姜片虫病主要流行于东南亚地区。在我国分布在除西南、西北和东北的19个省、市、区，尤其是长江中下游盛产菱、藕等水生植物的地区。近几年由于农业生产改革及市场经济的发展，以及养猪饲料和饲养条件的改变，我国各地人和猪姜片虫病流行情况发生了明显变化，许多经济发展较快的地区感染率和感染度迅速下降，一些地区出现新的流行点。

2. 流行因素 患者、带虫者和保虫宿主都是重要的传染源，本病在5~20岁的儿童和青少年中感染率较高，呈地方性流行。姜片虫病是一种人畜共患的寄生虫病。用新鲜人或猪的粪便施肥；广泛分布在池塘、沟渠及水田里的扁卷螺；众多的水生植物媒介如水红菱、荸荠、茭白等；不良习惯如生食菱角、荸荠等；饮用含有本虫囊蚴的生水；以青饲料喂猪，这些都是引起人和猪感染的因素。据调查，在广东、浙江、福建等地，水浮莲上有囊蚴者占23.5%，1个水浮莲上的囊蚴可多达43个。扁卷螺多寄生在枝叶茂盛，阳光荫蔽和肥料充足的塘内，在水生植物较多的塘内，扁卷螺生长、发育、繁殖较快，数量较多，易于感染姜片吸虫，从而为本病的传播创造了条件。

考点提示 姜片虫病是人、猪共患寄生虫病。

3. 防治 在姜片吸虫病流行地区，人粪与猪粪应无害化处理，防止人、猪粪便通过各种途径污染水体。建议各地养猪场建立粪池，将猪粪堆积于池中，经发酵腐热杀死虫卵后再用作肥料，青饲料要经青贮发酵后喂猪。本病流行地区，每年应在春、秋季进行预防性定期驱虫。大力开展卫生健康宣教，勿生食未经刷洗及沸水烫过的水生植物，如菱角、茭白等。选择适宜的杀灭扁卷螺的措施。因扁卷螺不耐干旱，在每年秋末冬初的干燥季节，可采取挖塘积肥的方法晒干塘泥，或在池塘中投入化学药品灭螺，可采用0.1%生石灰，0.5%的硫酸铜溶液和0.01%茶籽饼等。吡喹酮是目前首选的驱虫药物。

二、棘口吸虫

 案例讨论

【案例】

患者，男性，83岁，因上腹部疼痛、腹泻、食欲不振、头昏及乏力就诊。自诉：因身体虚弱，采用民间偏方，用温开水吞服2条剁碎的活泥鳅，1次/天，共5天。一个月后，患者出现上述症状。电子肠镜检查从回盲部钳出1条虫体，并进行粪检查见虫卵。根据检出成虫、虫卵的形态特点，确诊为棘口吸虫感染。

【讨论】

1. 所患病是如何感染及有何诊断依据？

2. 如何预防和治疗本病？

棘口吸虫是一类属于棘口科的中、小型吸虫，种类繁多，全世界已报告600多种，主要寄生于鸟禽类，其次是哺乳类、爬行类，少数为鱼类。寄生人体的棘口吸虫病例多见于东南亚，我国已报道10余种，其中日本棘隙吸虫（*Echinochasmus japonicus* Tanabe，1926）在福建与广东有局部的流行，受检3639人其感染率为4.9%。近些年来，叶形棘隙吸虫（*Echinochasmas perfoliatus* Gedoelst，1911）、卷棘口吸虫 [*Echinostoma revolutum*（Frohlich，1802）Loss，1899]、九佛棘口吸虫（*Echinochasmus jiufoensis* Liang，1990）在广东省有人体感染的病例报告。

（一）形态

1. 成虫 虫体长形，有体棘，虫体大小根据所寄生的宿主不同而有差异。口吸盘具有头冠与头棘，腹吸盘发达，位于体前部或腹面中部。2个睾丸前后排列在虫体后部，卵巢位于睾丸之前（图2-9）。

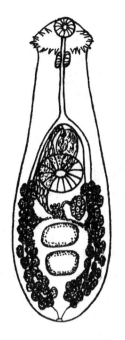

图2-9　棘口吸虫成虫形态示意图

2. 虫卵　呈椭圆形，淡黄色，有卵盖，壳薄，大小为（80~120）μm×（55~70）μm，内含未分化的卵细胞和若干个卵黄细胞。

知识扩展

姜片虫卵与棘口吸虫卵的鉴别

	姜片虫卵	棘口吸虫卵
大小	（130~140）μm×（80~85）μm	（80~120）μm×（55~70）μm
形状	椭圆形	椭圆形
卵壳	薄而均匀	末端可增厚
卵盖	很小	较小
卵黄细胞	20~40 个	较少

（二）生活史

生活史包括成虫、虫卵、毛蚴、胞蚴、雷蚴、尾蚴、囊蚴、童虫阶段。成虫寄生于小肠，偶尔也可侵入胆管。虫卵在水中发育，孵出毛蚴。第一中间宿主为淡水螺类（如纹沼螺和瘤拟黑螺等），毛蚴侵入螺体后经胞蚴、母雷蚴、子雷蚴等阶段发育为尾蚴。尾蚴逸出后侵入第二中间宿主（软体动物、蝌蚪或鱼类）形成囊蚴，棘口吸虫对第二中间宿主的要求不严格，尾蚴可在子雷蚴体内结囊，或侵入其他螺或双壳贝类体内结囊。人或动物因食入含有囊蚴的第二中间宿主而感染。

考点提示　棘口吸虫第一中间宿主为淡水螺，第二中间宿主要求不严格，可为软体动物，蝌蚪或鱼类。其感染阶段为囊蚴。

（三）致病

棘口吸虫成虫常寄生于人体小肠上段，以头部插入肠黏膜，引起局部炎症。轻度感染常无明显症状，临床表现有乏力、头昏、头痛、食欲不振、腹痛、腹泻、大便带血和黏液等胃肠症状。严重感染者可有厌食、下肢水肿、贫血、消瘦、发育不良，甚至合并其他疾病而死亡。

（四）实验诊断

粪便检查方法中直接涂片法、沉淀法等均可用于棘口吸虫的诊断，但由于多种棘口吸虫虫卵在形态上都很相似，因此不易区分。若获得成虫，有助于鉴定虫种。

（五）流行与防治

棘口吸虫病是一种人畜共患的寄生虫病。主要见于亚洲东部和东南亚，以日本、朝鲜和我国报道的病例较多，多数病例为散发。我国福建、江西、湖北、云南、海南、安徽、新疆、广东、湖南等地均有病例报道。1998—1992年开展的人体寄生虫分布调查结果显示全国平均感染率为0.010%，其中感染率最高的是湖南省（0.092%），其次为广东（0.063%）、安徽（0.044%）、新疆（0.030%）。

人多因食入带有囊蚴的淡水鱼、蛙及螺类而感染，吞食生的蝌蚪等也可能感染。我国的感染病例多因采用偏方（即吞食活泥鳅或食用未煮熟的泥鳅）治病所致，故改变不良的饮食习惯是预防棘口吸虫病的关键措施。治疗本病选用硫氯酚和吡喹酮，两者均有良好驱虫效果。

三、异形吸虫

 案例讨论

【案例】

患者，男性，71岁，渔民。住院期间因畏寒发热末梢血液镜检查疟原虫时，查见吸虫科虫卵，虫卵经吉姆萨染色后呈蓝灰色，虫卵呈长椭圆形，前端较窄，卵壳较厚，无肩峰，后端无明显小棘，有卵盖，卵内含有毛蚴，有的毛蚴不明显。测量血液中虫卵2个，大小分别为21.58 μm×9.96 μm及23.24 μm×11.62 μm。虫卵的长与宽之比为（2~2.17）：1。后追踪检查患者粪便，发现有同样虫卵存在。粪便中虫卵呈棕黄色，长椭圆形，前端略窄，卵壳较厚，无肩峰，有卵盖，内含毛蚴。分别测量粪便中虫卵3个，其大小为36.55 μm×14.62 μm，29.24 μm×15.00 μm，27.00 μm×18.26 μm。虫卵的长与宽之比为（1.48~2.5）：1。

【讨论】

1. 该患者最可能患什么病？

2. 如何鉴别此虫卵与华支睾吸虫卵？

3. 如何预防和治疗本病？

异形吸虫是一类属于异形科的小型吸虫，体长仅0.3~0.5 mm，最大者不超过2~3 mm。在我国常见的异形吸虫有10余种，其中已有人体感染报道的有9种，它们是异形异形吸虫（*Heterophyes heterophyes* V. Siebold, 1852）、横川后殖吸虫（*Metagonimus yokogawai*

Katsurada，1912）、钩棘单睾吸虫（*Haplorchis pumilio* Looss，1899）、多棘单睾吸虫（*Haplorchis yokogawai* Katsuta，1932）、台湾棘带吸虫（*Centrocestus formosanus* Nishigori，1924）、扇棘单睾吸虫（*Haplorchis taichui* Katsuta，1932）、哥氏原角囊吸虫（*Procerovum calderoni* Africa and Garcia，1935）、施氏原角囊吸虫（*Procerovum sisoni* Africa，1938）、镰刀星隙吸虫（*Stellantchasmus falcatus* Onji and Nishio，1924）。

（一）形态

1. 成虫　呈长梨形，前半略扁，后半较肥大，体表具有鳞棘，虫体微小，体长一般为0.3~0.5 mm，较大者可达2~3 mm，口吸盘较腹吸盘小，有的种类还有生殖吸盘。睾丸1~2个，位于肠支末端的内侧。卵巢位于睾丸之前，子宫很长，曲折盘旋，受精囊和储精囊明显（图2-10）。

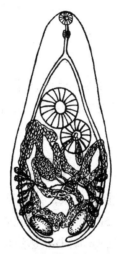

图2-10　异形吸虫成虫形态示意图

2. 虫卵　卵小，大小为（28~30）μm×（15~18）μm，棕黄色，卵盖明显，但肩峰不明显。形状似芝麻粒，除台湾棘带吸虫的卵壳表面有格子状花纹外，其他异形吸虫卵外观与大小都和华支睾吸虫卵相似，在形态上很难鉴别。

（二）生活史

各种异形吸虫的生活史基本相同，包括成虫、虫卵、毛蚴、胞蚴、雷蚴、尾蚴、囊蚴和童虫阶段。成虫寄生在鸟类与哺乳动物的肠道。在我国第一中间宿主为淡水螺类，种类很多；第二中间宿主为淡水鱼，包括鲤科与非鲤科鱼类，也可在蛙类寄生。在螺体内经过胞蚴、雷蚴（1~2代）和尾蚴阶段后，尾蚴从螺体逸出，侵入淡水鱼或蛙体内发育为囊蚴，终宿主因食入含有囊蚴的鱼或蛙肉而感染。囊蚴在终宿主消化道内脱囊，在小肠内发育为成虫并产卵。

考点提示　异形吸虫第一中间宿主为淡水螺，第二中间宿主为淡水鱼、蛙类，其感染阶段为囊蚴。

（三）致病

成虫很小，在小肠一般只引起轻度的炎症反应。但它寄生时可钻入肠壁，并可侵入肠壁血管。虫体侵入肠壁后可引起机械损伤和肠壁炎症，造成组织脱落，导致腹泻或其他消化功能紊乱症状，重度的消化道感染可出现消瘦和消化道症状。深入黏膜下层的虫体，其产出的虫卵可进入肠壁血管，经血流进入体循环，并随血流到达脑、脊髓、肝、脾、肺与心肌等组织或器官，造成严重后果。如虫卵沉积于脑和脊髓，可形成血栓，甚至造成血管破裂而死亡。虫卵沉积在心肌或心瓣膜，可导致心力衰竭。

（四）实验诊断

常规的病原学检查方法是粪便涂片和沉渣镜检虫卵，但因各种异形吸虫的虫卵形态相似，且与华支睾吸虫卵难以鉴别，因此了解一个地区的吸虫种类，特别是该地区有无异形吸虫存在，有助于诊断。还可以从寄生部位进行判断，异形吸虫多寄生在十二指肠以下的肠道，而华支睾吸虫主要寄生在肝胆管内，如在十二指肠引流液中未检出虫卵而从粪便中查出虫卵，应考虑异形吸虫感染的可能性。此外，还要注意异形吸虫与灵芝孢子的区别。若能获得成虫，也可根据成虫形态进行判断。

（五）流行与防治

异形吸虫种类多样，分布广泛，美国、韩国、菲律宾、澳大利亚、日本等国均有人体感染的报道。我国从南到北也有异形吸虫的发现，如台湾、广东、海南、福建、湖南、湖北、江西、浙江、上海、安徽、山东、广西、新疆等省、自治区、直辖市均有报道。我国大陆报道的病例中以广东省病例较多，约占50%。

异形吸虫病的流行因素与华支睾吸虫病相似，在一些华支睾吸虫的流行区，常混有异形吸虫的感染。人因食用含有囊蚴食物而感染，异形吸虫囊蚴在酱油、醋和5%的盐水中可分别存活13小时，24小时和4天。在50℃的水中7分钟，80℃的水中3分钟，沸水中20秒，囊蚴即可被杀死。因此注意饮食卫生，不吃未煮熟的鱼肉和蛙肉，可预防感染。治疗可选用吡喹酮。

（杨　李）

本 章 小 结

寄生于人体组织、血管内及消化道内的吸虫均为复殖吸虫。成虫除日本血吸虫外均为雌雄同体，虫卵除日本血吸虫外均有卵盖。复殖吸虫均属于生物源性蠕虫，均需在中间宿主淡水螺类、鱼类等体内经历无性世代发育为尾蚴，在终宿主或保虫宿主（脊椎动物）体内完成有性世代发育为成虫。感染阶段除日本血吸虫为尾蚴外均为囊蚴，感染方式除日本血吸虫经皮肤感染外均为经口感染。大多数吸虫主要致病阶段为幼虫或成虫，而日本血吸虫主要致病阶段为虫卵。人体寄生吸虫引起的疾病，都属人兽（畜）共患病。吸虫的病原诊断主要是粪便中查找虫卵，日本血吸虫感染还可以通过粪便孵化毛蚴进行诊断。大多数吸虫病预防的关键都是防止食入活囊蚴，而预防日本血吸虫病的关键是防止皮肤接触其尾蚴。治疗各种吸虫病首选药物均为吡喹酮。

扫码"练一练"

习 题

一、选择题

1. 寄生人体的吸虫除以下哪种外均为雌雄同体

A. 肝吸虫　　　　　　　　B. 肺吸虫　　　　　　　C. 日本血吸虫

D. 斯氏并殖吸虫　　　　　E. 布氏姜片吸虫

2. 寄生人体的吸虫除以下哪种外，虫卵均有卵盖

A. 棘口吸虫　　　　　　　B. 异形吸虫　　　　　　C. 斯氏并殖吸虫

D. 肺吸虫　　　　　　　　E. 日本血吸虫

3. 寄生人体吸虫的生殖方式为

A. 幼虫期行无性生殖，成虫期行有性生殖

B. 幼虫期行有性生殖，成虫期行无性生殖

C. 幼虫期、成虫期均行有性生殖

D. 幼虫期、成虫期均行无性生殖

E. 幼虫期不繁殖，成虫期行有性生殖

4. 寄生人体蠕虫中，以下哪种虫的虫卵是最小的

A. 肝吸虫　　　　　　　　B. 肺吸虫　　　　　　　C. 异形吸虫

D. 姜片虫　　　　　　　　E. 蛲虫

5. 寄生人体蠕虫中，以下哪种虫的虫卵是最大的

A. 肝吸虫　　　　　　　　B. 肺吸虫　　　　　　　C. 棘口吸虫

D. 姜片虫　　　　　　　　E. 钩虫

6. 肝吸虫的第一中间宿主是

A. 川卷螺　　　　　　　　B. 钉螺　　　　　　　　C. 扁卷螺

D. 豆螺　　　　　　　　　E. 福寿螺

7. 十二指肠引流液最适于检查

A. 肝吸虫卵　　　　　　　B. 肺吸虫卵　　　　　　C. 姜片虫卵

D. 日本血吸虫卵　　　　　E. 斯氏并殖吸虫卵

8. 以下对肺吸虫卵的形态特征描述错误的是

A. 金黄色　　　　　　　　B. 不规则椭圆形

C. 有卵盖　　　　　　　　D. 卵内含1个卵细胞和10余个卵黄细胞

E. 卵内含一毛蚴

9. 肺吸虫的第二中间宿主是

A. 淡水鱼　　　　　　　　B. 淡水虾　　　　　　　C. 溪蟹

D. 菱角　　　　　　　　　E. 荸荠

10. 肺吸虫的感染阶段是

A. 尾蚴　　　　　　　　　B. 囊蚴　　　　　　　　C. 虫卵

D. 毛蚴　　　　　　　　　E. 胞蚴

二、案例分析题

患者，男，26岁，因腹泻、乏力加剧伴呕吐就诊。自述近2月来时有上腹胀痛、肝区

不适、食欲不振、腹泻等症状，该患者生活在农村，喜在河边捉鱼烤食。患者精神不佳，消瘦，巩膜及皮肤轻度黄染，肝于肋下1.5 cm。实验室检查结果：总胆红素26 μmol/L，谷丙转氨酶54U/L。尿常规正常，便常规生理盐水直接涂片查见黄褐色芝麻粒状虫卵，前端较窄，有一明显的卵盖，卵盖周围卵壳增厚凸出形成肩峰，后端钝圆，有一小疣，卵内可见一毛蚴。进一步用定量透明法查获该种虫卵，EPG为2664个。

1. 该患者最可能患什么病？

2. 诊断依据是什么？

3. 该病首选什么药物治疗？如何预防？

（王　剑　杨　李）

第三章

绦 虫

扫码"学一学"

第一节 概 述

绦虫（tapeworm）或称带虫，属于扁形动物门的绦虫纲。大多属于多节绦虫亚纲的圆叶目和假叶目，有30余种，国内有12种。寄生人体的绦虫主要包括圆叶目的链状带绦虫、肥胖带绦虫、细粒棘球绦虫、微小膜壳绦虫和假叶目的曼氏迭宫绦虫。

一、形态

1. 成虫 白色或乳白色、背腹扁平、带状。体长因虫种不同可从数毫米至数米不等。虫体前端细小，为具有固着器官的头节，紧接着头节是短而纤细、不分节的颈部，颈部以后是分节的链体。链体是虫体最显著部分，由3~4个节片至数千个节片组成。圆叶目绦虫头节多呈球形，固着器官常为4个圆形的吸盘，分列于头节四周；头节顶部可有能伸缩的圆形突起，称顶突，顶突周围常有1~2圈棘状或矛状的小钩；假叶目绦虫头节呈梭形，其固着器官是头节上的两条吸槽。绦虫依靠头节上的固着器官吸附在宿主肠壁上。

颈部具有生发功能，链体上的节片即由此向后连续长出，靠近颈部的节片较细小，其内的生殖器官尚未发育成熟，称为幼节；往后至链体中部节片较大，其内的生殖器官已发育成熟，称为成节；链体后部的节片最大，生殖器官均已萎缩或消失，但子宫发达，充满虫卵，称为孕节。末端的孕节可从链体上脱落，新的节片又不断从颈部长出来，如此使绦虫得以始终保持一定的长度。子宫的形态常具有种的特征。

体壁结构分为两层，即皮层和皮下层。皮层外表面密布微毛，是具有高度代谢活性的组织，有吸收、分泌、保护作用。遍布虫体的微毛增加了吸收面积，这样就大大提高了营养吸收效能。皮下层主要由表层肌组成，有环肌、纵肌及少量斜肌。表层肌中的纵肌较发

79

达，它作为体壁内层包绕着虫体实质和各器官，并贯穿整个链体；但在节片成熟后，节片中的肌纤维会逐渐退化，孕节便自链体脱落。虫体内部由实质组织充满，无消化系统和体腔。

神经系统包括头节中的神经节和由它发出左右侧各有3根纵行的神经干，贯穿整个链体。在头节和每个节片中还有横向的连接支。

排泄系统由许多焰细胞及与其相连的4根纵行的排泄管组成，排泄管贯穿链体，每一节片的后部有横支左右相连，有排出代谢产物的作用，亦有调节体液平衡的功能。

生殖系统除极少数外均为雌雄同体。每一成节中均有雌雄生殖器官各一套。雄性生殖系统具有从几个到几百个睾丸。睾丸圆球形，位于节片上、中部的实质中，通常靠近虫体的背面。雌性生殖系统有一个卵巢，大多分成左右两叶，位于节片中轴的腹面、睾丸之后。圆叶目绦虫的卵黄腺聚集成单一的致密实体；假叶目绦虫的卵黄腺是数量众多的滤泡状体，分散于实质的表层中。圆叶目绦虫的子宫呈囊状，无子宫孔；假叶目绦虫的子宫呈管状，盘曲于节片中部，开口于腹面的子宫孔。绦虫交配及受精多为同体，也可异体进行。

2. 虫卵　圆叶目绦虫卵多呈圆球形，外面是卵壳和很厚的胚膜，内含一个发育的幼虫，具有3对小钩，称六钩蚴。假叶目绦虫卵与吸虫卵相似，卵壳较薄，椭圆形，一端有小盖，卵内含一个卵细胞和若干个卵黄细胞。

扫码"看一看"

二、生活史

绦虫发育的各阶段均营寄生生活，成虫寄生于脊椎动物的消化道中，虫卵自子宫孔排出或随孕节脱落而排出。幼虫寄生于脊椎动物或无脊椎动物的组织中。

圆叶目绦虫生活史只需1个中间宿主，个别种类甚至可以无需中间宿主。虫卵须随孕节脱落时排出体外，孕节破裂才得以散出，不需在外界发育即具有感染性。中间宿主吞食虫卵后，六钩蚴在其消化道内孵出，钻入肠壁，随血流或淋巴循环到达宿主组织或体腔中，发育为不同类型幼虫，称为中绦期。中绦期幼虫因虫种不同而形态各异，常见的有囊尾蚴、似囊尾蚴、棘球蚴、泡球蚴等，中绦期幼虫被终宿主吞食后在肠道内逐渐发育为成虫。

假叶目绦虫生活史过程近似吸虫，需要水环境和2个中间宿主。虫卵排出后必须进入水中才能继续发育，孵出钩球蚴。在第一、第二中间宿主体内分别发育为原尾蚴和裂头蚴，侵入终宿主肠道后发育为成虫。

成虫在终宿主体内存活的时间随种类而不同，有的仅能活几天到几周，而有的可长达几十年。

三、分类

绦虫按照寄生部位的不同分为两类。①消化道内寄生绦虫：包括链状带绦虫、肥胖带绦虫、微小膜壳绦虫、亚洲带绦虫、犬复孔绦虫等。②组织内寄生绦虫：包括细粒棘球绦虫、曼氏迭宫绦虫等。

扫码"学一学"

第二节 消化道内寄生绦虫

一、链状带绦虫

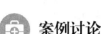
案例讨论

【案例】

　　患者，女，40岁。因头痛、发作性抽搐半年，并有干咳一个月余入院。否认食米猪肉史及排绦虫节片史。查体：体表有二十多个黄豆大小皮下结节；白细胞6.4×10^9/L，嗜酸性细胞占22%；胸片显示两肺散在多发圆形或椭圆形高密度阴影，大小相似，约（0.8×0.8）cm。头颅CT平扫提示脑囊虫病。作皮下结节活检，报告：猪囊虫病。入院给予阿苯达唑$0.1 \sim 0.68$ g/d，7天，共服药3.08 g，三个月后服第二疗程（共3.0 g），治疗后干咳消失，脑部症状及皮下结节全部消失。

【讨论】

　　1. 此患者可能是怎样受到感染的？

　　2. 入院时还应做哪些具有辅助诊断意义的检查？

　　3. 应如何防止再感染？

　　链状带绦虫（*Taenia solium* Linnaeus, 1758）又称猪肉绦虫、猪带绦虫或有钩绦虫，是主要的人体寄生绦虫。成虫寄生于人体小肠，引起猪带绦虫病。幼虫寄生于猪或人体组织器官，引起猪囊尾蚴病（cysticercosis），俗称囊虫病。

（一）形态

　　1. 成虫 成虫乳白色，扁长如带状，长2~4m，前端较细，向后渐宽，节片较薄，略透明。头节近似球形，直径0.6~1 mm，有4个吸盘，顶端具顶突，其上有25~50个小钩，排列成内外两圈。颈部细小，宽约为头节的一半，长5~10 mm，颈部有生发功能，链体上的节片均由颈部向后不断长出形成。体表布满尖刀样微毛。链体由700~1000个节片组成。近颈部的幼节短而宽，生殖器官未发育成熟；成节近方形，有发育成熟的雌雄生殖器官各一套。睾丸150~200个，分布于节片的两侧。输精管向一侧横走，经阴茎囊开口于生殖腔。阴道在输精管的后方。卵巢位于节片后1/3的中央，分3叶，除左右两叶外，还有一中央小叶。卵黄腺位于卵巢之后。孕节为长方形，只有充满虫卵的子宫，其余生殖器官均退化。子宫向两侧分支，分支不整齐，呈不规则的树枝状，每侧7~13支（图3-1），每一孕节中含虫卵3万~5万个。

扫码"看一看"

　　2. 虫卵 虫卵呈球形或椭圆形，直径31~43 μm。卵壳很薄，易破裂，在虫卵自孕节散出后多已脱落，故镜检时通常看到的是不完整的虫卵。胚膜较厚，棕黄色，具有放射状的条纹。胚膜内含球形的六钩蚴，直径14~20 μm，有3对小钩（图3-1）。

　　3. 幼虫 称猪囊尾蚴或猪囊虫，为乳白色半透明的囊状物，黄豆大小，囊内充满透明的囊液，头节向内翻卷收缩呈白色小点状，其形态结构与成虫头节相同（图3-1）。

（二）生活史

人是猪带绦虫唯一的终宿主，也可作为其中间宿主；猪和野猪是主要的中间宿主。实验证明猪囊尾蚴也可以感染白掌长臂猿和大狒狒。

成虫寄生于人的小肠，以头节、小钩和微毛固着于肠壁。孕节常单节或数节相连地从链体脱落，随粪便排出体外。脱落的孕节仍具有一定的活动力，可因受挤压破裂而使虫卵散出。当虫卵或孕节被猪或野猪等中间宿主吞食，虫卵在小肠内经消化液作用，胚膜破裂，六钩蚴逸出，借助小钩和分泌物的作用，钻入小肠壁，随血循环或淋巴系统到达宿主全身各处，约经10周发育为囊尾蚴。囊尾蚴在猪体内寄生的部位以运动较多的肌肉为主，如股、肩、心、舌、颈等，也可寄生于脑、眼等处。

被囊尾蚴寄生的猪肉俗称为"米猪肉"或"豆猪肉"。囊尾蚴在猪体内可存活数年。当人误食生的或未煮熟的含囊尾蚴的猪肉后，囊尾蚴在胆汁作用下，囊壁破裂，头节翻出，附着于肠壁，经2~3个月发育为成虫。成虫在人体内寿命可达25年以上。

当人误食虫卵或含有虫卵的孕节后，可在人体内发育为囊尾蚴，但不能继续发育为成虫，此时人为猪带绦虫的中间宿主（图3-1）。

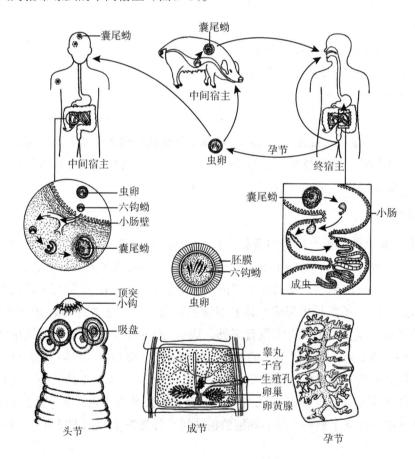

图3-1　链状带绦虫形态及生活史示意图

人体感染囊尾蚴病的方式有三种：①自体内重复感染，即体内有成虫寄生时，因恶心、呕吐，虫卵及孕节随肠的逆蠕动返流入胃，经消化液作用，六钩蚴孵出，引起自身囊尾蚴病。②自体外重复感染，即体内有成虫寄生，排出的虫卵污染食物或手指，食入后引起自身囊尾蚴病。③异体感染：误食他人排出的虫卵而受感染。

考点提示 人是猪带绦虫唯一的终宿主，也可作为其中间宿主。人体感染囊尾蚴病的方式有三种：自体内重复感染、自体外重复感染、异体感染。

（三）致病

寄生于人体的成虫一般为1条，有时为2~3条，国内报道感染最多者有19条。猪带绦虫病患者常无明显症状，多因在粪便中发现节片而求医。成虫可掠夺宿主营养，其头节上的顶突、小钩及体壁上的微毛损伤肠黏膜，部分患者有上腹或全腹隐痛、腹泻、消化不良、体重减轻等症状。偶尔引起肠穿孔或肠梗阻。甚至有成虫在大腿皮下及甲状腺组织内引起异位寄生的病例报道。

囊尾蚴病是因误食虫卵所致，是严重危害人体的寄生虫病之一，其危害程度远远大于成虫致病，俗称囊虫病。猪带绦虫病和囊尾蚴病可单独发生，也可同时存在。

囊尾蚴病的危害程度因囊尾蚴寄生的部位和数量而不同。人体寄生的囊尾蚴可由一个至成千上万个；囊尾蚴寄生部位很广，依次好发于人体的皮下、肌肉、脑和眼，其次为心、舌、口、肝、肺、腹膜、上唇、乳房、子宫、神经鞘、骨等。囊尾蚴寄生在组织器官内，引起占位性病变，压迫周围组织，使其萎缩变性。囊内液体渗出，可诱发超敏反应。囊尾蚴在人体内可存活数年，囊尾蚴死后，症状不一定完全消失。

 知识扩展

囊虫病

根据寄生部位可将猪囊尾蚴病分为三类：①皮下及肌肉囊尾蚴病：囊尾蚴位于皮下、肌肉中，形成结节。结节呈圆形或椭圆形，大小0.5~1.5 cm，硬度近似软骨，与皮下组织无粘连，无压痛。数目可由1个至数千个。②脑囊尾蚴病：由于囊尾蚴在脑内的寄生部位与感染程度不同，以及机体的免疫反应不同，患者可终生无症状，也可引起猝死。③眼囊尾蚴病：通常累及单眼。囊尾蚴可寄生在眼的任何部位，但以玻璃体及视网膜下为多见，也可寄生在结膜下、眼前房、眼眶内、眼睑及眼肌等处。可由炎症演变为退行性病变。症状轻者表现为视力障碍，常可见虫体蠕动，重者可失明。

（四）实验诊断

猪带绦虫病与囊尾蚴病的诊断包括病原学诊断与免疫学诊断。

1. 病原学检查 查获虫卵或节片即可确诊。

（1）猪带绦虫病的诊断 可用粪便直接涂片法、厚涂片法、饱和盐水浮聚法或集卵法查虫卵，可疑者应连续检查数天。用肛门拭子法可提高虫卵检出率。由于猪带绦虫卵与牛带绦虫卵的形态难以鉴别，故只能报告有带绦虫卵。有排节片者，用两张载玻片夹压孕节，计数子宫分支数，即可鉴别虫种。也可试验性驱虫，通过驱出虫体的头节、成节和孕节检查确定虫种。询问有无生食或半生食猪肉以及有无排节片史有助于诊断。

（2）囊尾蚴病的诊断 一般比较困难，询问病史有一定意义。皮下囊尾蚴结节可手术摘除结节活检。眼囊尾蚴病应做眼底镜检查。对于脑和深部组织的囊尾蚴可用X线、B超、CT和磁共振（MRI）检查，并可结合其他临床症状如癫痫、颅内高压和精神症状等作出判断。

2. 免疫学检查 具有辅助诊断价值，尤其是对无明显临床体征的脑型患者更具重要参考意义。常用的免疫学方法有胶乳凝集试验（LA）、间接荧光抗体试验（IFA）、间接血凝集试验（IHA）、免疫酶技术（EIA）、聚合酶链反应（PCR）及斑点免疫胶体金渗滤试验（DIGFA）。

免疫学诊断标本最常用的检测样本为血清，用脑脊液检测抗体或抗原对脑囊尾蚴病患者有重要意义。唾液检测抗囊尾蚴IgG的方法在墨西哥已经标准化。

（五）流行与防治

1. 分布 猪带绦虫为世界性分布，但感染率不高，主要流行于欧洲、中美洲一些国家。在我国主要分布在西藏、四川、云南等省、自治区，其他各地有散在感染。据报道，16%～25%的猪带绦虫感染者伴有囊尾蚴病，55.6%的囊尾蚴病患者伴有猪带绦虫病。患者以青壮年为主，男性多于女性，农村多于城市。

2. 流行因素 该病的流行主要由于居民食肉的习惯或方法不当、猪饲养不善，不良的生产方式和卫生习惯。

在猪带绦虫病严重的流行区，当地居民有喜食生的或未煮熟的猪肉的习惯，对本病的传播起一定作用。如云南省少数民族地区节庆日菜肴中白族的"生皮"、傣族的"剁生"，哈尼族的"噢嚅"，均系用生猪肉制作。如西南地区的"生片火锅"、云南的"过桥米线"、福建的"沙茶面"等吃法；或吃含囊尾蚴的猪肉包子或饺子，因蒸煮时间过短，未将囊尾蚴杀死；或吃熏肉、腌肉不再经火蒸煮等，均可能食入未煮熟的猪肉。使用同一菜刀和砧板切生、熟肉，可能造成交叉污染，而致人感染。

我国有的地方养猪不用圈养或厕所建造简陋，猪能自由出入，吞食粪便。也有些流行地区居民不习惯使用厕所，或人厕畜圈相连，造成了猪受染的机会。各地猪的囊尾蚴感染率高低不一。

3. 防治原则

（1）治疗患者 开展普查普治，对患者进行驱虫治疗。由于猪带绦虫的寄生常可导致囊尾蚴病，故必须尽早并彻底驱虫治疗。多采用槟榔南瓜子合剂驱绦虫，此外，吡喹酮、阿苯达唑、甲苯达唑等也有较好的驱虫效果。驱虫后，全部粪便淘洗后仔细查找头节，此为驱虫疗效考核的标准。如未找到头节，应加强随访，若3～4个月内未再发现节片和虫卵则可视为治愈。

囊尾蚴病的治疗常用手术摘除法。眼囊尾蚴病唯一合理的治疗方法是手术摘取虫体，如待虫体死亡引起剧烈炎症反应，则最终不得不摘除整个眼球。

（2）加强厕所猪圈的管理 管理好厕所，对猪实行圈养，控制人畜互相感染。

（3）加强肉类检疫 抓好肉类食品的卫生检疫，尤其是个体屠宰的肉类，在供应市场前，必须经过严格的检查和处理，不得出售米猪肉。

（4）改变不良的饮食习惯 改变不良的食肉习惯，不吃生的或半生的猪肉，这是预防本病的关键。讲究个人卫生，烹调务必将肉煮熟，切生、熟肉的刀和砧板要分开。

二、肥胖带绦虫

肥胖带绦虫（*Taenia saginata* Goeze，1782）又称牛带绦虫、牛肉绦虫或无钩绦虫，寄生于人体小肠引起牛带绦虫病。

扫码"看一看"

（一）形态

1. 成虫　牛带绦虫成虫外形与猪带绦虫相似（图3-2），是人体最大的寄生虫。主要区别见表3-1。

表3-1　牛带绦虫与猪带绦虫的形态区别

区别点	猪带绦虫	牛带绦虫
体长	2～4 m	4～8 m
节片	700～1000节，较薄、略透明	1000～2000节，较厚、不透明
头节	球形、直径约1 mm，具有顶突和小钩	略呈方形、直径1.5～2.0 mm，无顶突和小钩
成节	卵巢分为3叶，子宫前端呈棒状	卵巢分2叶，子宫前端常见短小的分支
孕节	子宫分支不整齐，每侧7～13支	子宫分支较整齐，每侧15～30支
囊尾蚴	头节具顶突和小钩	头节无顶突和小钩

2. 虫卵　牛带绦虫卵和猪带绦虫卵在形态上难以区别，统称带绦虫卵。

（二）生活史

人是牛带绦虫唯一的终宿主。成虫寄生在人的小肠内，以吸盘附着于肠壁。末端孕节常单个从链体脱落，也可数节相连脱落。从链体脱下的孕节仍具有显著的活动力，随宿主粪便排出。因节片肥厚，蠕动力强，可自行从肛门逸出。孕节从肛门逸出时，可挤出许多虫卵于肛门周围皮肤上。每孕节含虫卵8万～10万个。当中间宿主牛吞食虫卵或孕节后，卵内的六钩蚴在其小肠内孵出，钻入肠壁，随血液循环到达全身各处，尤其是到运动较多的股、肩、心、舌和颈部等肌肉内，经60～70天发育为囊尾蚴（图3-2）。除牛之外，羊、羚羊、美洲驼、长颈鹿等也可被牛囊尾蚴寄生。

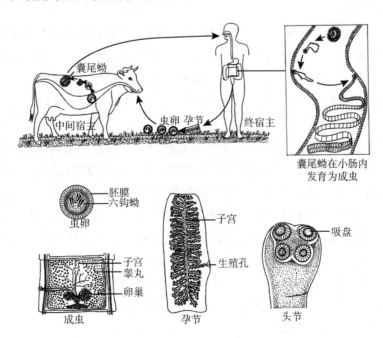

图3-2　牛带绦虫形态及生活史示意图

人若吃到生的或未煮熟的含有囊尾蚴的牛肉，在消化液的作用下，囊尾蚴的头节翻出并吸附于肠壁，经8~10周发育为成虫。成虫寿命可达20~30年，甚至更长。

（三）致病

牛带绦虫病患者与猪带绦虫病患者症状相似，一般无明显症状，仅有腹部不适，腹痛、消化不良、腹泻或体重减轻等症状。由于牛带绦虫孕节活动力较强，几乎所有患者都能发现自己排出节片并常觉肛门瘙痒。寄生人体的牛带绦虫成虫多为1条，但在地方性流行区，如贵州的从江县，患者平均感染成虫2.7~8条，最多的一例竟达31条。脱落的孕节偶然可引起阑尾炎、肠梗阻等并发症。

牛囊尾蚴不寄生于人体，不会引起囊尾蚴病，是与猪带绦虫的重要区别。

牛带绦虫孕节活动力强，并常自动逸出肛门，更易引起患者重视，故询问有无排节片史对发现牛带绦虫患者更有价值。

考点提示　肥胖带绦虫与链状带绦虫形态、生活史、致病的区别。

（四）实验诊断

病原学检查查到虫体或虫卵即可确诊。常用方法如下。

1. 孕节检查　观察孕节的方法与猪带绦虫相同，根据子宫分支的数目和特征可将两者区别。

2. 头节检查　患者服药后，需用粪便淘洗法寻找头节，方法同猪带绦虫，用于判定虫种和明确疗效。

3. 虫卵检查　通过粪检可查到虫卵，肛门拭子法查到虫卵的概率高于猪带绦虫。但根据虫卵形态无法鉴别两种带绦虫。

（五）流行与防治

1. 分布　牛带绦虫呈世界性分布，我国20多个省、自治区有散在分布的病例，但在新疆、内蒙古、西藏、云南、宁夏、四川、广西、贵州以及台湾等省、自治区的一些少数民族地区有地方性流行。患者多为青壮年，一般男性稍多于女性。在多吃牛肉，尤其是在有吃生的或半生牛肉习惯的地区和民族中形成流行，感染率可高达70%以上，一般地区仅有散在感染。

2. 流行因素　粪便管理不善污染草原、居民生食或半生食牛肉的习惯是造成牛带绦虫病呈地方性流行的主要因素。在流行区牛的放牧很普遍，而当地牧民常在牧场及野外排便，致使人粪便污染牧场、水源和地面。牛带绦虫卵在外界可存活8周或更久，因此牛很容易吃到虫卵或孕节而受感染。有的流行区人畜共居，楼上住人，楼下养牛，人粪直接排入牛圈内，使牛受染机会更多。牛的囊尾蚴感染率可高达40%。当地少数民族又有吃生的或半生牛肉的习惯。如苗族、侗族人喜欢吃"红肉""腌肉"，傣族人喜欢吃"剁生"等，这些食肉习惯都容易造成人群的感染。非流行地区无吃生肉的习惯，但偶尔因牛肉未煮熟或使用切过生牛肉的刀、砧板切生熟菜时污染了牛囊尾蚴而引起感染。

3. 防治　防治原则同猪带绦虫病。

三、微小膜壳绦虫

微小膜壳绦虫（*Hymenolepis nana*，1852）又称为短膜壳绦虫，主要寄生于鼠类，亦可寄生于人体，引起微小膜壳绦虫病。

（一）形态

1. 成虫　虫体纤细，为小型绦虫，长5~80 mm，宽0.5~1.0 mm。头节呈球形，具有4个吸盘和1个可自由伸缩的顶突，顶突上有20~30个小钩，排成一圈。链体由100~200个节片组成，最多可达1000节。所有节片均宽大于长，由前向后逐渐增大，生殖孔均位于虫体同侧。成节有3个睾丸，椭圆形，横向排列在节片中部，贮精囊较发达，卵巢叶状，位于节片中央，其后有一球形卵黄腺。孕节子宫呈袋状，充满虫卵（图3-3）。

2. 虫卵　虫卵圆形或椭圆形，大小为（48~60）μm×（36~48）μm，无色透明。卵壳很薄，内有较厚的胚膜，其两端略凸起，并由此处各发出4~8根丝状物，胚膜内含有一个六钩蚴，较宽大，易见（图3-3）。

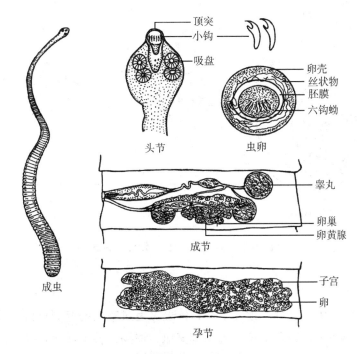

图3-3　微小膜壳绦虫形态示意图

（二）生活史

微小膜壳绦虫完成生活史，分为不要中间宿主和需要中间宿主两种形式。成虫寄生在人或鼠的小肠，脱落的孕节或虫卵随宿主粪便排出体外，被新的宿主吞食，六钩蚴在小肠内经消化液作用孵出，钻入肠绒毛，约4天发育为似囊尾蚴，再经2~3天似囊尾蚴又返回肠腔移至小肠下段，以头节上的吸盘和小钩附着在肠壁上逐渐发育为成虫。从吞食虫卵到发育为成虫产卵需2~4周。成虫寿命仅数周（图3-4）。

如虫卵在肠道内滞留过久，亦可直接孵出六钩蚴，钻入肠绒毛发育成似囊尾蚴，再返回肠腔发育为成虫，在同一宿主肠道内完成其整个生活史，称为自体内重复感染。微小膜壳绦虫是唯一能够在同一宿主体内完成整个生活史的绦虫。国内曾报道同一患者连续3次驱虫共排出成虫37982条。

微小膜壳绦虫也可经某些节肢动物中间宿主传播，多种蚤类幼虫、面粉甲虫和拟谷盗等均可作为其中间宿主。当虫卵被中间宿主食入，六钩蚴在肠腔内发育为似囊尾蚴。鼠和人食入似囊尾蚴的中间宿主而感染。似囊尾蚴在体内翻出头节，吸附于肠壁上，发育为成虫。

　　成虫除寄生于鼠和人体外，还可感染其他啮齿动物如旱獭、松鼠等；另外，曾有报告在犬粪便中发现过微小膜壳绦虫卵。

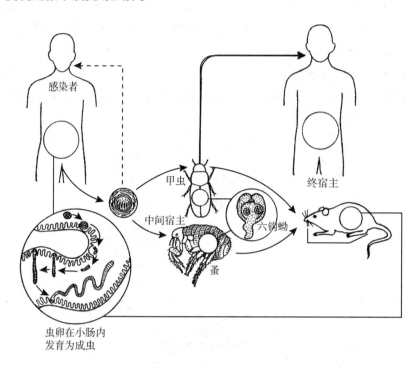

图3-4　微小膜壳绦虫生活史示意图

（三）致病

　　成虫致病是由于头节吸盘、顶突小钩和体表微毛对宿主肠壁的机械性损伤以及虫体的毒性分泌物所致。在虫体附着部位，肠黏膜充血、溃疡，甚至坏死。并有淋巴细胞和中性粒细胞浸润。轻者无明显症状，常在粪检时发现虫卵而证实其感染。感染严重者特别是儿童，可出现胃肠道和神经系统症状，如恶心、呕吐、食欲减退、腹痛、腹泻，以及头痛、头晕、烦躁和失眠、甚至惊厥等。患者的红细胞和血红蛋白普遍减少，嗜酸性粒细胞增多。少数患者还可出现皮肤瘙痒和荨麻疹等过敏症状，驱虫后症状消失。

（四）实验诊断

　　从患者粪便中检查到虫卵或孕节可以确诊。采用水洗沉淀法或饱和盐水浮聚法均可提高虫卵检出率。

（五）流行与防治

　　1. 分布　微小膜壳绦虫呈世界性分布，热带和温带地区多见。在我国17个省、自治区均有报告，感染率一般低于1%，新疆的乌鲁木齐、伊宁和喀什稍高，分别为8.78%、11.38%和6.14%，最高达11.38%。儿童感染率较高。

　　2. 流行　该虫的流行主要与个人卫生习惯不良有关，尤其是儿童聚集场所，更容易交又感染。该虫在一般环境中的活力较弱，人的感染主要是通过接触粪便或污染的便盆再经手-口途径而进入人体。或偶然误食到带有似囊尾蚴的中间宿主感染。另外，免疫功能低下或免疫缺陷可造成自体内重复感染。

3. 防治 彻底治疗患者，搞好环境卫生、消灭鼠类，消除传染源是根除本病的重要措施。驱虫治疗可用吡喹酮15~25 mg一次顿服，治愈率达90%~98%；也可使用阿苯达唑、槟榔、南瓜子等。加强宣传教育、养成良好的个人卫生习惯、注意营养，提高个人免疫力是预防本病的重要措施。

 知识链接

缩小膜壳绦虫

缩小膜壳绦虫（*Hymenolepis diminuta*）又称长膜壳绦虫。是鼠类常见的寄生虫，偶然寄生于人体。形态与微小膜壳绦虫基本相同，但虫体较大（表3-2）。

表3-2 两种膜壳绦虫的形态区别

区别点	微小膜壳绦虫	缩小膜壳绦虫
大小	小型绦虫，（5~80）mm×（0.5~1）mm	中型绦虫，（200~600）mm×（3.5~4）mm
节片	100~200 节	800~1000 节
头节	顶突可伸缩，上有小钩	顶突发育不良，藏在头顶凹陷中，不易伸出，无小钩
孕节	子宫袋状	子宫瓣状

生活史与微小膜壳绦虫的生活史相似，但发育必须经过中间宿主昆虫。中间宿主包括蚤类、甲虫、蟑螂、倍足类和鳞翅目昆虫等20余种。成虫寄生在终宿主小肠中，感染阶段为似囊尾蚴。感染者一般无明显的临床症状，或仅有轻微的神经和胃肠症状。诊断方法、防治原则同微小膜壳绦虫。

（邓晶荣）

四、亚洲带绦虫

亚洲带绦虫（*Taenia asiatica*）是80年代在东亚和东南亚一带发现的可寄生人体的第三种带绦虫。成虫寄生于人体小肠，引起亚洲带绦虫病。外形极似牛带绦虫，部分学者认为它是牛带绦虫的一个亚种，称为牛带绦虫亚洲亚种（*Taenia saginata asiatica*）或亚洲牛带绦虫。

（一）形态

1. 成虫 与牛带绦虫相比，亚洲带绦虫的虫体稍短、节片数略少一些；成虫头节上有4个吸盘，有1个尖的顶突，但无小钩。成节的睾丸数目、分布以及孕节子宫的分支数目等都很相似，但亚洲带绦虫孕节后缘常有突出物，子宫的侧支上有更多的分支。

2. 囊尾蚴 亚洲带绦虫与牛带绦虫的主要区别在于囊尾蚴，亚洲带绦虫的囊尾蚴体积较小，头节有两圈退化的小钩，呈逗点状；囊尾蚴表面有小疣状物。

3. 虫卵　与带绦虫卵相似，显微镜下很难区别。

（二）生活史

亚洲带绦虫的生活史与牛带绦虫类似，不同之处表现在其中间宿主、囊尾蚴的寄生部位以及人的感染方式等方面。中间宿主有猪、牛、羊等，主要感染内脏器官，如肝脏、网膜、浆膜及肺脏。人是其终宿主，成虫寄生于终宿主小肠，以头节附着于肠壁。孕节或虫卵随粪便排出。中间宿主吞食孕节或虫卵后，在小肠上段孵出六钩蚴，钻入肠壁，随血液循环流至周身，在内脏（主要是肝脏）发育为囊尾蚴。在猪体内，囊尾蚴发育期约需4周。人由于食入活的囊尾蚴而感染。囊尾蚴在人体小肠内发育为成虫约需4个月左右。

（三）致病

亚洲带绦虫的致病机制与牛带绦虫相似，主要是成虫致病，目前尚无囊尾蚴病的报道。部分感染者可无症状，多数患者表现为消化道症状和神经方面的症状，如恶心、呕吐、腹泻、饥饿性腹痛、头晕、头痛，有的食欲亢进或食欲减退。孕节可从肛门自动逸出或随粪便排出，是其最常见和最重要的症状。当节片穿过直肠5~10分钟时，患者即有明显的虫体移行感；继之节片穿过肛门，有虫体蠕动和肛门瘙痒感；虫体可从会阴部及大腿部滑落。排节片史可持续时间数月到30年以上不等。

（四）实验诊断

根据患者是否来自流行区、有无生食猪肝的习惯及相应的临床表现，可作出初步诊断。病原学检查仅检获虫卵无法确定虫种时，则需通过排出的孕节或试验性驱虫后获得的虫体，根据其形态特点进行确诊。亚洲带绦虫的孕节子宫分支多（每侧57支），且有再分支，可与牛带绦虫孕节鉴别。必要时采用分子生物学方法对其进行鉴定。

（五）流行与防治

亚洲带绦虫主要分布于东南亚，如韩国、泰国、缅甸、印度尼西亚、菲律宾等国以及我国台湾、云南、贵州、广西、四川等省。在许多不吃或少吃牛肉的地区可能形成流行，因此，在一些不吃牛肉的地区，如有"牛带绦虫病"，应予以重视和鉴别。

人是亚洲带绦虫的终宿主及传染源，但是否为唯一的传染源尚无定论。亚洲带绦虫的流行与当地居民喜生食动物内脏（如猪肝、牛肝）的习俗有密切关系。因生活方式和饮食习惯不同，不同地区和民族的人群感染率不同，人群感染率为0.12%~21%，感染者中男性多于女性，以青壮年居多，并有一定的家族聚集性。

驱虫药物以吡喹酮的疗效最好，阿苯达唑仅有轻度驱虫效果。槟榔南瓜子混合煎剂也有较好疗效，但煎制费事，不推荐普遍应用。患者需彻底治疗，减少传染源。加强卫生宣传，使居民了解生食猪肝的危害。不吃生的或未熟的家畜和野生动物的内脏是最有效的预防措施。家畜圈养，防止人粪污染。同时加强肉类检疫，防止病畜内脏流入市场。

五、犬复孔绦虫

犬复孔绦虫（*Dipylidium caninum* Ltnnaeus，1758）是犬和猫体内常见寄生虫。成虫偶可寄生人体小肠，引起犬复孔绦虫病（dipylidiasis caninum）。

（一）形态

1. 成虫　为小型绦虫，长10～15 cm，宽0.3～0.4 cm，约有200个节片。头节呈菱形，横径约0.4 mm，具有4个吸盘和1个棒状且可伸缩的顶突，其上有约60个排成4圈的玫瑰刺状的小钩。颈部细短。幼节宽大于长，往后节片渐大接近方形；成节和孕节均为长大于宽。每个节片具有雌雄生殖器官各两套，呈两侧对称排列。两个生殖腔孔对称分布于节片近中部的两侧缘。成节有睾丸100～200个；卵巢两个，位于两侧生殖腔后内侧，靠近排泄管；每个卵巢后方各有一个呈分叶状的卵黄腺。孕节中睾丸和卵巢均退化，子宫随虫卵的不断增加分化为许多储卵囊，每个储卵囊内含2～40个虫卵（图3-5）。

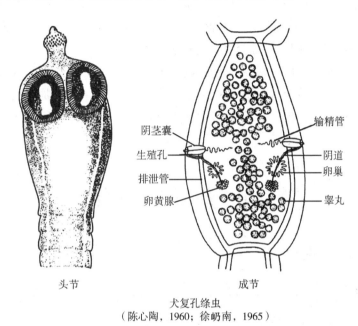

阴茎囊　　　　　　　　　输精管
生殖孔　　　　　　　　　阴道
排泄管　　　　　　　　　卵巢
卵黄腺　　　　　　　　　睾丸

头节　　　　　　　　　成节

犬复孔绦虫
（陈心陶，1960；徐岠南，1965）

图3-5　犬复孔绦虫形态示意图

2. 虫卵　圆球形，直径35～50 μm，卵壳两层，均薄，内含一个六钩蚴。

（二）生活史

成虫寄生于犬、猫的小肠内，其孕节单独或数节相连地从链体脱落，自动逸出宿主肛门或随粪便排出。孕节破裂后，虫卵散出被中间宿主蚤类的幼虫食入，在其肠内孵出六钩蚴；六钩蚴钻过肠壁，进入血腔内发育，约经30天发育成似囊尾蚴。一个蚤体内的似囊尾蚴可多达56个，受染的蚤活动迟缓或死亡。当终宿主犬、猫舔毛吞食病蚤后，似囊尾蚴进入其消化道并在小肠内释出，经2～3周，发育为成虫。人体感染常因与猫、犬接触时误食病蚤所致。犬栉首蚤、猫栉首蚤和致痒蚤是重要的中间宿主。

（三）致病

临床表现与感染的数量有关。一般可无明显症状，感染严重者，尤其是儿童可有食欲不振、消化不良、腹痛、腹泻等，若有孕节自动从肛门逸出可引起肛门周围瘙痒和烦躁不安等。寄生的虫体较多时，由于绦虫吻突和头节钻入肠黏膜，引起炎症和出血，偶可引起急腹症。个别病例可出现轻度贫血、嗜酸性粒细胞增高。

（四）实验诊断

询问犬、猫接触史有助于诊断。粪便检查发现虫卵或特征性的孕节（观察节片两侧缘有无生殖孔）即可确诊。也可用透明胶纸拭子法或棉签拭子法检查肛门，查出卵囊或虫卵即可确诊。

（五）流行与防治

犬复孔绦虫广泛分布于全球。犬和猫的感染率很高，狐和狼等也可感染。人体感染比较少见，全世界至今报道仅200例左右。患者多为婴幼儿，并有一家人同时受感染的报道。目前我国共报道30例，散在北京、上海、辽宁、沈阳、广东、广西、四川、山西、山东、河南、河北、湖南、安徽、福建以及台湾等地，除2例为成人外，其余均为1个多月~2岁的婴幼儿，这可能与儿童跟犬、猫接触机会较多有关。

查治感染者是预防本病的关键。家庭饲养犬、猫等动物要定期灭蚤和检查驱虫，保持宠物生活环境卫生，减少人体感染机会。注意个人卫生，尤其婴幼儿，避免与这些宠物亲密接触，以减少感染机会。治疗药物常用吡喹酮，槟榔南瓜子合剂对驱除虫体也有疗效。

扫码"学一学"

第三节　组织内寄生绦虫

一、细粒棘球绦虫

案例讨论

【案例】

患者，女，60岁，牧民，自幼与家畜密切接触。因双侧背痛而就医。X线无异常发现，未予诊断。次年出现双下肢无力，逐渐加重至行走困难，当地医院诊断为"类风湿"，行针灸治疗。同年6月出现胸部束带感，肋弓以下感觉迟钝，大小便障碍，到医院行X线检查，发现第5胸椎左侧椎弓根消失，局部隐约可见软组织肿块影，诊断第5胸椎良性肿瘤。CT显示：第5胸椎左侧椎体破坏，其间可见密度不均匀软组织肿块影，突向椎管内压迫脊髓，诊断血管瘤或脊索瘤。MRI：T_5椎体见异常信号，呈长T_1、长T_2改变，T_2加权像为多发、大小不等囊泡状改变，周围有低信号区，考虑原发良性肿瘤，行手术治疗。术中见多个白色颗粒状、直径约0.4 cm大小的囊泡状肿物，诊断为骨软骨瘤。病理切片见包虫的角质层、生发层及头节（包括吸盘），最后确诊为第5胸椎棘球蚴包虫病。

【讨论】

1. 如何治疗该病？

2. 此寄生虫病流行的主要因素有哪些？患者如何感染本病？

3. 如何预防该病？

细粒棘球绦虫［*Echinococcus granulosus*（Batsch，1786）Rudolphi，1805］又称包生绦虫。成虫寄生于犬科食肉类动物的小肠，幼虫（称棘球蚴或包虫）寄生于人或多种食草类家畜或偶蹄类动物的组织脏器中，引起棘球蚴病（echinococcosis）或称包虫病（hydatid disease，或hydatidosis）。棘球蚴病分布地域广阔，是一种严重危害人类健康和畜牧业发展的人畜共患病。由于畜牧业的不断发展，棘球蚴病也在不断扩散，现已成为全球性的公共卫生问题和社会经济问题，也是我国重点防治的寄生虫病之一。

扫码"看一看"

（一）形态

1. 成虫 是绦虫中最短小的虫种之一，体长2~7 mm，由头节、颈节及链体组成，链体仅具幼节、成节和孕节各一节，偶或多一节，所有节片均长大于宽。头节略呈梨形，具有顶突和4个吸盘。顶突富含肌肉组织，伸缩力强，其上有两圈大小相间呈放射状排列的小钩共28~48个。颈节内含生发细胞，再生力强。成节的结构与带绦虫相似，内含雌雄生殖器官各一套，生殖孔位于节片一侧的中部偏后。睾丸45~65个，均匀地散布在生殖孔水平线前后方。卵巢一个，分左右两叶，位于节片中纵轴的腹面，在睾丸之后。孕节最长，几乎被充满虫卵的子宫占据，子宫有不规则的分支和侧突（亦称侧囊），子宫内含虫卵200~800个（图3-6）。

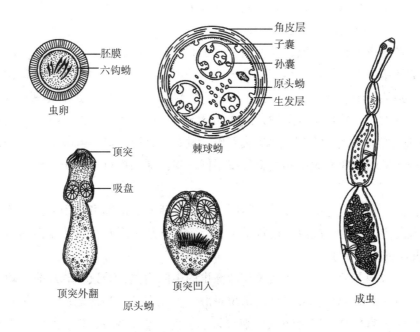

图3-6 细粒棘球绦虫形态示意图

2. 虫卵 与猪、牛带绦虫卵相似，在光镜下难以区别（图3-6）。

3. 幼虫 即棘球蚴（echinococcus），或称包虫（hydatid cyst）。呈圆形囊状体，大小因寄生的时间、部位以及宿主的不同而异，小者直径不足1 cm，大者直径可至40cm。棘球蚴为单房型囊，由囊壁和囊内含物（原头蚴、生发囊、子囊、孙囊和囊液等）组成。囊壁外有宿主的纤维组织包绕。

囊壁分两层，外层为角皮层，厚约1 mm，乳白色、半透明，似粉皮状，较松脆，易破裂。内层为生发层，亦称胚层，厚约20 μm，具有细胞核。囊腔内含囊液（亦称棘球蚴液），

扫码"看一看"

无色透明或微带黄色，内含多种蛋白、肌醇、卵磷脂、尿素及少量糖、无机盐和酶，具有很强的抗原性。

生发层紧贴在角皮层内，可向囊内生长出许多原头蚴和生发囊。原头蚴，又称原头节，呈椭圆形或圆形，大小为170 μm×122 μm，为向内翻卷收缩的头节，其顶突和吸盘内陷，保护着数十个小钩。此外，还可见石灰小体等。生发囊，亦称育囊，是具有一层生发层的小囊，直径约1 mm，在小囊壁上生成数量不等的原头蚴，多者可达30~40个。原头蚴除向生发囊内生长外，也可向囊外生长为外生性原头蚴，由于可不断扩展，其危害较内生的棘球蚴更大。

子囊可由母囊（棘球蚴囊）的生发层直接长出，也可由原头蚴或生发囊进一步发育而成。子囊结构与母囊相似，囊内也可生长原头蚴、生发囊及与子囊结构相似的孙囊。有的棘球蚴囊无原头蚴、生发囊等，称为不育囊（infertile cyst）。原头蚴、生发囊和子囊等，可从生发层上脱落，悬浮在囊液中，称为囊砂或棘球蚴砂（hydatid sand）。一个棘球蚴中可有无数的原头蚴，一旦破裂而散播，即可在中间宿主体内继发形成许多新的棘球蚴（图3-6）。

（二）生活史

细粒棘球绦虫的终宿主是犬、狼、豺等食肉类动物，中间宿主是羊、牛、骆驼等多种食草类动物和人。人在流行病学上不传播疾病。

成虫寄生在终宿主小肠上段，以顶突上的小钩和吸盘固着在肠绒毛基部隐窝内，孕节或释出的虫卵随宿主粪便排出。孕节有较强的活动能力，可沿草地或植物蠕动爬行，污染牧场、畜舍、蔬菜、土壤及水源等。当中间宿主，包括人，吞食了虫卵或孕节后，卵内的六钩蚴在其肠内孵出，然后钻入肠壁，经血循环至肝、肺等器官，经3~5个月发育成直径为1~3 cm的棘球蚴。棘球蚴在组织器官内可继续发育，直径平均每年增长1~5 cm，最大可长到30~40cm。随棘球蚴囊大小和发育程度不同，囊内原头蚴可有数千至数万，甚至数百万个。

棘球蚴被犬、狼等终宿主吞食后，其所含的每个活原头蚴都可在肠腔内发育为一条成虫。故犬、狼肠道内寄生的成虫可达数千至上万条。从感染至发育成熟排出虫卵和孕节约需8周。成虫寿命5~6个月。

人误食虫卵或孕节后，可作为细粒棘球绦虫的中间宿主，导致棘球蚴病。棘球蚴在人体内可寄生于几乎所有部位。最多见的部位是肝，多在右叶，肺次之；此外是腹腔，以及原发在肝再向各器官转移。其他部位如脑、脾、盆腔、肾、胸腔、骨、肌肉、胆囊、子宫以及皮肤、眼、卵巢、膀胱、乳房、甲状腺等均有发生。在肺和脾内棘球蚴生长较快。在骨组织内则生长极慢。棘球蚴在人体内可存活40年或更久。如遇继发感染或外伤时，可发生变性衰亡，囊液浑浊而被吸收和钙化（图3-7）。

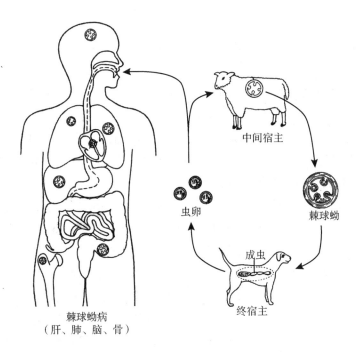

中间宿主

虫卵

棘球蚴

成虫

终宿主

棘球蚴病
（肝、肺、脑、骨）

图3-7 细粒棘球绦虫生活史示意图

（三）致病

仅幼虫对人致病，引起棘球蚴病，俗称包虫病。棘球蚴对人体的危害以机械损害为主，严重程度取决于棘球蚴的体积、数量、寄生时间和部位及有无并发症。因棘球蚴生长缓慢，往往在感染5~20年后才出现症状。原发的棘球蚴多为单个；继发感染常为多发，可同时累及几个器官。由于棘球蚴的不断生长，压迫周围组织和器官，引起组织细胞萎缩和坏死，器官功能受到影响。因此，临床表现极为复杂，常见症状如下。

1. 局部压迫和刺激症状 受累部位有轻微疼痛和坠胀感。如寄生在肝脏可有肝区疼痛；在肺部可出现呼吸急促、胸痛等呼吸道刺激症状；寄生于脑则引起头痛、恶心、呕吐甚至癫痫等；骨棘球蚴常发生于骨盆、椎体的中心和长骨的干骺端、可破坏骨质，易造成骨折或骨碎裂。巨大的棘球蚴囊多见于腹腔，可以占满整个腹腔，推压膈肌，甚至使一侧肺叶萎缩。

2. 包块形成 位置表浅的棘球蚴可在体表形成包块，触之坚韧，有弹性，叩诊时可有震颤。若包块压迫门静脉可致腹腔积液；压迫胆管可致阻塞性黄疸、胆囊炎等。

3. 过敏症状 常有荨麻疹、血管神经性水肿等。若棘球蚴液大量渗出可引起超敏反应，如进入血液循环可致过敏性休克，甚至死亡。

4. 中毒和胃肠功能紊乱 如食欲减退、体重减轻、消瘦、发育障碍和恶病质现象。

5. 继发性感染等并发症 一旦棘球蚴囊破裂，可造成继发性感染。如肝棘球蚴囊破裂进入胆道，可引起急性炎症，出现胆绞痛、寒战、高热、黄疸等。破入腹腔可致急性弥漫性腹膜炎。肺棘球蚴如破裂至支气管，可咳出小的生发囊、子囊和角皮碎片。

考点提示 ▶ 棘球蚴寄生人体可引起棘球蚴病，俗称包虫病。主要寄生于肝，其次是肺。一般严禁对包虫病患者进行穿刺检查。

（四）实验诊断

棘球蚴生长缓慢，在较长时间内无症状和体征，且临床表现极其复杂，故难以早期确诊。

1. 询问病史 了解患者是否来自流行区，是否有与犬、羊等动物或皮毛接触史，有重要的参考价值。

2. 病原学检查 手术取出棘球蚴，或从痰、胸膜积液、腹腔积液或尿液等标本中检获棘球蚴砂或棘球蚴碎片即可确诊。由于棘球蚴囊壁脆弱易破，一般禁止以穿刺作为诊断措施，以免引起继发性棘球蚴病及过敏性休克。

3. 免疫学检测 是重要的辅助诊断方法。常用的血清学检查法有酶联免疫吸附试验（ELISA）、对流免疫电泳（CIEP）和间接血凝试验（IHA），均较敏感。目前以亲和素–生物素–酶复合物酶联免疫吸附试验（ABC–ELISA）敏感性最高，比常规ELISA高4~6倍，而且假阳性很少。斑点酶联免疫吸附试验（Dot–ELISA）则因操作简便、观察容易，很适于基层使用。近年有用尿液或唾液替代血清作免疫学试验的报道，可避免因抽静脉血给患者带来痛苦，将有一定的应用价值。目前认为包虫病的免疫诊断应采取综合方法，经皮内试验过筛阳性者，应再加2~3项血清学试验，以互补不足，可提高诊断的准确率。

4. 影像学检查 在包虫病的诊断上很有价值，可疑者采用X线、B超、CT、MRI及同位素扫描等方法有助于诊断和定位。特别是CT和MRI，不仅可早期诊断出无症状的感染者，且能准确地检测出各种病理形态影像。但这些方法均难以对病变的性质作出明确的诊断，且费用较高。

（五）流行与防治

1. 流行 细粒棘球绦虫分布遍及世界各大洲牧区，以犬和偶蹄类家畜之间循环为特点。在我国分布较广的是绵羊/犬循环，牦牛/犬循环仅见于青藏高原和甘肃省的高山草甸、山麓地带以及四川西部藏区。

棘球蚴病呈世界性分布，畜牧业发达的地方往往是此病流行区，在澳大利亚、新西兰、阿根廷、巴西、智利、南非及亚洲都有流行。世界上没有棘球蚴病的国家不多。中国是世界上人、畜棘球蚴病流行最严重的国家之一，迄今已有23个省、市、自治区有本病流行，几乎遍及全国。我国主要流行在西北广大农牧区，即新疆、青海、甘肃、宁夏、西藏和内蒙古和四川7省、自治区；其次是陕西、山西和河北部分地区；另外在东北三省、河南、山东、安徽、湖北、贵州和云南等省有散发病例。

造成流行的因素主要有以下3点。①虫卵污染外界环境：牧区犬通常感染较重，犬粪中虫卵量很大，随动物的活动及尘土、风、水等播散，导致虫卵严重污染环境。虫卵对外界低温、干燥有很强的抵抗力。在2℃水中能活2.5年，在冰中可活4个月，经过严冬（–12~–14℃）仍保持感染力。一般化学消毒剂不能杀死虫卵。②人与家畜、环境的密切接触：牧区儿童多喜欢与家犬亲昵，很易受到感染；成人感染可因从事剪羊毛、挤奶、加工皮毛等引起；许多人则通过食入被虫卵污染的水、瓜果蔬菜或其他食物而受染。非流行区的人因偶尔接触受感染的犬，或接触到来自流行区的动物皮毛而受感染。随着流行区畜产品大量输出，非流行区也存在着潜在的危险。③病畜内脏喂犬或乱抛：牧民因缺乏卫生知识，常以病畜内脏喂狗或乱抛，致使野犬、狼、豺受到感染，从而又加重羊、牛的感染，使流行愈加严重。

2. 防治 在流行区应采取以预防为主的综合性防治措施，包括以下几个方面。①控制传染源：定期为家犬、牧犬驱虫，捕杀野犬，以消除传染源。②开展健康教育：普及棘球蚴病知识，提高群众的防病意识，在生产生活中加强个人防护，养成良好的个人饮食卫生习惯，杜绝虫卵感染。③加强对屠宰场和个体屠宰户的检疫：及时处理病畜内脏，根除以病畜内脏喂犬和乱抛的陋习，提倡深埋或焚烧。④查治患者：在流行区要结合农牧民的健康档案，开展人群查病和患病管理等工作。对于棘球蚴病患者的治疗，首选方法是外科手术，包括清除内囊和消灭外囊残腔。术中注意避免囊液外溢，预防过敏性休克和继发感染。早期较小的棘球蚴可用阿苯达唑、甲苯达唑等药物治疗。穿刺检查一直为本病禁忌，但近年来，WHO推荐的包虫病治疗方法中，经皮穿刺疗法（即经皮穿刺抽吸注射再抽吸的方法，简称PAIR），对于一些患者疗效显著。

 知识链接

多房棘球绦虫

　　多房棘球绦虫（*Echinococcus multilocularis*）的成虫主要寄生于狐，幼虫期是多房棘球蚴（亦称泡球蚴），寄生在啮齿类或食虫类动物和人体，引起多房棘球蚴病，又称泡球蚴病、泡型包虫病或多房性包虫病。其分布局限，在我国主要分布在宁夏、新疆、青海、甘肃、四川等省、自治区。人群多因狩猎、饲养狐，或剥制狐皮而感染，藏族居民则因与野犬密切接触而易感染。

　　成虫形态和生活史均与细粒棘球绦虫相似。地甲虫可起转运虫卵的作用，鼠类可因捕食地甲虫而受到感染。人是多房棘球绦虫的非适宜中间宿主，因误食虫卵而感染。人泡球蚴病通常比棘球蚴病更严重，病死率较高，其原发病灶几乎100%在肝脏。肺、脑等其他部位的继发感染多由血循环转移而来。其诊断方法、防治原则与细粒棘球绦虫基本相同。

二、曼氏迭宫绦虫

　　曼氏迭宫绦虫（*Spirometra mansoni Joyeuxet Houdemer*，1928）又称孟氏迭宫绦虫或孟氏裂头绦虫，成虫主要寄生在猫科动物，偶然寄生人体。但中绦期裂头蚴（sparganum）可寄生于人体，导致曼氏裂头蚴病（sparganosis mansoni），其危害远大于成虫。

（一）形态

　　1. 成虫 虫体长60~100 cm，宽0.5~0.6 cm。头节细小，长1~1.5 mm，宽0.4~0.8 mm，呈指状，其背、腹面各有一条纵行的吸槽。颈部细长且有生发功能。链体约有1000个节片，一般宽度大于长度，但远端的节片长宽几近相等。成节和孕节的结构基本相似，均具有发育成熟的雌、雄性生殖器官各一套，肉眼可见到每个节片中部凸起的子宫。

　　睾丸呈滤泡状，320~540个，散布在节片中部的实质组织中，由睾丸发出的输出管在节片中央汇合成输精管，然后弯曲向前并膨大成储精囊和阴茎，再通入节片前部中央腹面的圆形雄生殖孔。卵巢分两叶，位于节片后部。输卵管自卵巢中央伸出，末端膨大为卵模，连接子宫。卵模外有梅氏腺包绕。阴道为纵行的小管，其月牙形的外口位于雄性生殖孔之后，另端膨大为受精囊再连接输卵管。卵黄腺泡散布在实质的表层。子宫位于节片中

扫码"看一看"

部，螺旋状盘曲，紧密重叠，基部宽大而顶端窄小，略呈发髻状；子宫孔开口于阴道口之后（图3-8）。

2. 虫卵 椭圆形，两端稍尖，大小为（52~76）μm×（31~44）μm，呈浅灰褐色，卵壳较薄，一端有卵盖，内有一个卵细胞和若干个卵黄细胞（图3-8）。虫卵水中发育后内含1个钩球蚴。

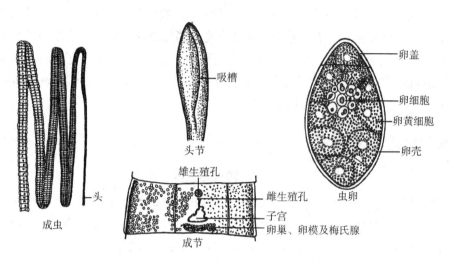

图3-8 曼氏迭宫绦虫形态示意图

3. 裂头蚴 外形似成虫，带形，白色，大小为（30~360）mm×0.7 mm。体不分节但具有不规则横皱褶。头端膨大，中央有一明显凹陷；末端钝圆，活时伸缩能力很强。

（二）生活史

曼氏迭宫绦虫生活史中需要3个宿主。终宿主主要是猫和犬，此外还有虎、豹、狐等食肉动物。第一中间宿主是剑水蚤，第二中间宿主主要是蛙。蛇、鸟类和猪等多种脊椎动物可作其转续宿主。人可成为它的第二中间宿主和转续宿主，也可作终宿主。

成虫寄生在终宿主的小肠内。卵自子宫孔产出，随宿主粪便排出体外，在水中适宜的温度下，经过2~5周发育（25~28℃约需15天），孵出椭圆形或近圆形的钩球蚴。钩球蚴周身被有纤毛，常在水中作无定向螺旋式游动，如被第一中间宿主剑水蚤吞食，在其体内脱去纤毛，穿过肠壁入血腔，经3~11天发育成末端有小尾球的长椭圆形的原尾蚴。一个剑水蚤血腔里的原尾蚴数可达20~25个。受染的剑水蚤被蝌蚪吞食后，剑水蚤体内的原尾蚴即失去小尾球发育为裂头蚴。裂头蚴具有很强的收缩和移动能力，并能分泌蛋白酶，有助于其在组织内移行。随着蝌蚪发育成蛙，裂头蚴迁移到蛙的肌肉，尤其是大腿或小腿的肌肉中寄居，多卷曲穴居在肌肉间隙的一小囊内，或游离于皮下。若受染的蛙被蛇、鸟类或猪等非正常宿主吞食后，裂头蚴不能在其肠腔中发育为成虫，而是穿过肠壁，移居到腹腔、肌肉或皮下等处继续生存，蛇、鸟、猪等即成为其转续宿主。若猫、犬等终宿主吞食了含有裂头蚴的第二中间宿主蛙或转续宿主后，裂头蚴在其肠腔内逐渐发育为成虫。一般在感染约3周后，终宿主粪便中开始出现虫卵。成虫在猫体内的寿命约3年半。

人体感染裂头蚴的途径有两种，即误食裂头蚴或原尾蚴；裂头蚴或原尾蚴经皮肤或黏膜侵入。裂头蚴可在人体各种组织内寄生并引起裂头蚴病，少数甚至还可侵入肠道并发育为成虫。裂头蚴寿命较长，在人体内可存活12年，最长35年（图3-9）。

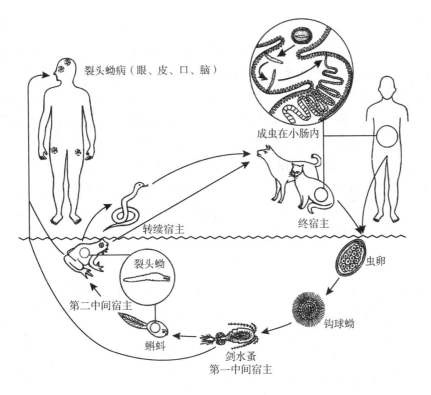

图3-9 曼氏迭宫绦虫生活史示意图

考点提示 曼氏迭宫绦虫的终宿主主要是猫和犬。感染人体的阶段为原尾蚴和裂头蚴。

（三）致病

人是曼氏迭宫绦虫的非适宜宿主，成虫和幼虫均可致病，但以幼虫致病为主。

成虫偶可寄生人体，对人的致病力不强，一般无明显症状，或可因虫体机械和化学刺激引起中、上腹不适、隐痛、恶心、呕吐等轻微症状，经驱虫后即消失。

裂头蚴寄生于人体，引起的曼氏裂头蚴病，危害远较成虫大，其严重程度因裂头蚴移行和寄居部位的不同而异。常见寄生部位依次是：眼睑、四肢、躯体、皮下、口腔颌面部和内脏。被侵袭部位可形成嗜酸性肉芽肿囊包，致使局部肿胀，甚至发生脓肿。囊包直径1~6 cm，具囊腔，腔内盘曲的裂头蚴可有1~10余条不等。裂头蚴病的潜伏期长短与感染方式有关，直接从局部侵入者较短，6~12天，个别可达2~3年。食入感染者潜伏期长，1年到数年。裂头蚴病可归纳为以下5型。①眼裂头蚴病：最常见，多累及单侧眼睑或眼球，表现为眼睑红肿、结膜充血、畏光、流泪、微疼、奇痒、异物感或有虫爬感等；重者有视物障碍，甚至失明。②皮下裂头蚴病：较常见，多累及四肢躯干浅表部，表现为游走性皮下结节，圆形、柱形或不规则条索状，大小不一，局部可有瘙痒、虫爬感等，若并发炎症可出现疼痛或触痛、荨麻疹。③口腔颌面部裂头蚴病：常在口腔黏膜或颊部皮下出现硬结，患处红肿、发痒或有虫爬感，并多有裂头蚴逸出史。④脑裂头蚴病：较少见，但病情严重，危害较大。临床表现有阵发性头痛史，昏迷或伴喷射状呕吐，肢体麻木、抽搐，甚至瘫痪等，酷似脑瘤，易被误诊。⑤内脏裂头蚴病：罕见。临床表现因裂头蚴移行位置而定，寄生于深部组织者常无明显症状，故发现很少。

（四）实验诊断

询问病史，了解有无敷贴蛙皮、蛙肉，喝生水或生食半生食蛙、蛇、鸟及各种动物的肉类史，或生饮蛇血、生吞蛇胆等情况，对诊断有一定的参考价值。

曼氏迭宫绦虫成虫感染可以用粪检虫卵确诊。曼氏裂头蚴病由于临床表现不典型极易误诊，故需采取综合诊断方法。从局部检出裂头蚴即可确诊，必要时对检获的活虫体进行动物感染实验。有不明原因的眼部、口腔及皮下游走性结节或慢性感染者，应考虑本病的可能。免疫学检查特别有助于对裂头蚴的早期感染、深部组织寄生的诊断。可采用裂头蚴抗原进行各种免疫辅助诊断。脑及脊髓裂头蚴病诊断较困难，症状难与各种脑瘤等鉴别，CT和MRI等影像学技术有助于诊断。对于检获的虫体不易鉴别，如寄生的组织退化变性或钙化时，用PCR方法或核酸探针法可辅助诊断。

（五）流行与防治

曼氏迭宫绦虫分布很广，但成虫在人体感染并不多见，国外仅见于日本、俄罗斯等少数国家；我国报道近21例，分布在上海、广东、台湾、四川和福建等省、市。曼氏裂头蚴病多见于东亚和东南亚各国，欧洲、美洲、非洲和澳洲也有记录。在我国已有数千例报道，来自广东、吉林、福建等21个省、市、自治区。

人体感染裂头蚴的方式可归纳为以下3类。①局部敷贴生蛙肉，为主要感染方式。某些地区民间传说蛙有清凉解毒作用，故有人用生蛙肉敷贴伤口或脓肿。若蛙肉中有裂头蚴即可经伤口或正常皮肤、黏膜侵入人体。②生食或半生食蛙、蛇、鸡或猪肉。民间有吞食活蛙治疗疮疖和疼痛的陋习；或喜食未煮熟的肉类，误食的裂头蚴即穿过肠壁入腹腔，然后移行到其他部位。近几年生饮蛇血、生吞蛇胆所致感染有上升趋势。③误食感染原尾蚴的剑水蚤。饮用生水，或游泳时误吞湖塘水，使受染的剑水蚤有机会进入人体。据报道原尾蚴直接经皮侵入，或经眼结膜侵入人体也有可能。

预防方法首先要加强宣传教育。不用蛙肉敷贴，不食生的或未煮熟的肉类，不饮生水以防感染。成虫感染可用吡喹酮、阿苯达唑等药驱虫。裂头蚴病的治疗依虫体多少和寄生部位而定，最主要的治疗手段是手术摘除。术中需谨慎精细，避免虫体断裂，并将虫体尤其是头部取尽，防止虫体遗留并继续生长而造成复发。对不能手术摘除的虫体，可向硬结内注射40%乙醇普鲁卡因2~4 ml局部封闭杀虫。

 知识链接

阔节裂头绦虫

阔节裂头虫［*Diphyllobothrium latum*（Ltnn,1758）Luhe,1910］主要分布在欧洲、美洲和亚洲的亚寒带和温带地区。全球已报道千数以上病例。我国仅在东北、广东和台湾等省有数十例报道。其成虫主要寄生于犬科食肉动物，也可寄生于人，引起阔节裂头绦虫病；裂头蚴寄生于各种鱼类，偶可寄生在人体组织，如肺部和腹膜外。人体感染是由于误食了生的或未熟的含裂头蚴的鱼所致。

其形态和生活史与曼氏迭宫绦虫基本相似。成虫是主要的致病阶段，在肠道内寄生，一般不引起特殊的病理变化，约有2%的阔节裂头绦虫病患者并发绦虫性贫血，一旦驱虫后贫血很快好转。

在患者粪便中检获虫卵或节片即可确诊。防治关键在于健康教育，不吃生鱼或未煮熟的鱼。加强对犬、猫等动物的管理，避免粪便污染水源。驱虫方法同其他绦虫，对并发贫血者还应补充维生素B$_{12}$。

（戴婷婷）

本章小结

寄生于人体的绦虫主要包括消化道内寄生绦虫和组织内寄生绦虫，完成生活史均需中间宿主（微小膜壳绦虫也可以不需中间宿主），是生物源性蠕虫。肥胖带绦虫、微小膜壳绦虫、亚洲带绦虫的终宿主是人，犬复孔绦虫、曼氏迭宫绦虫偶可感染人，人可作为链状带绦虫、曼氏迭宫绦虫的中间宿主和终宿主。链状带绦虫幼虫、细粒棘球绦虫幼虫和曼氏迭宫绦虫幼虫寄生人体，分别引起囊虫病、包虫病和曼氏裂头蚴病。绦虫病的实验室诊断常采用粪便检查法。治疗药物为阿苯达唑、吡喹酮等。

习　题

扫码"练一练"

一、选择题

1. 关于绦虫形态的描述，错误的是

A. 虫体背腹扁平　　　　　B. 虫体分节　　　　　　C. 雌雄异体

D. 无消化道　　　　　　　E. 头节上有吸盘或吸槽等固着器官

2. 以下哪项不是绦虫的发育阶段

A. 钩毛蚴　　　　　　　　B. 囊尾蚴　　　　　　　C. 囊蚴

D. 裂头蚴　　　　　　　　E. 棘球蚴

3. 下列猪肉绦虫、牛肉绦虫在形态上的区别要点哪项是错误的

A. 头节形状　　　　　　　B. 有无小钩　　　　　　C. 有无顶突

D. 有无吸盘　　　　　　　E. 孕节子宫侧支数

4. 有关带绦虫病的诊断，下列哪项不正确

A. 可用饱和盐水浮聚法粪检虫卵

B. 粪检中检获孕节

C. 查获虫卵不能鉴别是猪肉绦虫还是牛肉绦虫寄生

D. 必要时可用驱虫诊断

E. 用肛门拭子法查获虫卵的机会较粪检为少

5. 猪肉绦虫孕节子宫一侧分枝数为

A. 7支以下　　　　　　　B. 7~13支　　　　　　　C. 15~30支

D. 13~15支　　　　　　　E. 30支以上

6. 猪肉绦虫病的感染阶段是

A. 虫卵　　　　　　　　　B. 囊尾蚴　　　　　　　　　C. 孕节

D. 似囊尾蚴　　　　　　　E. 裂头蚴

7. 下列除哪项外都是细粒棘球蚴的组成部分

A. 生发囊　　　　　　　　B. 包囊　　　　　　　　　　C. 子囊

D. 胚层　　　　　　　　　E. 原头蚴

8. 包虫病可发生在全身多个脏器，其中最多见的脏器为

A. 肝、肺　　　　　　　　B. 肝、脾　　　　　　　　　C. 肺、腹腔

D. 脑、肾　　　　　　　　E. 肠、肺

9. 细粒棘球绦虫的致病阶段是

A. 成虫　　　　　　　　　B. 虫卵　　　　　　　　　　C. 六钩蚴

D. 棘球蚴　　　　　　　　E. 囊尾蚴

10. 曼氏迭宫绦虫感染人体的感染阶段是

A. 感染性虫卵　　　　　　B. 似囊尾蚴　　　　　　　　C. 虫卵及原尾蚴

D. 虫卵及裂头蚴　　　　　E. 原尾蚴及裂头蚴

二、案例分析题

患者李某，男，37岁，福建省仙游县人。平时喜食外卖的肉包、云吞。半年后粪便中见有能伸缩活动的白色虫体，去疾病预防控制中心就诊。粪检发现绦虫卵及节片，诊断为猪带绦虫病。给予口服槟榔、南瓜子驱虫，排出虫体一条，一个月后粪检虫卵阴性。

1. 诊断猪带绦虫病时应注意哪些问题？

2. 在诊断猪带绦虫时怎么与牛带绦虫进行鉴别？

（邓晶荣　戴婷婷）

第二篇

医学原虫

原虫即原生动物，为单细胞真核生物，其体积微小，结构简单，但却能完成感觉、运动、摄食、排泄、生殖等全部生命活动。原虫种类繁多，分布广泛，生活方式多为自生或腐生，少数营共栖或寄生生活。寄生于人体的致病性原虫以及与人体处于共栖状态的非致病性原虫统称为医学原虫。

扫码"学一学"

现已发现的医学原虫约40余种。由于缺乏有效的疫苗和可靠的药物以及难以控制传播媒介等原因，很多致病性的种类如疟原虫、溶组织内阿米巴等可严重危害人类健康，引起区域或广泛流行的寄生虫病。

一、形态特征

医学原虫的形态因种而异，大小从2~200 μm不等，基本结构包括细胞膜、细胞质和细胞核三部分。

1. 细胞膜　又称为表膜或质膜，由单位膜构成。细胞膜可不断更新，其表面有多种受体、抗原、酶等，具有很强的免疫原性。细胞膜在维持原虫的形态以及执行运动、摄食、排泄、感觉等功能上发挥重要作用，尤其是与原虫的致病性关系密切。

2. 细胞质　由基质、细胞器和内含物构成。

许多原虫的基质可分为内质和外质。外质透明，呈凝胶状，参与运动、摄食、排泄、呼吸、感觉等功能；内质呈溶胶状，含有各种细胞器和内含物，是原虫代谢和营养储存的主要场所。也有部分原虫的基质均匀一致，无内、外质之分。

细胞器主要有内质网、线粒体等参与能量合成和分解代谢的膜质细胞器；伪足、鞭毛、纤毛等执行运动功能的运动细胞器以及胞口、胞肛等参与代谢的营养细胞器。

内含物主要包括食物泡、拟染色体、糖原团等营养储存小体以及代谢产物色素等。

3. 细胞核　由核膜、核质、核仁和染色质组成，控制着原虫的生长、发育和繁殖。根据细胞核的结构不同，寄生性原虫的核型可分为泡状核和实质核两种，以前者多见。核型为原虫鉴别的重要结构特征。

 知识扩展

泡状核与实质核

泡状核呈圆球形，体积小，染色质颗粒量少，主要分布于核膜内缘，碱性染料染色着色浅，核仁1个，居中或偏位，如阿米巴原虫；实质核形状不一，体积大，染色质颗粒量多均匀分散在核质中，碱性染料染色着色深，核仁1个以上，如结肠小袋纤毛虫。

二、生活史类型

根据医学原虫发育过程对宿主种类的要求，生活史分为三种类型。

1. 人际传播型　生活史的完成只需一种宿主，原虫通过接触或经由中间媒介传播给人。

如阴道毛滴虫的滋养体通过直接或间接接触传播；阿米巴原虫的感染期包囊通过饮水或食物进行传播。

2. 循环传播型 生活史的完成需要一种以上的脊椎动物作为终宿主和中间宿主，并在两者之间相互传播。如弓形虫在终宿主猫和中间宿主温血类动物之间传播。

3. 虫媒传播型 生活史的完成需要吸血节肢动物作为宿主，原虫在其体内以无性或有性繁殖方式发育到感染阶段，后经叮刺吸血传播给人。如疟原虫在蚊体内发育至感染阶段子孢子然后传播给人。

三、生殖方式

医学原虫的生殖方式有无性生殖和有性生殖两种形式，部分具有世代交替现象。

1. 无性生殖 包括二分裂、多分裂和出芽生殖。二分裂最为常见，分裂时胞核先一分为二，然后胞质再分裂，并包绕每个核，形成两个子体，如阿米巴滋养体的增殖；多分裂是胞核先连续多次分裂，胞质再分裂，包绕在每个核周围，形成多个子体，如疟原虫在人体红细胞内的裂体增殖；出芽生殖是产生与母体大小不等的子体的分裂，如弓形虫滋养体的内出芽增殖。

2. 有性生殖 包括配子生殖和接合生殖。配子生殖是雌、雄两性配子结合为合子，再发育为新个体，如疟原虫在蚊体内的生殖；接合生殖是同种原虫的两个个体暂时结合在一起，相互交换部分核质后分开，再各自进行分裂增殖，如结肠小袋纤毛虫的增殖。

3. 世代交替 有些医学原虫在生活史中无性生殖和有性生殖相互交替出现，这种现象称为世代交替，如疟原虫在蚊体内进行有性的配子生殖，在人体内进行无性的裂体增殖。

四、致病特点

与其他寄生虫的致病相比较，医学原虫的致病有以下特点。

1. 增殖作用 原虫个体微小，侵入人体后，必须逃避机体的免疫力，增殖到相当数量才能引起明显的病理损伤和临床症状。如疟原虫通过红细胞内期裂体增殖使虫体数量达到阈值时才能引起疟疾的发作。

2. 播散致病 在建立原发病灶后，多数原虫具有向临近或远处组织器官播散和侵袭的倾向，从而累及多个器官。如寄生在巨噬细胞内的杜氏利什曼原虫，可随巨噬细胞的游走，播散到全身各处引起感染。

3. 机会致病 有些原虫在健康人群中多呈隐性感染，但在宿主免疫力下降时，则表现出异常增殖，致病力增强，导致宿主出现明显的临床症状。如刚地弓形虫的致病。

五、分类

根据运动细胞器的有无和类型，可以将医学原虫分为四类：以伪足为运动细胞器的叶足虫，如溶组织内阿米巴；以鞭毛为运动细胞器的鞭毛虫，如阴道毛滴虫；以纤毛为运动器官的纤毛虫，如结肠小袋纤毛虫；无明显的运动细胞器的孢子虫，如疟原虫。

考点提示 ▶ 医学原虫的基本结构、生活史类型、生殖方式。根据医学原虫的运动器官分类。

第四章

叶足虫

学习目标

1. **掌握** 溶组织内阿米巴、致病性自由生活阿米巴等常见叶足虫具有实验诊断意义阶段的形态特征、生活史特点及实验诊断方法。

2. **熟悉** 常见叶足虫的致病性。

3. **了解** 常见叶足虫的流行与防治。

4. 学会根据临床诊断提供的线索，正确选择常见叶足虫的实验诊断方法，科学、合理地分析实验检查结果。

5. 具备根据常见叶足虫的流行环节进行有效防控的能力。

叶足虫又称为根足虫，以叶状伪足为运动器官。其生活史一般可以分运动摄食期的滋养体和相对静止期的包囊两个阶段，以二分裂法繁殖。寄生于人体的叶足虫多位于消化道内，以溶组织内阿米巴致病性最强，可引起侵袭型阿米巴病；有些种类如哈氏内阿米巴、微小内蜒阿米巴等只有在重度感染时才致病。自然界中的叶足虫生活于水体、泥土和腐烂植物中，少数种类如福氏耐格里阿米巴、棘阿米巴等亦可偶然侵入人体引起严重疾病。

第一节　腔道内寄生叶足虫

一、溶组织内阿米巴

📷 **案例讨论**

【案例】

患者，女，46岁，农民。腹痛、腹泻6天。当地卫生院以"细菌性痢疾"给予庆大霉素治疗无效。近2天腹泻次数减少，但腹痛加剧，伴轻度里急后重，大便呈果酱色。查体：体温38.2℃，患者精神可，皮肤弹性略差。腹壁软，左下腹有轻度压痛。粪便检查：暗红色，有腥臭味，有中量黏液。生理盐水直接涂片可见大量红细胞、少量白细胞和溶组织内阿米巴大滋养体，确诊为急性阿米巴痢疾。甲硝唑口服治疗2周后症状消失，粪检滋养体阴性。

【讨论】

1. 患者初诊时为什么会被误诊为细菌性痢疾？
2. 镜检溶组织内阿米巴大滋养体的主要依据？

扫码"学一学"

107

扫码"看一看"

溶组织内阿米巴（*Entamoeba histolytica* Schaudinn，1903）又称为痢疾阿米巴，主要寄生于人体结肠，在一定条件下可侵入肠壁组织或其他器官组织分别引起肠阿米巴病或肠外阿米巴病。

（一）形态

溶组织内阿米巴生活史中有滋养体和包囊两个时期。

1. 滋养体 滋养体因其形态、寄生部位以及致病性的不同可分为大滋养体和小滋养体两种类型（图4-1）。

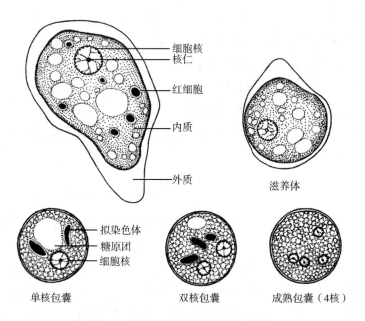

图4-1 溶组织内阿米巴形态示意图

大滋养体又称组织型滋养体，寄生于结肠黏膜或肝、肺、脑等组织中，是虫体的致病阶段。在生理盐水直接涂片中，可见虫体直径为20~60 μm，形态多变，作活泼的定向的阿米巴运动。其内外质分界清楚，外质无色透明，常伸出一叶状或舌状伪足；内质颗粒状，含食物泡及吞噬的红细胞。有无被吞噬的红细胞是溶组织内阿米巴的大滋养体与小滋养体以及其他肠腔阿米巴滋养体的重要鉴别特征之一。经铁苏木素染色后，虫体结构清晰，外质不着色，内质呈蓝灰色颗粒状。核蓝黑色圆形，可见核膜、核仁及核周染色质粒。溶组织内阿米巴细胞核主要特点是核仁小而居中，核膜薄，核膜内侧缘的染色质颗粒大小均匀，排列整齐。

小滋养体又称共栖型或肠腔型滋养体，生活于结肠腔内，无致病能力。虫体圆形或椭圆形，12~30 μm。在生理盐水直接涂片中，运动不活泼，伪足较小，内外质分界不清楚，内质含吞噬的细菌。经铁苏木素染色后，细胞核的结构与大滋养体相同。

2. 包囊 包囊由小滋养体形成。虫体呈圆球形，直径为10~20 μm，外有光滑囊壁，根据结构不同分为成熟包囊和未成熟包囊。成熟包囊即四核包囊，是原虫的感染阶段。囊内仅有4个细胞核，其结构与滋养体细胞核相同。未成熟包囊包括单核和双核包囊，胞质中有储存的营养物质拟染色体和糖原团（图4-1）。

知识扩展

染色标本中包囊的形态

检查包囊常用的染色方法有碘液染色和铁苏木素染色。经碘液染色后，包囊呈淡黄色或棕黄色，糖原团浅棕色，边缘不清，拟染色体透明，核可见；经铁苏木素染色后，包囊呈蓝灰色，拟染色体蓝黑色，糖原团空泡状，核清晰。

（二）生活史

根据感染溶组织内阿米巴后宿主是否出现临床症状，生活史可分为两种不同的过程（图4-2）。

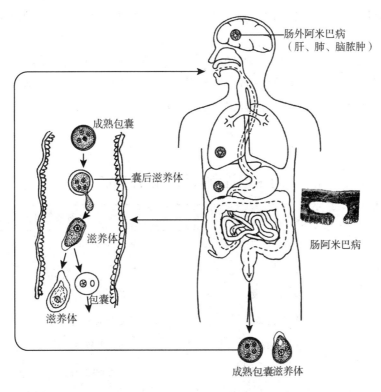

图4-2 溶组织内阿米巴生活史示意图

1. 带虫者体内生活史形式 感染阶段的成熟包囊随污染的食物或水进入人体，行至小肠，经消化液的作用，虫体逸出并分裂为小滋养体。小滋养体生活于结肠，以细菌、肠黏液和半消化的食物为营养，不断进行二分裂繁殖，形成大量小滋养体。当小滋养体行至结肠下段时，因营养和水分的减少，虫体团缩，分泌囊液，形成包囊，随粪便排出体外。未成熟包囊排出后可继续发育为成熟包囊。此时的宿主为带虫者，是极其重要的传染源。

2. 患者体内生活史形式 当宿主全身或肠道的抵抗力下降时，尤其是在肠内某些细菌的协同作用下，肠腔内的小滋养体可借助于伪足的运动和所分泌的酶与毒素的作用侵入肠壁组织，吞噬红细胞转变为大滋养体。大滋养体进行二分裂繁殖，破坏、溶解肠壁组织，引起液化性坏死，病变部位以回盲部多见。当坏死组织、血液、滋养体落入肠腔，随粪便排出体外，宿主出现阿米巴性痢疾的症状。有些大滋养体还可侵入血管，随血流至肝、肺、脑等器官组织内寄生，导致不同部位的脓肿，引起肠外阿米巴病。当宿主抵抗力增强时，落入肠腔的大滋养体可转变为小滋养体，但不能直接形成包囊。

（三）致病

人体感染溶组织内阿米巴后，90%的人无临床症状成为带虫者，而只有少数感染者发病。能否发病，取决于虫株的毒力、数量、肠道菌群的协同作用以及宿主的免疫功能。

1. 致病机制 溶组织内阿米巴对宿主的侵袭力，主要表现为伪足的机械性损伤、侵袭性酶的破坏作用及对靶细胞的接触性杀伤作用。除此之外，溶组织内阿米巴还可产生阿米巴穿孔素，对宿主细胞形成孔状破坏。

2. 组织损伤 肠壁组织的早期病变一般限于浅表的肠黏膜，坏死区较小。随着病程的进展，大滋养体能够穿破黏膜层，在疏松的黏膜下层甚至肌层繁殖扩散，形成口小底大的烧瓶样溃疡；肠外阿米巴病早期为多发性坏死小病灶，后逐渐融合成大的脓肿。

3. 临床表现 阿米巴病的潜伏期多为2周，起病突然或缓慢，可分为肠阿米巴病和肠外阿米巴病。

（1）肠阿米巴病 占患者的多数，包括阿米巴性痢疾、阿米巴肿及阿米巴性阑尾炎等。典型的阿米巴性痢疾患者表现为腹痛伴里急后重，急性腹泻，粪便可呈暗红色果酱样黏液脓血便，有特别腥臭味。反复发作可转为慢性患者。

 知识扩展

阿米巴性痢疾与细菌性痢疾

	阿米巴性痢疾	细菌性痢疾
病原体	溶组织内阿米巴原虫	痢疾杆菌
流行特点	散发性	流行性
临床表现	发病缓；发热不高；	发病急；多数热度较高；
	腹痛与里急后重较轻；	腹痛与里急后重较重；
	大便次数较少，	大便次数较多，
	一天4~6次；	一天可达数十次；
	腹痛多限于右侧	腹痛多见于左侧
粪便特点	呈暗红色果酱样，	黏稠或水样，
	有腥臭味；	无臭，有黏冻；
镜检	少量白细胞、	大量白细胞、少量红细胞、
	大量红细胞、大滋养体	无大滋养体
粪便细菌培养	不能分离出痢疾杆菌	能分离出痢疾杆菌
治疗用药	甲硝唑	抗生素

（2）肠外阿米巴病 阿米巴肝脓肿最为常见，表现为弛张热、肝肿大、肝区疼等；肺脓肿常继发于肝脓肿，也可经血液循环引起；脑脓肿患者可出现神经系统的症状和体征，死亡率高。

扫码"看一看"

（四）实验诊断

1. 病原诊断 在宿主的粪便或组织内查到阿米巴的不同发育阶段即可确诊。

（1）滋养体的检查 ①生理盐水直接涂片法。若为急性阿米巴痢疾的典型粪便，送检标本应选择脓血和黏液部分检查。镜检时可见活动的大滋养体、聚集成团的红细胞和少量的白细胞及夏科－莱登结晶；送检标本若为稀便或水样便，镜检则可见活动的小滋养体。②活组织检查。用结肠镜从溃疡的边缘取刮拭物作直接涂片或取活组织作压片；对肝、肺、脑脓肿患者可穿刺抽取脓肿壁的坏死组织镜检大滋养体。镜检时，注意大滋养体与组织细胞的区别（表4-1）。

表4-1 溶组织内阿米巴大滋养体与组织细胞的鉴别

鉴别点	大滋养体	组织细胞
大小	大	小
胞核与胞质的大小比例	小	大
核的特点	泡状核，核仁小而居中，有核周染粒	与大滋养体的核特点不同
胞质中是否有红细胞	有	无

（2）包囊的检查 慢性患者和带虫者的成形粪便中可查到包囊。最常选用的检查方法为碘液染色法。由于间歇性排囊的原因，阴性结果时应间隔2~3天再查一次。在感染度较轻，直接涂片法检查难以发现包囊时，可采用浮聚和沉淀等浓集法以提高检出的阳性率。

 知识扩展

检查阿米巴滋养体时应注意的问题

由于阿米巴滋养体在外界存活能力弱，极易丧失活力甚至死亡，所以送检标本应注意以下问题：

1. 粪便排出后应在半小时内及时送检。

2. 寒冷季节应注意保温，例如可将盛放粪便标本的便盆或载玻片、生理盐水等略加温至人体温度并保持25℃以上，从而使滋养体保持活动状态，便于观察。

3. 盛放粪便标本的器皿要干燥、清洁，不能混有尿液和消毒剂等。

4. 治疗前送检。患者在粪检前不宜服用油剂、钡剂、铋剂等药物，否则会影响虫体的生存或活动。

2. 免疫学诊断 用于阿米巴病特别是肠外阿米巴病的辅助诊断和阿米巴病感染状况的流行病学调查。目前血清学检查主要是检测抗阿米巴的特异性抗体，常用的方法有间接血凝试验、酶联免疫吸附试验、胶体金、协同凝集试验等，尤以酶联免疫吸附试验运用较多。

3. 核酸诊断 采用DNA探针技术和PCR技术检测粪便标本、脓肿穿刺液、活检的肠壁组织等标本中虫体的DNA，是诊断溶组织内阿米巴感染的更有效、敏感和特异的方法，且能用于溶组织内阿米巴与非致病性迪斯帕内阿米巴的鉴别。

（五）流行与防治

1. 流行 溶组织内阿米巴的感染呈世界性分布，多见于热带和亚热带，但寒冷地区也有感染。经济状况、卫生水平以及机体的免疫力与虫体的感染关系密切，因此多见于经济不发达地区和新生儿、孕妇、哺乳期妇女等免疫力低下人群。其主要流行因素有①传染源外排包囊的数量大。溶组织内阿米巴的传染源为带虫者和慢性肠阿米巴病患者，每人每天外排包囊100万～3.5亿个。②包囊对外界环境的抵抗力强。包囊在粪便中可存活2周以上，在水中可存活9～30天，对化学消毒剂的抵抗力强，自来水中的余氯不能杀死包囊，因此饮用水污染成为溶组织内阿米巴感染的重要来源。③传播方式多样。包囊可直接污染水源、食物等，也可经节肢动物蝇等携带而造成粪-口传播。

2. 防治 综合性的防治措施可以有效地切断溶组织内阿米巴的感染。包括加强卫生宣传教育，注意饮食、饮水和个人卫生；加强粪便管理和水源防护；消灭蝇、蟑螂等传播媒介；治疗患者和带虫者。治疗药物首选甲硝唑，大蒜素有一定的疗效。

> **考点提示** 溶组织内阿米巴生活史有滋养体和包囊两个时期，致病阶段为大滋养体，感染阶段为四核包囊。检查包囊常用碘液染色和铁苏木素染色。

扫码"看一看"

二、其他非致病性阿米巴

1. 肠腔内非致病性阿米巴 生活于人体肠道内的阿米巴原虫除溶组织内阿米巴外，常见的主要种类还有迪斯帕内阿米巴（*Entamoeba dispa*）、结肠内阿米巴（*E.coli*）、微小内蜒阿米巴（*Endolimax nana*）、哈氏内阿米巴（*Entamoeba hartmanni*）、布氏嗜碘阿米巴（*Iodamoeba butschlii*），均为肠腔内共栖性原虫，一般不侵入机体组织导致疾病。

迪斯帕内阿米巴的形态结构以及生活史与溶组织内阿米巴极为相似，且常混合感染，难以鉴别。由于两者酶谱型明显不同，所以目前主要是采用同工酶分析、ELISA和PCR技术对两者进行鉴别。另外，粪便和其他标本中检获含红细胞的滋养体以及血清学检查高滴度特异性抗体阳性都高度提示溶组织内阿米巴的感染，且阿米巴病仅由溶组织内阿米巴引起。

结肠内阿米巴、微小内蜒阿米巴、哈氏内阿米巴、布氏嗜碘阿米巴等肠腔其他非致病性阿米巴在形态结构上与溶组织内阿米巴也非常相似（图4-3、图4-4），主要鉴别依据见表4-2。

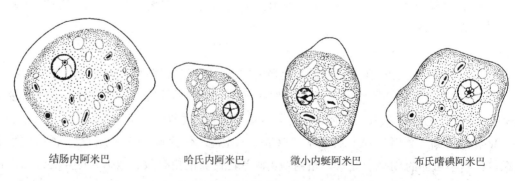

结肠内阿米巴　　　哈氏内阿米巴　　　微小内蜒阿米巴　　　布氏嗜碘阿米巴

图4-3 肠腔内其他非致病阿米巴滋养体示意图

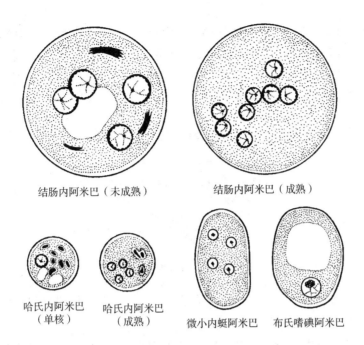

结肠内阿米巴（未成熟）　　　　结肠内阿米巴（成熟）

哈氏内阿米巴　　哈氏内阿米巴　　微小内蜒阿米巴　布氏嗜碘阿米巴
（单核）　　　（成熟）

图4-4　肠腔内其他非致病阿米巴包囊示意图

表4-2　粪便中常见阿米巴的形态鉴别

鉴别点	溶组织内阿米巴	结肠内阿米巴	微小内蜒阿米巴	哈氏内阿米巴	布氏嗜碘阿米巴
滋养体					
大小（μm）	大滋养体20~60，小滋养体12~30	20~50	6~12	3~12	6~20
阿米巴运动	定向，大滋养体运动活泼，小滋养体运动缓慢	无定向，运动迟缓	无定向，运动迟缓	定向，运动迟缓	无定向，运动迟缓
内外质界限	分明	不分明	不分明	分明	不分明
吞噬物	大滋养体为红细胞；小滋养体为细菌	细菌	细菌	细菌	细菌
细胞核	核仁小而居中，核周染粒大小均匀，排列整齐	核仁大而偏位，核周染粒大小不均匀，排列不整齐	核仁大而偏位，无核周染粒	核仁小而居中，核周染粒少，排列不规则	核仁大而明显，常无核周染粒
包囊					
大小（μm）	10~20	10~35	5~10	5~10	5~15
核数目	1~4个，偶见8个	1~8个，偶见16个	1~4个	1~4个	1个，位于一侧
拟染色体	棒状	碎片状或草束状	无拟染色体	棒状，细小	无拟染色体

2. 齿龈内阿米巴　齿龈内阿米巴（*Entamoeba gingivalis*）为人及许多哺乳类动物如犬、猫等口腔齿龈部的共栖型阿米巴，呈世界性分布。据报告，我国平均感染率为47.25%，在不注意口腔卫生的人群中感染率更高，常与齿龈部的化脓性感染并存，偶在支气管黏液中繁殖而出现于痰液中。

113

齿龈内阿米巴的生活史中仅有滋养体。滋养体直径10～30 μm，运动活泼，伪足明显，内外质分明；食物泡常含细菌、白细胞等，偶有红细胞；核一个，核仁明显，居中或略偏位，核膜内缘的核周染粒大小均匀，排列整齐（图4-5）。滋养体以二分裂方式繁殖，经口腔直接接触或借飞沫在宿主之间传播。

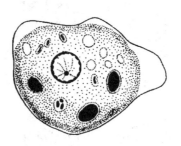

图4-5　齿龈内阿米巴示意图

诊断齿龈内阿米巴感染的主要依据是检获滋养体。可取牙垢或化脓性齿龈病灶的脓液做生理盐水直接涂片，必要时也可进行染色检查。

保持良好的口腔卫生，防止与犬、猫等宠物亲昵，是预防本虫体感染的有效措施。治疗药物为甲硝唑。

第二节　致病性自由生活阿米巴

自然界的水、泥土及腐烂的植物中存在着多种自由生活阿米巴，某些有潜在的致病性，感染人体后可引起中枢神经系统急性或慢性炎症，以及眼部和皮肤疾病等。以耐格里属和棘阿米巴属的虫种多见。其中福氏耐格里阿米巴（*Naegleriafouleri*）和卡氏棘阿米巴（*Acanthamoeba castellanii*）最为重要。

一、耐格里属阿米巴

（一）形态

耐格里属阿米巴具有滋养体和包囊两个发育阶段，而滋养体又有阿米巴型和鞭毛型两种。阿米巴型滋养体呈椭圆或狭长形，直径10～35 mm，一般为15 mm。虫体一端有单一的圆形或钝性的伪足，运动活泼；另一端形成指状的伪尾区。染色后可见细胞核为泡状核，直径约3 mm，致密的核仁大而居中。细胞质呈颗粒状，内含数个空泡、食物泡和收缩泡。在不适环境或水中阿米巴型滋养体可形成有2根或多至9根鞭毛的鞭毛型滋养体，其直径为10～15 mm，运动活泼，不取食，不分裂，不形成包囊。此型是暂时的，往往在短时间内又转为阿米巴型。

滋养体可因外界环境无水干燥而形成包囊，组织内不能成囊。包囊呈圆形，直径7～10 mm，核单个，结构同滋养体，囊壁光滑有孔（图4-6）。

（二）生活史

耐格里属阿米巴生活史较简单，在自然界中普遍存在于淡水（湖泊、泉水、井水、污水等）、淤泥、尘土和腐败植物中，以细菌为食，行二分裂繁殖。当人们接触受其污染的水体时，如游泳、嬉水、洗鼻，水中的滋养体可侵入鼻腔黏膜，在鼻内增殖后，沿嗅神经通过筛状板入颅内，导致脑组织损伤（图4-6）。

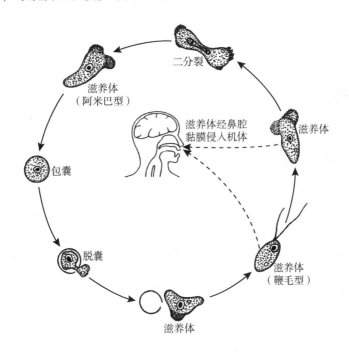

图4-6　福氏耐格里阿米巴形态与生活史示意图

（三）致病

耐格里属阿米巴最主要的致病种类是福氏耐格里阿米巴，引起原发性阿米巴脑膜脑炎。病变以急性脑膜炎和浅层坏死出血性脑炎为其特点。病理切片可见滋养体周围有大量炎性细胞浸润，以中性粒细胞为主，少数为嗜酸性粒细胞、单核细胞或淋巴细胞，有时甚至可见小脓肿。一般潜伏期为1~7天，病程1~6天，发病急，迅速恶化。早期以上呼吸道症状为主，伴高烧、呕吐，1~2天后即出现脑水肿征象，迅速转入瘫痪、谵妄、昏迷，患者常在1周内死亡。该病多见于儿童及青壮年。

考点提示　耐格里属阿米巴具有滋养体和包囊两个发育阶段，而滋养体又有阿米巴型和鞭毛型两种。致病种类是福氏耐格里阿米巴，引起原发性阿米巴脑膜脑炎。

（四）实验诊断

1. 询问病史　对疾病的诊断非常重要，耐格里属阿米巴引起的原发性阿米巴性脑膜脑炎，患者在神经症状出现前2~6天，往往有在停滞不流动的水池或温泉中游泳或嬉水史。

2. 病原学检查　将脑脊液离心后涂片或活检的病变组织直接涂片镜检，可见滋养体。也可将其涂布在有大肠埃希菌的琼脂平板上，在厌氧条件下37℃或42℃培养24小时，在倒置显微镜下观察有无滋养体或包囊。单克隆抗体、DNA探针技术、PCR技术以及同工酶分析具有辅助诊断价值。

（五）流行与防治

由耐格里属阿米巴引起的疾病，在很多国家均有报道，主要分布于温带、亚热带及热带地区。由于起病急，不易诊断，预后多不理想，预防尤为重要。

预防耐格里属阿米巴感染，应避免在不流动的河水或温水中游泳、洗浴、嬉水，同时应避免鼻腔接触水，启用长期未用的自来水时应先放去水管内的积水。

目前尚无理想治疗药物。二性霉素B，可缓解临床症状，但死亡率仍很高。

二、棘阿米巴

（一）形 态

棘阿米巴属阿米巴也具有滋养体和包囊两个发育阶段。滋养体无鞭毛型，为多变的长椭圆形，直径为20~40 mm，除有叶状伪足外，体表还有不断形成和消失的多个棘状伪足，作迟缓不定向运动。细胞核呈泡状，直径约6 mm，中央含一大而致密球形核仁，有时内含空泡。宿主组织内不易检查到滋养体。

包囊圆球形或方形，直径9~27 mm，具有两层囊壁，外壁皱缩。包囊也可见于宿主组织内（图4-7）。

（二）生活史

棘阿米巴属阿米巴多见于被粪便污染的土壤和水中。在外界环境不利的条件下，滋养体形成包囊，而在有利于生长的条件下则脱囊形成滋养体。虫体可从皮肤伤口、穿透性角膜外伤、损伤的眼结膜或经呼吸道、泌尿生殖道等进入人体，寄生于脑、眼、皮肤等部位致病，经血行播散至中枢神经系统（图4-7）。

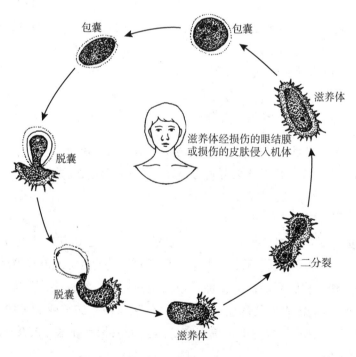

图4-7 棘阿米巴形态与生活史示意图

（三）致病

棘阿米巴致病虫种主要是卡氏棘阿米巴，感染抵抗力低下的人群，如虚弱、营养不良、应用免疫抑制剂或AIDS病患者，引起肉芽肿性阿米巴脑炎、阿米巴性角膜炎和阿米巴性皮肤损害。

1. 肉芽肿性阿米巴脑炎 潜伏期较长，呈亚急性或慢性病程，以占位性病变表现为主。脑脊液中以淋巴细胞为主，病理表现以肉芽肿性改变为特征。患者多表现为精神障碍、乏力、发热、头疼、偏瘫、假性脑膜炎、视物障碍和共济失调等，病死率高。

2. 阿米巴性角膜炎 由于棘阿米巴包囊耐干燥，可随尘埃飘起，通过污染角膜而致慢性或亚急性角膜炎，反复发作可致角膜溃疡甚至穿孔。患者眼部有异物感、疼痛、视物模糊、畏光、流泪等症状。值得注意的是，棘阿米巴包囊可污染角膜接触镜或存在于接触镜冲洗液中，因此随着角膜接触镜使用的增多，阿米巴性角膜炎的发病率越来越高。

3. 阿米巴性皮肤损伤 棘阿米巴引起的阿米巴性皮肤损害主要是慢性溃疡，许多AIDS患者有此并发症，有时与中枢神经系统损伤并存。

考点提示 *棘阿米巴属阿米巴具有滋养体和包囊两个发育阶段，滋养体无鞭毛型。致病虫种主要是卡氏棘阿米巴，引起肉芽肿性阿米巴脑炎、阿米巴性角膜炎和阿米巴性皮肤损害。*

（四）实验诊断

棘阿米巴属阿米巴引起的肉芽肿性阿米巴脑炎患者，应注意询问是否有外伤史。棘阿米巴性角膜炎患者，应询问是否接触过池水或外伤及是否佩戴角膜接触镜。棘阿米巴可存在自来水中，用自来水自制的生理盐水冲洗接触镜会有很高的风险。

病原学检查同耐格里属阿米巴。PCR技术检测患者分泌物中的棘阿米巴DNA，有很高的敏感性和实用性，对角膜标本的敏感性高于培养法。泪液标本与角膜标本联合检测，可提高阳性率。

（五）流行与防治

棘阿米巴属阿米巴引起的疾病主要分布于温带、亚热带及热带地区。

棘阿米巴属阿米巴感染的预防措施同耐格里属阿米巴，尤其要关注婴幼儿、免疫力低下及AIDS患者。及时治疗皮肤、眼等部位的棘阿米巴感染，防止肉芽肿性阿米巴脑炎的发生。另外角膜接触镜佩戴者应提高自我防护意识，严格消毒镜片，不带角膜接触镜游泳、淋浴或温泉浴，防止污水溅入眼内。

肉芽肿性阿米巴脑炎的治疗选用普罗帕脒和喷他脒配伍磺胺类药物；阿米巴性角膜炎的治疗主要是用抗真菌和抗阿米巴的眼药，若药物治疗无效，可考虑角膜成形术或角膜移植；阿米巴性皮肤损伤患者则应保持皮肤清洁，同时可用喷他脒治疗。

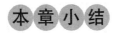

本 章 小 结

叶足虫以伪足作为运动器官，以二分裂方式繁殖，多数虫体的生活史有运动摄食的滋养体和相对静止的包囊两个时期。与人体共生的种类中仅有溶组织内阿米巴有致病性。溶组织内阿米巴的四核包囊为感染阶段；小滋养体生活于肠腔，与机体处于共栖状态，无致病性，但在宿主免疫力降低等情况下则可侵入到肠壁组织以及肝、肺等肠外组织以大滋养体的形式存在，从而引起肠内与肠外阿米巴病。

溶组织内阿米巴在形态上与迪斯帕内阿米巴、结肠内阿米巴、哈氏内阿米巴等腔道非致病性阿米巴相似，应注意鉴别。

少数自由生活阿米巴也可感染人体引起中枢神经系统急性或慢性炎症，以及眼部和皮肤疾病等，以福氏耐格里阿米巴和卡氏棘阿米巴最为重要。

扫码"练一练"

习 题

一、选择题

1. 带虫者体内，溶组织内阿米巴的生活史形式为

A. 大滋养体→小滋养体→包囊　　　　B. 大滋养体→包囊→小滋养体

C. 包囊→小滋养体→大滋养体　　　　D. 小滋养体→大滋养体→包囊

E. 包囊→小滋养体→包囊

2. 最适合于用生理盐水涂片法诊断的寄生虫是

A. 钩虫　　　　　　　　B. 血吸虫　　　　　　　　C. 阿米巴的包囊

D. 阿米巴的滋养体　　　E. 肝吸虫

3. 溶组织内阿米巴病重要的传染源是

A. 阿米巴肝脓肿患者　　　　　　　B. 阿米巴肺脓肿患者

C. 阿米巴脑脓肿患者　　　　　　　D. 阿米巴慢性患者和带虫者

E. 急性阿米巴痢疾患者

4. 可以传播阿米巴病的重要医学节肢动物是

A. 白蛉　　　　　　　　B. 蚤　　　　　　　　　　C. 蚊

D. 蝇　　　　　　　　　E. 臭虫

5. 临床上最为常见的肠外阿米巴病是

A. 阿米巴肝脓肿　　　　B. 阿米巴肺脓肿　　　　　C. 阿米巴脑脓肿

D. 皮肤型阿米巴病　　　E. 原发性阿米巴脑膜脑炎

6. 某男性患者出现腹痛，发热，果酱样黏液血便，伴有里急后重和厌食、恶心等症状。问患者最可能感染的病原体是

A. 结肠内阿米巴　　　　B. 痢疾杆菌　　　　　　　C. 溶组织内阿米巴

D. 布氏嗜碘阿米巴　　　E. 卡氏棘阿米巴

7. 取某患者的稀软便做生理盐水直接涂片。镜下可见一大小约15 μm左右的虫体作缓慢、定向的阿米巴运动，无吞噬的红细胞。该虫体最可能是

A. 结肠内阿米巴滋养体　　　　　　B. 微小内蜒阿米巴滋养体

C. 溶组织内阿米巴大滋养体　　　　D. 溶组织内阿米巴小滋养体

E. 布氏嗜碘阿米巴滋养体

8. 溶组织内阿米巴的感染阶段是

A．大滋养体　　　　　　　B．小滋养体　　　　　　　C．单核包囊

D．双核包囊　　　　　　　E．四核包囊

9. 溶组织内阿米巴的致病阶段是

A．大滋养体　　　　　　　B．小滋养体　　　　　　　C．单核包囊

D．双核包囊　　　　　　　E．四核包囊

10. 作活跃、定向的阿米巴运动的虫体是

A．溶组织内阿米巴　　　　B．结肠内阿米巴　　　　　C．微小内蜒阿米巴

D．布氏嗜碘阿米巴　　　　E．齿龈内阿米巴

二、案例分析题

20岁，男，学生，在不流动的温泉中游泳，5天后突然出现发热、头疼、恶心、呕吐等症状，1天后昏迷急诊入院。未能查明病因，仅对症处理。患者3天后死于呼吸、心力衰竭。尸检脑组织中发现耐格里属阿米巴滋养体，确诊为原发性阿米巴脑膜脑炎。

1. 分析患者被感染的原因。

2. 如何诊断耐格里属阿米巴的感染？

（汪晓静）

第五章

鞭毛虫

扫码"学一学"

第一节　腔道内寄生鞭毛虫

一、阴道毛滴虫

 案例讨论 ----------

【案例】

患者，女，31岁，已婚。因感觉外阴瘙痒，白带明显增多，有异味数日就诊。主诉两周前曾去公共浴池洗澡。做阴道分泌物涂片镜检，发现呈水滴状、螺旋状活动的滋养体，确诊为滴虫性阴道炎。

【讨论】

1. 分析患者感染阴道毛滴虫的可能原因。

2. 如何预防和治疗本病？

阴道毛滴虫（*Trichomonas vaginalis*，Donne，1837）简称阴道滴虫，主要寄生于女性的阴道及尿道，引起滴虫性阴道炎和泌尿道炎症，也可寄生于男性尿道及前列腺内，引起尿道炎和前列腺炎。由阴道毛滴虫引起的疾病为性传播疾病之一。

（一）形态

阴道毛滴虫生活史仅有滋养体一个时期，滋养体经铁苏木素或吉姆萨染色后，呈椭圆形或梨形，大小为（10~30）μm×（5~15）μm，可见1个椭圆形泡状核，虫体前端有5颗成环状的毛基体，发出4根前鞭毛和1根后鞭毛，波动膜占虫体1/2，后鞭毛与波动膜相连。1

根轴柱纵贯虫体向后伸出。新鲜标本中滋养体呈无色透明样，具有折光性，体态多变，活动力强，虫体借鞭毛和波动膜作螺旋式运动（图5-1）。

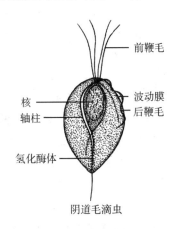

图5-1　阴道毛滴虫示意图

（二）生活史

阴道毛滴虫生活史简单，仅有滋养体期。滋养体既是感染阶段，又是致病阶段。滋养体主要寄生于女性阴道后穹窿、尿道、膀胱，男性尿道、前列腺。虫体以纵二分裂法繁殖，以吞噬、吞饮等方式摄食营养。阴道毛滴虫通过直接或间接接触方式感染。

考点提示　阴道毛滴虫感染阶段和致病阶段均为滋养体，感染方式通过直接或间接接触感染，临床上主要引起滴虫性阴道炎。

（三）致病

健康女性阴道内因乳酸杆菌产生乳酸，使pH维持在3.8~4.4，可抑制细菌生长，称阴道的自净作用。滴虫寄生后，消耗阴道上皮细胞的糖原，妨碍乳酸杆菌酵解作用，使阴道内pH转为中性或碱性，滴虫和细菌可大量繁殖，造成阴道黏膜发生炎性病变。经期、妊娠及产后，阴道内环境pH接近中性，有利于滴虫繁殖。多数虫株致病力较低，感染后无明显临床症状，有的虫株则可引起明显的临床症状。

滴虫性阴道炎患者，外阴有瘙痒或烧灼感，阴道分泌物增多，分泌物多呈灰黄色或典型的黄色泡沫状，合并细菌感染时，分泌物呈脓状。阴道壁呈弥散性黏膜充血。尿道感染时，可出现尿频、尿痛和尿急等症状。男性感染后一般无症状呈带虫状态，有时也引起尿道炎、前列腺炎等，可致配偶重复感染，应同时治疗。有学者认为宫颈癌的发生及不孕症可能与阴道毛滴虫感染有关。

（四）实验诊断

1. 病原学检查

（1）生理盐水直接涂片法　生理盐水直接涂片法是常规检查法。取阴道后穹窿分泌物、尿液沉淀物或前列腺液，用生理盐水涂片镜检，可见到似水滴状，作螺旋式活动的滋养体。冬季注意保温，送检应及时。

（2）涂片染色法　涂片经瑞特或吉姆萨染色后镜检，可清晰看到虫体的内部结构，检出率较高。

（3）培养法　将阴道分泌物置肝浸液培养基内，37℃孵育48小时，涂片镜检。可提高检出率，作为疑难病例的确诊依据。

2. 免疫学检查　酶联免疫吸附试验（ELISA）、直接荧光抗体试验（DFA）、乳胶凝集试验（LAT）均可检测本虫抗原，此外，DNA探针技术也可用于滴虫感染的诊断。

（五）流行与防治

阴道毛滴虫呈世界性分布。在我国，各地感染率不一，女性以18~40岁感染率最高。男性感染率低于女性。滋养体在外界环境中抵抗力强，在40℃水浴中可活100多小时；在内裤及潮湿的毛巾上可活20多小时；在坐便器上能活30分钟以上。滴虫性阴道炎患者、带虫者及男性感染者为主要传染源。直接传播主要通过性接触传播；间接传播主要通过公共浴具、公用游泳衣裤、坐式马桶等传播。

及时治疗患者和无症状带虫者，夫妻双方（或性伴侣）必须同时用药。常用口服药为甲硝唑（灭滴灵）。局部可用高锰酸钾（1∶5000）或乙酰胂胺冲洗阴道，提高阴道的自净作用。加强卫生宣传，注意个人卫生及经期卫生。改善公共卫生设施，提倡淋浴，慎用公共马桶。

> 📋 **知识扩展**
>
> # 人毛滴虫
>
> 虫体寄生于人体结肠，多见于回盲部，生活史仅有滋养体阶段。滋养体呈梨形，酷似阴道毛滴虫。大小为（7~10）μm×（5~14）μm。具有3~5根前鞭毛和一根后鞭毛。后鞭毛与波动膜外缘相连，游离于尾端，波动膜内侧借助一弯曲、薄杆状的肋与虫体相连，肋与波动膜等长，是重要的鉴定依据。活的虫体可作快速不定向的运动。吉姆萨染色后，可在虫体前端见一卵圆形细胞核，核内染色质分布不均匀。1根纤细的轴柱由前向后贯穿整个虫体。胞质内含食物泡和细菌（图5-2）。
>
>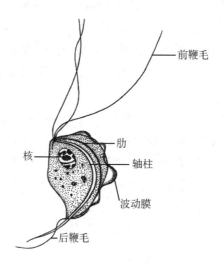
>
> 图5-2　人毛滴虫示意图
>
> 虫体以纵二分裂法繁殖。滋养体在外界有较强的抵抗力，为感染阶段。感染途径为粪-口传播。误食被滋养体污染的饮水和食物均可感染。常用治疗药物为甲硝唑。

知识扩展

口腔毛滴虫

虫体寄生于人体口腔。定居于齿龈脓溢袋和扁桃体隐窝内，常与齿槽化脓同时存在。生活史仅有滋养体期。体型变化较大，典型者呈梨形或椭圆形，大小为（5～16）μm×（2～15）μm。有4根前鞭毛和1根无游离端的后鞭毛。波动膜约为虫体2/3。1个细胞核，位于体前中部，呈卵圆形或椭圆形，核内染色质丰富、深染。1根纤细的轴柱，自前向后伸出体外（图5-3）。虫体在口腔内以食物残渣、上皮细胞和细菌为食，纵二分裂繁殖。

实验诊断可用牙龈刮拭物作生理盐水涂片镜检或培养。镜下可见鞭毛和波动膜摆动、运动活跃的滋养体。培养可用Noguchi和Ohira二氏的腹腔积液培养基。接吻是本虫的直接传播途径。人体一旦受染即很难消除，故保持口腔卫生是预防本虫感染最有效的方法。

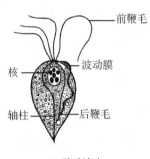

图5-3　口腔毛滴虫示意图

二、蓝氏贾第鞭毛虫

 案例讨论

【案例】

患者，男，21岁，因腹泻1周就诊。自述：1周前曾经到外地旅游数日。腹泻以恶臭水泻为主，伴痉挛型腹部疼痛、恶心、呕吐。粪便常规检查：脓细胞3～6个/HPF，有较多脂肪颗粒，查到贾第虫滋养体，确诊为贾第虫病，给予甲硝唑口服，一周后腹泻及其他症状减轻消失。

【讨论】

1. 分析患者感染贾第虫的可能原因。

2. 如何预防和治疗本病？

蓝氏贾第鞭毛虫（*Giardia lamblia*，Stiles，1915）简称贾第虫，主要寄生于人体小肠，引起以腹痛、腹泻和消化不良为主要症状的贾第虫病，是人体常见的肠道寄生虫之一。贾第虫病呈世界性分布，在旅游者中发病率较高，又称为"旅游者腹泻"。饮用贾第虫包囊污染的水源是造成贾第虫病流行，尤其是爆发流行的重要原因。

（一）形态

1. 滋养体 滋养体正面呈倒置梨形，前端钝圆，后端稍尖，大小（9.5~21）μm×（5~15）μm，两侧对称。侧面观背部隆起腹部扁平，腹面前半部凹陷形成左右2个吸盘，借此吸附在宿主肠黏膜上。铁苏木素染色后可见一对并列于吸盘底部的卵圆形泡状核，无真正的核仁结构。虫体有轴柱1对，纵贯虫体中部，轴柱中部有2个半月形的中央小体。有4对鞭毛，前侧、后侧、腹、尾鞭毛各1对，虫体以鞭毛摆动作直线翻滚运动（图5-4）。

2. 包囊 包囊为椭圆形，大小为（10~14）μm×（7.5~9）μm，囊壁较厚，囊壁与虫体之间有明显的空隙，包囊经碘液染色后呈黄绿色。未成熟包囊有2个核，成熟包囊有4个核，多偏于一端。囊内还可见鞭毛、丝状物和轴柱等（图5-4）。

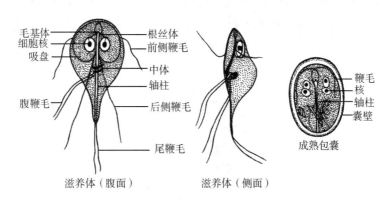

图5-4 蓝氏贾第鞭毛虫滋养体和包囊示意图

（二）生活史

贾第鞭毛虫生活史中有滋养体和包囊两个发育阶段。成熟的四核包囊是感染期。包囊通过污染的食物和饮水，经口进入人体，在十二指肠虫体破囊逸出，形成2个滋养体，滋养体主要寄生于人体的十二指肠。借助吸盘吸附于肠壁，以纵二分裂方式大量繁殖。大量的滋养体吸附在小肠黏膜上，引起肠功能紊乱，肠蠕动亢进。落入肠腔的滋养体随肠内容物到达回肠下段或结肠后形成包囊，包囊随粪便排出体外。滋养体也可随腹泻者粪便排出体外。包囊在外界抵抗力较强，在水中或温度较低环境中可存活数天至1个月之久。

考点提示 蓝氏贾第鞭毛虫主要寄生于人体小肠，在旅游者中发病率较高，又称为"旅游者腹泻"。贾第鞭毛虫生活史中有滋养体和包囊两个发育阶段，其感染阶段为四核包囊。

（三）致病

人体感染贾第鞭毛虫后，免疫功能正常者，一定时间内症状会缓解消失，排包囊而无临床症状，称为带虫者。如患者免疫功能低下、虫株毒力强、虫体吸盘对肠黏膜的机械性损伤、原虫的分泌物和代谢产物对肠黏膜绒毛的化学性刺激，使上皮细胞微绒毛受损，从而影响小肠吸收功能，导致吸收障碍。典型患者表现为以腹泻为主的消化不良综合征，腹痛、腹泻、腹胀、呕吐、发热和厌食等，腹泻呈水样粪便，量多、恶臭、一般无脓血、含较多脂肪颗粒，临床上称之为"脂肪痢"。若治疗不及时，可发展为慢性，表现为周期性稀便，反复发作，病程可达数年。儿童患者因反复腹泻引起贫血、营养不良等，生长缓慢。免疫功能低下者，易致慢性腹泻，故贾第虫也是一种机会致病性原虫。滋养体寄生在胆囊、胆管时，可引起胆囊炎和胆管炎。

（四）实验诊断

首选粪便检查。腹泻患者的水样粪便用生理盐水直接涂片法检查滋养体；带虫者的成形粪便用碘液染色、硫酸锌浮聚、醛–醚浓集等方法检查包囊。由于包囊形成及排出具有间歇性，因此，隔日进行粪检并连续三次可提高检出率。

临床可疑患者，如粪检多次阴性，可采用十二指肠引流或肠检胶囊法检查，或借助十二指肠镜取活组织检查。

免疫学与分子生物学检查如ELISA、PCR等方法，为临床辅助诊断，适用于流行病学的调查。

（五）流行与防治

1. 流行　蓝氏贾第鞭毛虫呈世界性分布，多见于卫生条件差和医疗水平低的地区。发展中国家、发达国家都有不同程度的流行。我国分布很广，农村高于城市，儿童高于成人，夏秋季节发病率高，近年来，贾第虫合并HIV感染及其在同性恋者中流行的报道不断增多。

传染源为患者或带虫者。带虫者一天可排包囊9亿个，包囊抵抗力强，蝇和蟑螂可成为传播媒介。人通过吞食包囊污染的食物或饮水而感染。人群对贾第虫均易感染，免疫缺陷者和儿童更容易受感染。贾第虫是艾滋病患者的主要机会致病性寄生虫之一。

2. 防治　加强水源和粪便管理，注意饮食、饮水卫生，养成良好的卫生习惯，消灭蝇、蟑螂等节肢动物，可有效防止贾第虫病的传播。治疗药物有甲硝唑、呋喃唑酮（痢特灵）、替硝唑等，孕妇可使用巴龙霉素。

第二节　组织及血液内寄生鞭毛虫

扫码"学一学"

一、杜氏利什曼原虫

 案例讨论

【案例】

患儿，女，2岁，因发热10余天入院。体温高达39℃。入院前，患儿母亲曾带其在四川居住2个多月。检查发现患儿中度贫血，肝脾明显肿大。骨髓涂片检查，在巨噬细胞内发现大量利杜体，诊断为黑热病。

【讨论】

1. 黑热病的病原体是什么？病原学检查方法有哪些？

2. 黑热病的治疗首选药物是什么？黑热病的传播途径是什么？如何预防本病？

利什曼原虫是由白蛉传播的一类寄生原虫，其种类繁多，感染后，引起利什曼病（leishmaniasis），利什曼病有以下三种类型：①内脏利什曼病（visceral leishmaniasis，VL），又称黑热病，主要由杜氏利什曼原虫感染引起。②黏膜皮肤利什曼病（mucocutaneous leishmaniasis，MCL），由巴西利什曼原虫所致。③皮肤利什曼病（cutaneous leishmaniasis，CL），由热带利什曼原虫和墨西哥利什曼原虫所致。本病是一种人畜共患寄生虫病，我国仅有杜氏利什曼原虫流行。杜氏利什曼原虫［（*Leishmania donovani*）（Laveran and Mesnil，1903）Ross，1903］又名黑热病原虫，虫体的无鞭毛体寄生于人体脾、肝、骨髓、淋巴结等器官的巨噬细胞内，常引起长期不规则发热、贫血、肝脾大等症状。黑热病曾是我国流行严重的五大寄生虫病之一。

（一）形态

杜氏利什曼原虫生活史有前鞭毛体和无鞭毛体两个阶段（图5-5）。

扫码"看一看"

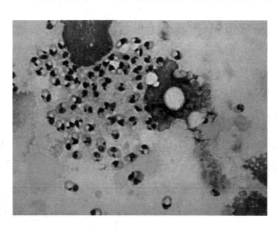
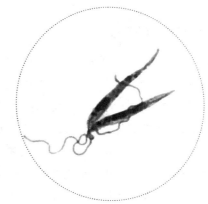

图5-5 杜氏利什曼原虫无鞭毛体和前鞭毛体

无鞭毛体又称利杜体，寄生于人或其他哺乳动物的吞噬细胞内。虫体卵圆形或圆形，大小为（2.9~5.7）μm×（1.8~4.0）μm。经吉姆萨染液染色后，细胞质呈淡蓝色，有一个大而圆的细胞核，呈红色或紫色。动基体位于核旁，细小、杆状，呈深紫色，易于与其他原虫相区别。高倍镜下可见虫体前端红色颗粒状的基体及根丝体。

前鞭毛体，寄生于白蛉的消化道内。虫体呈梭形，大小为（14.3~20）μm×（1.5~1.8）μm。细胞核位于虫体中部，动基体在核前方，动基体前有一基体，由此发出前鞭毛，游离于虫体外，弯曲，其长度与虫体相近，前鞭毛体运动活跃，鞭毛不停地摆动。吉姆萨染液染色后细胞质呈蓝色，细胞核呈紫红色。

（二）生活史

杜氏利什曼原虫完成生活史全部过程需要两个宿主，即白蛉和人（或其他哺乳动物）（图5-6）。

1. 在白蛉体内发育 当雌性白蛉叮刺黑热病患者或受感染动物时，含有无鞭毛体的巨噬细胞进入白蛉胃内。经过48小时，虫体从早期前鞭毛体、短粗型前鞭毛体发育为梭形前鞭毛体。到第3、4天后出现大量成熟前鞭毛体，活动明显加强，以纵二分裂方式繁殖，虫体大量增殖，成熟的前鞭毛体逐渐向白蛉前胃、食管及咽部移动。一周后大量前鞭毛体聚集于白蛉的口腔及喙中，此时前鞭毛体具有感染力。

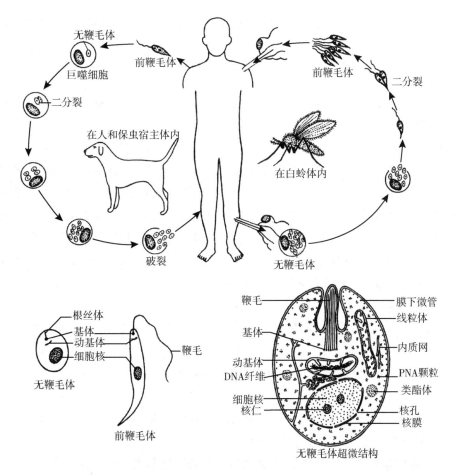

无鞭毛体　前鞭毛体

巨噬细胞

二分裂

在人和保虫宿主体内

前鞭毛体

二分裂

在白蛉体内

破裂

无鞭毛体

根丝体
基体
动基体
细胞核

无鞭毛体

鞭毛

前鞭毛体

鞭毛　　　　　　　膜下微管
　　　　　　　　　线粒体
基体
　　　　　　　　　内质网
动基体
DNA纤维　　　　　PNA颗粒
　　　　　　　　　类酯体
细胞核
核仁　　　　　　　核孔
　　　　　　　　　核膜

无鞭毛体超微结构

图5-6　杜氏利什曼原虫生活史

2. 在人体内发育　当带有前鞭毛体的雌性白蛉叮吸人血时，前鞭毛体即随白蛉涎液进入人体。一部分被多核白细胞吞噬消灭，另一部分则被巨噬细胞吞噬。前鞭毛体进入巨噬细胞后，虫体逐渐变圆，鞭毛的体外部分消失，向无鞭毛体期转化。巨噬细胞内形成纳虫空泡，溶酶体与之融合，无鞭毛体处于溶酶体酶的包围之中。虫体可分泌酶类，对抗巨噬细胞内的氧化作用。无鞭毛体可以在纳虫空泡内存活并不断分裂繁殖，最终导致巨噬细胞破裂。游离出来的无鞭毛体再侵入其他巨噬细胞内，重复上述繁殖过程。

考点提示　　杜氏利什曼原虫无鞭毛体寄生于人体脾、肝、骨髓、淋巴结等器官的巨噬细胞内，常引起贫血、肝脾大等症状。杜氏利什曼原虫生活史有前鞭毛体和无鞭毛体两个阶段。

（三）致病

人感染杜氏利什曼原虫后，潜伏期为3~5个月或更长的时间。无鞭毛体在巨噬细胞内繁殖，致巨噬细胞大量破坏和增生。单核-巨噬细胞大量积聚的脾、肝、骨髓、淋巴结病变最重。黑热病最主要的体征是脾肿大，贫血，全血细胞减少（脾功能亢进）。皮肤利什曼病常发生皮肤溃疡，有脓液渗出。面部的皮肤溃疡，愈合后可残留瘢痕。淋巴结型黑热病病变局限于淋巴结，临床表现为全身多处淋巴结肿大，尤以腹股沟部最多见，局部无红肿，压痛不明显。

人体对杜氏利什曼原虫无先天免疫力，但愈后可产生稳固免疫，能抵抗同种利什曼原虫的再感染。患黑热病时出现免疫缺陷，易并发各种感染疾病，是造成黑热病患者死亡的主要原因。

（四）实验诊断

黑热病诊断应根据流行病学史、临床表现以及病原学检查、免疫学或分子生物学检测结果予以诊断。

1. 病原学检测　从患者体内检出无鞭毛体是黑热病的确诊依据。

（1）穿刺检查　①涂片法：骨髓穿刺最常用，检出率可达80%~90%；淋巴结穿刺应选取表浅肿大淋巴结，检出率较低。②培养法及动物接种法：将穿刺物接种于Novy-MacNeal-Nicolle培养基，置22~25℃培养1周，有活动的前鞭毛体长出为阳性。将穿刺物接种于易感动物（如地鼠等），1~2个月后取肝、脾作印片涂片，瑞特染色镜检。

（2）淋巴结活检或皮肤活组织检查　在皮肤结节处用消毒针头刺破皮肤，取少许组织液，或用手术刀刮取少许组织作涂片，染色镜检。

2. 免疫学检测

（1）检测血清抗体　可采用酶联免疫吸附试验（ELISA）、间接血凝试验（IHA）、间接免疫荧光试验（IF）等，敏感性、特异性较高，但血清抗体短期内不消失，该方法不能用于疗效考核。直接凝集试验和rK39免疫层析试纸条法操作简便，无须仪器设备，为首选方法。

（2）检测循环抗原　可用基于单克隆抗体的免疫层析试纸条检测外周血中循环抗原，敏感性、特异性均较好，可用于疗效评价。

3. 分子生物学检测　用PCR、DNA探针技术诊断黑热病，敏感性特异性均较高，还可鉴定虫种。

4. 血常规检测　全血细胞减少，白细胞首先下降，一般为（1.5~3.5）×10^9/L，主要是中性粒细胞减少，嗜酸性粒细胞减少。血小板减少，为（40~50）×10^9/L，贫血常为中度，多为正常红细胞、正常色素性贫血。

（五）流行与防治

1. 分布　黑热病广泛流行于世界62个国家，大多数病例发生在孟加拉国、巴西、埃塞俄比亚、印度、尼泊尔和苏丹。据估计，每年全世界新增病例约50万人。我国曾流行于长江以北的16个省（市、自治区）。新中国成立后开展大规模防治工作，效果显著。近年来，黑热病主要发生在新疆、内蒙古、甘肃、四川、陕西、山西6个省、自治区，新疆和内蒙古都有黑热病自然疫源地存在。

2. 流行因素　黑热病属人畜共患疾病，传染源主要是患者和保虫宿主。传染源类型有人源型、犬源型和自然疫源型。白蛉是主要的传播媒介。人群普遍易感，但治愈后可获得终生免疫。

3. 防治　控制病犬和其他保虫宿主。加强个人防护，防蛉、灭蛉。葡萄糖酸锑钠为首选治疗药物，锑剂过敏者可用戊烷脒、米替福斯等。

二、锥虫

锥虫属血鞭毛原虫，寄生于人体的锥虫有两种类型，一种属于布氏锥虫复合体内的3个亚种，即布氏冈比亚锥虫、布氏罗得西亚锥虫和布氏布氏锥虫。它们是非洲锥虫病或称非洲昏睡病（sleeping sickness）的病原体。前二者主要引起人体锥虫病，后者所致人体病例临床报道极少，主要引起牛发病；另一种类型为枯氏锥虫，引起美洲锥虫病，又称恰加斯病，属于自然疫源性疾病。

布氏冈比亚锥虫和布氏罗得西亚锥虫

（一）形态

布氏冈比亚锥虫和布氏罗得西亚锥虫皆以锥鞭毛体（trypomastigote）的形式寄生于人体血液、淋巴液。锥鞭毛体具有多形性的特点，可分为细长型（20~40）μm×（1.5~3.5）μm、粗短型（15~25）μm×3.5 μm和中间型三种类型。其基本形态为长纺锤形，后端钝圆，向前端逐渐变细尖。细胞核位于虫体中部，动基体在核的后方，鞭毛由虫体后端的基体发出，沿虫体的边缘向前并在前端游离，伸出虫体后与虫体表膜相连。当鞭毛运动时，表膜伸展，即成波动膜。经瑞特或吉姆萨液染色后，胞质和波动膜呈淡蓝色；胞核呈红色或紫红色；动基体呈深红色、点状（图5-7）。

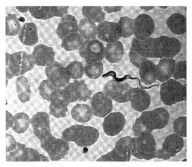

图5-7 布氏冈比亚锥虫锥鞭毛体

（薄血膜图片 瑞特–吉姆萨染色）

扫码"看一看"

（二）生活史

非洲锥虫通过吸血昆虫舌蝇的涎液传播，故又称为涎源性锥虫。在三型锥鞭毛体中，仅粗短型可在舌蝇体内发育增殖。当舌蝇叮吸受感染的脊椎动物宿主（包括人）的血液时，粗短型锥鞭毛体进入舌蝇的中肠内进行发育，并转变为细长型锥鞭毛体，再以二分裂法进行繁殖。感染后大约经过10天，锥鞭毛体进入涎液腺内并转变为上鞭毛体。经过增殖最后转变为循环后期锥鞭毛体，该虫体短粗，无鞭毛，大小约为15 μm×2.5 μm，对人体具感染性。当受染舌蝇刺吸人血时，循环后期锥鞭毛体即随舌蝇涎液进入人体皮下组织并转变为细长型，繁殖后再进入血液。非洲锥虫的锥鞭毛体在病程的早期存在于血液、淋巴液内，晚期可侵入脑脊液（图5-8）。

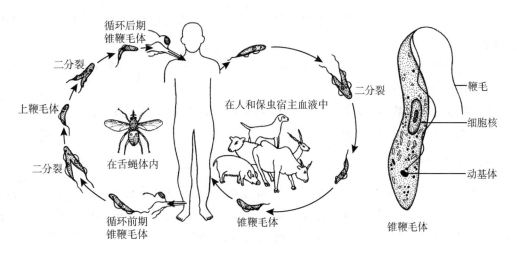

图5-8 布氏冈比锥虫生活史

考点提示 锥虫感染阶段是循环后期锥鞭毛体，感染方式是舌蝇吸血。寄生部位：早期锥鞭毛体存在于血液、淋巴液内，晚期可侵入脑脊液。致病阶段为锥鞭毛体，诊断阶段为锥鞭毛体。

（三）致病

非洲锥虫病锥鞭毛体是致病阶段。两种锥虫病的病程存在差异，布氏冈比亚锥虫病为慢性过程，病程持续数年。布氏罗得西亚锥虫病呈急性过程，病程为3~9个月，有些患者在中枢神经系统未受侵犯之前死亡。

1. 初发反应期（锥虫下疳期） 被受染舌蝇叮刺后第6天，患者局部皮肤肿胀形成有痛感的硬结，其中心有一红点，此即为锥虫下疳。症状约于3周后可稍退。一般多见于罗得西亚锥虫。

2. 血淋巴期（全身症状期） 感染后5~12天，出现锥虫血症。由于特异性抗体的出现以及频繁的虫体抗原变异，使血中锥虫数目产生交替上升与下降的现象，间隔时间为2~10天。锥虫血症高峰持续2~3天，伴发热、头痛、关节痛和肢体痛等症状。通常发热持续数日后可自行消退，间隔数日后体温再次升高。淋巴结肿大和脾大亦为该期的主要特征。全身淋巴结，尤以颈后、颌下，腹股沟淋巴结明显肿大。颈后三角部淋巴结肿大（Winterbottom征）为冈比亚锥虫病的特征。也可出现深部感觉过敏（Kerandel征）等体征。此外，易发生心肌炎、心外膜炎及心包积液等。

3. 脑膜脑炎期（中枢神经受累期） 非洲锥虫病出现中枢神经系统症状的时间不同，冈比亚锥虫病可出现于发病后12个月或数年，而罗得西亚锥虫病则于感染后2~4周即可发生。患者最初表现为性格改变、表情淡漠、举止迟钝、步态缓慢、无欲状态，随后出现异常反射、深部感觉过敏、共济失调、震颤、痉挛、嗜睡，最后昏睡、昏迷以至死亡。

（四）实验诊断

1. 病原学诊断

（1）涂片法 取患者血液、淋巴液、脑脊液、骨髓或淋巴结穿刺液等进行涂片、染色镜检，查到锥鞭毛体可确诊。

（2）动物接种法 将上述液体接种于易感动物（大、小白鼠或豚鼠）。此法只适用于罗得西亚锥虫。

（3）分子生物学方法 应用PCR及DNA探针技术诊断锥虫病，具有敏感性高、特异性强、快速简便、微量化等优点。

2. 免疫学诊断 酶联免疫吸附试验（ELISA）、间接荧光抗体试验（IFA）、间接血凝试验（IHA）等血清学诊断方法较常用。

（五）流行与防治

1. 分布 冈比亚锥虫分布于西非和中非，而罗得西亚锥虫分布于东非、南非和撒哈拉以南的36个国家，约6000万人受到锥虫感染的威胁，估计每年染病人数2.5万。据WHO 2002年报告，非洲锥虫病全球致伤残人数为159.8万，因病而死亡的人数为5万。每年新增的病例中仅有约10%得到诊治。

2. 流行因素 冈比亚锥虫病的传染源主要为患者及带虫者，据调查，通常20~40岁男性感染率较高。牛、猪、山羊、犬等动物可能为保虫宿主。罗得西亚锥虫病的传染源为患者，通常以猎人、渔民和采集工人较常见。非洲羚羊、牛、狮等动物为保虫宿主。

3. 治疗 治疗类型取决于疾病阶段。疾病第一阶段比第二阶段使用的药物毒性较小并较容易施药。确定疾病的时间越早，治愈的机会越大。第一阶段治疗使用的药物：喷他脒、舒拉明钠。第二阶段治疗使用的药物：美拉胂醇、依氟鸟氨酸、硝呋替莫和依氟鸟氨酸联合治疗。

枯氏锥虫

枯氏锥虫属人体粪源性锥虫，是枯氏锥虫病，又称恰加斯病、美洲锥虫病的病原体，传播媒介是锥蝽，分布于南美洲和中美洲。

（一）形态

枯氏锥虫因寄生环境不同有无鞭毛体、上鞭毛体和锥鞭毛体三个阶段，无鞭毛体存在于细胞内，圆形或椭圆形，大小为2.4~6.5 μm，具有核和动基体，无鞭毛或有很短鞭毛。上鞭毛体存在于锥蝽的消化道内，纺锤形，长20~40 μm，动基体在核的前方，游离鞭毛自核的前方发出。锥鞭毛体存在于宿主血液或锥蝽的后肠内，大小为（11.7~30.4）μm×（0.7~5.9）μm，游离鞭毛自核的后方发出，在血液内，外形弯曲如新月状（图5-9）。

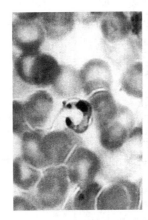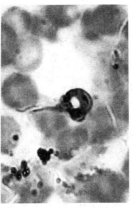

扫码"看一看"

图5-9 枯氏锥虫锥鞭毛体（薄血膜图片，瑞特-吉姆萨染色）

（二）生活史

枯氏锥虫的生活史有无鞭毛体、上鞭毛体和锥鞭毛体三个阶段。锥蝽是传播媒介。当锥蝽从人体或哺乳动物吸入含有锥鞭毛体的血液数小时后，锥鞭毛体在前肠内失去游离鞭毛，在14~20小时后，转变为无鞭毛体，在细胞内以二分裂增殖。随后转变为球鞭毛体进入中肠，在中肠内发育为上鞭毛体。上鞭毛体再以二分裂增殖，发育为大型上鞭毛体。吸血后的3~4天，上鞭毛体出现在直肠，附着于上皮细胞上。5天后，上鞭毛体变圆，继而发育为循环后期锥鞭毛体，此期为感染阶段。当染虫锥蝽吸血时，循环后期锥鞭毛体随锥蝽粪便排出并经皮肤伤口或者黏膜进入人体（图5-10）。

考点提示 ▶ 枯氏锥虫的生活史有无鞭毛体、上鞭毛体和锥鞭毛体三个阶段。锥蝽是传播媒介。无鞭毛体是主要致病阶段。血涂片查到锥鞭毛体可确诊。

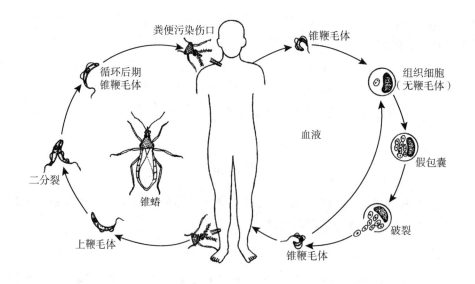

图5-10 枯氏锥虫生活史

（三）致病

无鞭毛体是主要致病阶段，过程分为急性期和慢性期。

1. 急性期 侵入部位的皮下结缔组织出现恰加氏肿。侵入眼结膜出现Romana氏征，即眼眶周围水肿、结膜炎及耳前淋巴结炎。以上两种体征都是以淋巴细胞浸润和肉芽肿为特点。锥虫侵入组织后主要表现为头痛、倦怠和发热、广泛淋巴结肿大以及肝脾肿大。还可出现呕吐、腹泻、心动过缓、心肌炎等。急性期持续4~5周，大多数患者可恢复，进入隐匿期，有些患者转为慢性期。

2. 慢性期 常出现在感染后10~20年后，心脏是最常见的受累器官，表现为心肌炎、心律失常、充血性心力衰竭和血栓性栓塞症状。食管与结肠的肥大、扩张形成巨食管和巨结肠。患者进食和排便均感严重困难。慢性期最常见的后遗症和致死原因是心脏病变。此期在血中和组织内很难找到锥虫。

（四）实验诊断

急性期由于血中锥鞭毛体数目多，故可采用血涂片（厚、薄片）染色镜检。而慢性期血液中锥鞭毛体数量少，可采用血液接种鼠体或用NNN培养基培养，或试用接种诊断法，即用人工饲养的未受感染的锥蝽幼虫饲食受检者血液，10~30天后检查锥蝽肠道内有无锥虫。免疫学检测方法可辅助诊断，如ELISA法等。PCR及DNA探针等技术可用于检测虫数极低的血液标本，有很高的检出率。

（五）流行与防治

本虫由锥蝽在野生动物之间传播。虫媒将锥虫从野生动物传播到家养动物，而又经家养动物在人群中传播。本病也是自然疫源性疾病和人畜共患性寄生虫病。

治疗药物有硝基呋喃类衍生物硝呋莫司。防治原则是治疗患者，杀死锥蝽和尽量消灭保虫宿主。

本章小结

　　营寄生生活的鞭毛虫常见的有阴道毛滴虫、蓝氏贾第鞭毛虫及杜氏利什曼原虫，主要寄生于泌尿道、消化道及血液和组织中。阴道毛滴虫的感染阶段及致病阶段均为滋养体期。蓝氏贾第鞭毛虫的感染阶段是四核包囊，致病阶段是滋养体。杜氏利什曼原虫的感染阶段是前鞭毛体，致病阶段是无鞭毛体。

扫码"练一练"

习 题

一、选择题

1. 杜氏利什曼原虫的感染方式是

A. 经口　　　　　　　　　B. 经皮肤　　　　　　　　C. 经媒介昆虫叮咬

D. 接触　　　　　　　　　E. 经空气传播

2. 杜氏利什曼原虫的感染阶段是

A. 无鞭毛体　　　　　　　B. 四核包囊　　　　　　　C. 前鞭毛体

D. 白蛉　　　　　　　　　E. 滋养体

3. 经白蛉叮咬吸血，人可能感染哪种寄生原虫

A. 杜氏利什曼原虫　　　　B. 人毛滴虫　　　　　　　C. 溶组织内阿米巴

D. 蓝氏贾第鞭毛虫　　　　E. 阴道毛滴虫

4. 黑热病在我国主要流行于

A. 长江流域　　　　　　　B. 华北地区　　　　　　　C. 长江以北地区

D. 长江以南地区　　　　　E. 东北地区

5. 蓝氏贾第鞭毛虫的感染阶段为

A. 单核包囊　　　　　　　B. 双核包囊　　　　　　　C. 四核包囊

D. 滋养体　　　　　　　　E. 滋养体和包囊

6. 蓝氏贾第鞭毛虫的侵入途径为

A. 经口　　　　　　　　　B. 经皮肤　　　　　　　　C. 经媒介昆虫

D. 接触　　　　　　　　　E. 经胎盘

7. 检查蓝氏贾第鞭毛虫包囊常用的方法是

A. 碘液涂片法　　　　　　B. 离心沉淀法　　　　　　C. 饱和盐水浮聚法

D. 生理盐水涂片法　　　　E. 厚血膜涂片法

8. 人感染蓝氏贾第鞭毛虫多数表现为

A. 腹痛、腹泻　　　　　　B. 胃肠道功能紊乱　　　　C. 贾第虫病

D. 无症状带虫者　　　　　E. 胆囊炎、胆管炎

9. 生活史中只有滋养体时期的原虫是

A. 蓝氏贾第鞭毛虫　　　　B. 溶组织内阿米巴　　　　C. 杜氏利什曼原虫

D. 阴道毛滴虫　　　　　　E. 结肠内阿米巴

10. 阴道毛滴虫的感染阶段是

A. 滋养体　　　　　　　　B. 鞭毛体　　　　　　　　C. 包囊

D. 成熟包囊　　　　　　　E. 未成熟包囊

二、案例分析题

患者，男，10岁，因腹泻三个月就诊。腹泻以稀水便为主，伴腹部绞痛、恶心、呕吐。曾被诊断为急性肠炎，服用抗生素，但症状无明显改善。查体：腹软，无压痛。血常规检查：WBC10.2×10^9/L，N78%，L22%。粪便常规检查：脓细胞2～5个/HPF。初诊为慢性肠炎，给予抗生素治疗，效果不明显。复查粪便，发现贾第鞭毛虫滋养体，确诊为贾第鞭毛虫病，给予甲硝唑口服，腹泻一周后停止，其他症状消失。

1. 为什么患儿曾被误诊为急性或慢性肠炎？

2. 在新鲜标本中如何鉴别贾第鞭毛虫与溶组织内阿米巴滋养体？

（丁培杰）

第六章

孢子虫

学习目标 ••••••

1. **掌握** 人芽囊原虫、肉孢子虫、疟原虫、刚地弓形虫、隐孢子虫等常见孢子虫具有实验诊断意义阶段的形态特征、生活史特点及实验诊断方法。

2. **熟悉** 常见孢子虫的致病性。

3. **了解** 常见孢子虫的流行与防治。

4. **学会**根据临床诊断提供的线索，正确选择常见孢子虫的实验诊断方法，科学、合理地分析实验检查结果。

5. 具备根据常见孢子虫的流行环节进行有效防控的能力。

扫码"学一学"

第一节　腔道内寄生孢子虫

一、人芽囊原虫

人芽囊原虫是一种寄生于人体消化道中的寄生性原虫。属色混界，色物亚界，双环门，芽囊原虫纲。

（一）形态

人芽囊原虫形态多变、大小差异较大，直径为6~40 μm，多为4~15 μm，形态结构多变，粪便中常见为空泡型（图6-1），体外培养有5种类型，分别是空泡型、颗粒型、阿米巴型、复分裂型及包囊型。常见的空泡型虫体呈圆形或椭圆形，直径2~200 μm，平均4~15 μm，中央含一大的空泡，有时空泡较小或呈网状结构，把核推向中央区的边缘，核深染，呈月牙状或块状，数目1~4个不等。颗粒型虫体平均直径15~25 μm，充满颗粒状物质，分为3种：代谢颗粒、脂肪颗粒和繁殖颗粒。阿米巴型虫体形似溶组织内阿米巴滋养体，平均直径10 μm，伪足伸缩极慢，形态多变，多见于急性腹泻患者。复分裂型虫体较少见，在5种类型中体积最大，具有增殖现象，一个虫体可分裂成3个、4个或更多虫体。包囊型虫

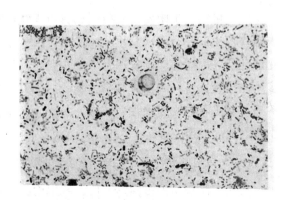

图6-1　人芽囊原虫形态–空泡型

（瑞特–吉姆萨染色）

体呈圆形或卵圆形，大小为3~8 μm，囊壁较厚，含1~4个核。

（二）生活史

主要寄生于人体消化道的回盲部，还可寄生于狗、猫、猪、鼠、家兔、家禽、蛙、蛇、蚯蚓等多种动物体内。该虫是严格厌氧性的，一般需要在细菌的配合下生长。包囊是本虫的感染阶段，因误食或误饮包囊污染的食物和水后，包囊在肠内脱囊形成空泡型，空泡型可与颗粒型、阿米巴型和包囊型相互转化。包囊分为薄壁包囊和厚壁包囊，薄壁包囊可在肠腔内增殖，造成自体感染，而厚壁包囊与肛－口传播的肠外感染有关。常见的生殖方式有二分裂、内二芽生殖、裂体生殖（图6-2）。

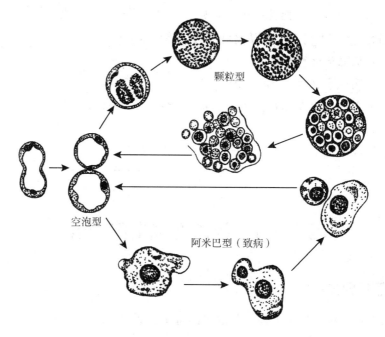

颗粒型

空泡型

阿米巴型（致病）

图6-2　人芽囊原虫生活史模式图

考点提示　　人芽囊原虫致病为免疫缺陷型疾病，免疫正常者具有自限性，阿米巴型为致病期，包囊为感染期，可肠外感染和自体感染。

（三）致病

发病机制尚不明确，一般认为该虫为免疫缺陷性致病原虫，且致病力较弱。人体感染人芽囊原虫后是否发病与虫体感染量、机体免疫状况等有关。多无临床症状，少数出现消化道症状。重症感染者表现为急性或慢性胃肠炎，腹泻最为常见，一日数次至20余次，大多为水样便，可同时伴有腹痛、呕吐、乏力、食欲缺乏和里急后重等症状。免疫功能正常的感染者多表现为自限性，病程1~3天。免疫功能低下人群易感染且症状较重，常可迁延不愈，治疗困难。

（四）实验诊断

粪便中检获虫体可确诊本病，常用检测方法有生理盐水直接涂片法、碘液染色法、三色染色法、改良抗酸染色法和培养法。培养法检出率高。需注意与溶组织内阿米巴、哈氏内阿米巴、微小内蜓阿米巴的包囊，隐孢子虫卵囊及真菌鉴别。分子生物学检测（PCR等）

在临床上用于辅助诊断，目前已广泛应用于科研。

（五）流行与防治

人芽囊原虫呈世界性分布，宿主广泛，主要寄生在灵长类和人类肠道内。国内人群感染率多在10%以下。正常人群感染率为0.6%～5.8%，腹泻患者检出率则为8.5%～18%。人芽囊原虫病的暴发流行和在艾滋病患者中的高感染率应引起预防及临床学者的重视。本病的传染源为患者、带虫者和保虫宿主。该原虫有较强的抵抗力，在水中可存活19天。传播途径为经口感染。也可通过污染食物、水源以及用具造成传播。蟑螂是传播媒介之一，可携带空泡型人芽囊原虫。预防该虫感染应加强粪便管理，做好宣传教育，注意个人卫生和饮食习惯，保护水源，消灭苍蝇和蟑螂，及时发现并治疗传染源。治疗常用药物是甲硝唑。黄连等中药对该病也有一定疗效。

二、肉孢子虫

以人为终宿主的肉孢子虫主要有两种：猪人肉孢子虫，其中间宿主为猪；人肉孢子虫，其中间宿主是牛，两者均寄生于人体小肠，被统称为人肠肉孢子虫。此外，还有以人为中间宿主，在人体肌肉组织内形成肉孢子囊的人肌肉孢子虫，又称林氏肉孢子虫。

（一）形态

1. 卵囊 在终宿主肠道中形成。成熟卵囊为长椭圆形，大小为（13.6～16.4）μm×（8.3～10.6）μm，内含2个孢子囊，呈椭圆形或卵圆形，壁双层而透明，其内各含有4个子孢子。卵囊比较薄易破裂，故孢子囊在粪便中常游离存在。

2. 肉孢子囊 一般为圆柱形、卵圆形或纺锤形，白色或灰白色，通常长径为1 cm或更小，横径为1～2 mm，大的长径可达5 cm，横径可达1 cm。人肉孢子虫的孢子囊较猪人肉孢子虫的孢子囊稍大（图6-3）。

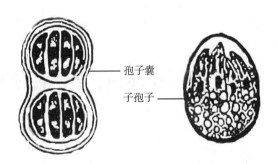

孢子囊

子孢子

图6-3 肉孢子虫孢子囊和子孢子形态示意图

（二）生活史

肉孢子虫主要寄生于猪、牛等动物的小肠黏膜固有层和肌肉层，为人畜共患寄生虫病。牛、猪分别为人肉孢子虫和猪人肉孢子虫的中间宿主，两者因食入终宿主粪便中的卵囊或孢子囊而感染。孢子囊或卵囊进入中间宿主小肠后穿过肠壁侵入血液，在多数器官的血管内皮细胞中形成裂殖体，经几代裂体增殖后，裂殖子即向肌肉细胞内移行，发育成肉孢子囊，囊内的缓殖子可侵入小肠固有层，无须经过裂体增殖而直接形成配子，雄、雌配子结合成合子，最终发育为卵囊。卵囊在小肠固有层逐渐发育成熟后，随宿主粪便排出。人肠肉孢子虫的终宿主除人以外，也可为猕猴、黑猩猩等。人肌肉孢子虫的中间宿主为人，其终宿主可能是食肉类哺乳动物、猛禽或爬行类。

考点提示 牛、猪分别为人肉孢子虫和猪人肉孢子虫的中间宿主。肉孢子虫病是一种重要的、有致死性的人畜共患寄生虫病。

（三）致病

人感染人肠肉孢子虫多与食入牛、猪等中间宿主肌肉中的肉孢子囊相关，肉孢子囊破裂后释放出来的毒素能严重损害宿主的中枢神经系统和其他重要器官。大多数人感染后无明显临床症状甚至无症状，少数可出现食欲缺乏、腹痛、腹泻、恶心、呕吐等消化道症状，严重者可发生贫血、坏死性肠炎等。

人肌肉肉孢子虫病的临床表现与寄生部位有关。人肌肉肉孢子虫可破坏肌细胞，并压迫邻近细胞致其萎缩。一般无明显症状，寄生重要器官如心脏，则可出现心肌出血、坏死、嗜酸性粒细胞浸润等表现。

（四）实验诊断

若有消化道症状的患者，可采用直接涂片法、蔗糖浮聚法或硫酸锌浮聚法，从粪便中检获卵囊或孢子囊即可确诊。肌肉肉孢子虫可采用活组织或切片检查。

（五）流行与防治

人肉孢子虫为世界性分布，黄牛的人肉孢子虫自然感染率为4.0%～92.1%，欧洲人体人肉孢子虫病较为普遍。猪人肉孢子虫分布在欧洲、中国云南、印度、日本等地。本病以预防为主，加强猪、牛的饲养管理，加强肉类卫生检疫，不食未熟猪、牛肉或其他肉类。治疗上无特效药物，可试用磺胺嘧啶、吡喹酮等。

（官　琦）

第二节　组织及血液内寄生孢子虫

一、疟原虫

疟原虫是1880年由法国学者Laveran 首次在患者血液中发现，已知有130余种，寄生人体者有4种，即间日疟原虫［*Plasmodium vivax*（Grassi and Feletti，1890）Labb'e，1899］，恶性疟原虫［*Plasmodium falciparum*（Welch，1897）Schaudinn，1902］，三日疟原虫［*Plasmodium malariae*（Laveran，1881）Grassi and Fetti，1890］和卵形疟原虫［*Plasmodium ovale*（Gratg，1900）Stephens，1922］，分别引起间日疟、恶性疟、三日疟和卵形疟，统称为疟疾（malaria）。

（一）形态

疟原虫在红细胞内寄生时期称为红内期，这一阶段随着虫体生长、发育、繁殖时期的不同，其形态变化很大，一般可分为三个主要发育期：滋养体期、裂殖体期和配子体期。

扫码"学一学"

扫码"看一看"

用瑞特或吉姆萨染色后疟原虫核为紫红色，胞质为蓝色，疟色素为棕褐色。

1. 滋养体期　为疟原虫在细胞内最早出现的摄食和生长的阶段，按其发育的先后又有早期滋养体和晚期滋养体之分。早期滋养体的胞质较少呈纤细的环状，中间为空泡，细胞核较小，位于环的一侧，称环状体。以后虫体明显发育增大，有时伸出伪足，胞核亦增大，胞质中开始出现消化分解血红蛋白后的最终产物疟色素颗粒，被感染的红细胞形态发生变化，并可出现不同形态的小点，称为晚期滋养体（亦称大滋养体）。

2. 裂殖体期　晚期滋养体发育成熟后虫体外形变圆，胞质内空泡消失，核开始分裂，称为裂殖体前期或未成熟裂殖体。裂殖体前期的核继续分裂，胞质也随之分裂，疟色素渐趋集中。最后分裂的每一小部分细胞质包绕一个细胞核，形成许多小的个体，称为裂殖子，这种含有裂殖子的虫体称为裂殖体或成熟裂殖体。

3. 配子体期　疟原虫在红细胞内经过数代裂体增殖后，部分裂殖子进入红细胞后不再进行裂体增殖，核增大，胞质增多，最后发育为圆形、椭圆形或新月形的个体，称为配子体。配子体有雌雄（或大小）之分，虫体较大、胞质致密、疟色素多而粗大、核致密而偏于虫体一侧者为雌配子体（大配子体），疏松而位于虫体中央者为雄配子体（小配子体）（图6-4）。

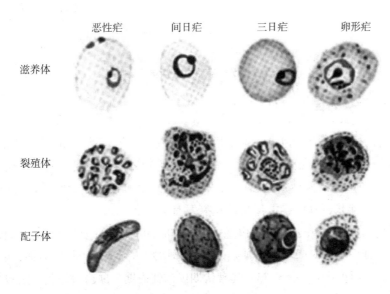

图6-4　四种疟原虫红内期形态

（二）生活史

寄生于人体的四种疟原虫，其生活史过程大致相同，都需经过无性生殖与有性生殖两个世代，均分为红细胞外期、红细胞内期和孢子增殖期三个阶段，都需要人和按蚊两个宿主。在人体内先进入肝细胞发育（红细胞外期），后在红细胞内进行裂体增殖而大量繁殖（红细胞内期），最后分化出配子体，完成无性生殖，开始有性生殖的初期发育。在按蚊体内完成配子生殖和孢子增殖的有性生殖发育（孢子增殖期）。无性生殖在人体内完成，有性生殖在蚊体完成，故人系疟原虫的中间宿主，蚊为其终末宿主（图6-5）。

139

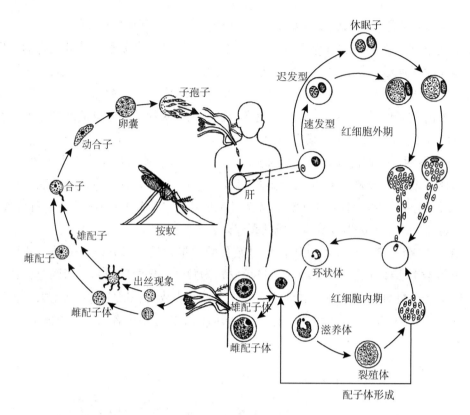

图6-5　间日疟原虫生活史示意图

（三）致病

疟原虫生活史的致病阶段主要是红细胞内期。疟疾的一切临床症状和体征，包括典型疟疾周期性发作、继发贫血及脾大，严重者还可引起的凶险型疟疾、疟疾肾病、黑尿热等，均由红内期裂体增殖的疟原虫及其引起的病理生理改变所致。红细胞外期对肝细胞虽有损害，但无明显临床症状，与疟疾的潜伏期及复发有关。

1. 潜伏期　由疟原虫侵入人体到出现疟疾发作时为潜伏期。如疟疾系蚊虫传播引起，则潜伏期包括红外期发育的时间和红内期疟原虫裂体增殖达到一定数量的时间；若因输血等方式直接把红内期疟原虫注入人体引起，其潜伏期仅为红内期疟原虫增殖到一定数量的时间。

2. 疟疾发作、再燃与复发　疟疾的一次典型发作为发冷、发热、出汗三个连续阶段，全过程为8~10小时。在发作之后患者体温恢复正常转为间歇期。疟疾发作与红内期疟原虫裂体增殖周期有关，同时与红内期疟原虫的数量也有一定的关系。发作的动因是由于红细胞被裂殖体胀破后，裂殖子、原虫代谢产物、残余和变性的血红蛋白以及红细胞碎片等，一起进入血流，这些物质一部分被巨噬细胞吞噬，刺激巨噬细胞产生内源性致热原，后者与疟原虫代谢产物共同作用于下丘脑的体温调节中枢，通过神经系统的调节机制而引起寒战、发热，待血内刺激物被清除后，体温开始恢复正常。典型的发作间隔与疟原虫红内期裂殖周期相吻合。随着疟疾发作次数增多，人体对原虫产生了免疫力，或经不彻底的治疗，大部分红内期疟原虫被消灭，不再出现临床症状。但经过几周或几个月，在无再感染的情况下，残存的疟原虫可能由于某种原因（如抗原变异等）逃避免疫作用及机体一般抵抗力和特异性免疫力下降，重新大量繁殖引起再次发作，称再燃（recrudescence）。疟疾初发后红内期疟原虫已被人体免疫力或杀裂殖体药物彻底消灭，红外期的疟原虫，即肝细胞内迟发型子孢子待其休眠结束，开始裂体增殖产生的裂殖子重新侵入红细胞后大量繁殖，再次引起原虫血症致疟疾发作，称之为复发（relapse）。复发时由于机体已有一定的免疫力，症状一般较初发时轻，发作次数也较少。

3. 贫血和肝脾大

（1）贫血 疟疾反复发作后，红细胞数量迅速下降，血红蛋白降低，引起不同程度贫血。恶性疟的贫血尤为严重，因为恶性疟原虫侵犯各种红细胞，繁殖数量大，破坏红细胞较严重。疟疾发作次数越多，病程越长，贫血越重。

（2）肝脾大 疟疾患者可出现肝大，在小儿患恶性疟时尤为显著。脾大是疟疾患者早期出现并有显著特点的体征。初发患者在发作3~4天后开始出现脾肿，原因是充血及巨噬细胞大量增生。

（3）疟疾肾病综合征 疟疾在发作过程中可以并发肾小球肾炎急性肾衰竭或肾病综合征。一般认为属免疫病理现象，为III型变态反应。疟疾急性期引起的肾病是一时性的可逆性病变，经抗疟治疗可痊愈。长期未愈的部分患者，可出现肾病综合征。疟疾肾病以恶性疟和三日疟患者较常见。

（4）凶险型疟疾 是指血液中查见恶性疟原虫又排除了其他疾病的可能性且具备下列表现之一：超高原虫血症（外周血液中恶性疟原虫无性体的感染率>5%）；持续6小时以上昏迷或其他意识方面的障碍；重症贫血（血红蛋白<71 g/L）；黄疸；水、电解质或酸碱平衡失调；肾衰竭（24小时尿量少于400 ml）；高热或有其他症者。凶险型疟疾一般发生在恶性疟暴发流行时期，或在无免疫力的人群中。此型患者开始发病多与一般病例无异，但发作一、二次后突然病情转重，症状错综复杂，变化无常，病情发展快而险恶，病死率高。凶险型疟疾临床表现80%以上见于恶性疟患者。按临床症状分为脑型、超高热型、厥冷型、胃肠型等，其中以脑型居多。

（四）实验诊断

在红细胞内发现疟原虫是确诊疟疾和虫种鉴别的重要依据。

1. 病原学检查 通过厚血涂片或薄血涂片在显微镜下找到疟原虫而诊断。如果一次涂片阴性，建议每隔4~6小时复查一次血涂片。薄血涂片采用吉姆萨–瑞特染色可以鉴别疟原虫的形态、虫种。厚血涂片可较快找到疟原虫，敏感性更高，但由于在染色前红细胞已经裂解，读片较难，结果的灵敏度和准确度取决于检查者的经验。

2. 免疫学检测 快速血液化验检测疟原虫抗原或酶，包括检测疟原虫（尤其恶性疟及间日疟）相关的富含组氨酸蛋白2（HRP–2）以及疟原虫相关的乳酸脱氢酶（PLDH）。快速测试可与显微镜检测低水平原虫的灵敏度相媲美，然而，它们并不能区分单一感染与多个恶性疟原虫的并发感染，而且除了恶性疟原虫外无法进行形态区分。

3. 分子生物学检测 对于通过镜检方法难以查到原虫（外周血中低密度原虫），为排除疟疾感染可能，可以利用敏感性更高的聚合酶链式反应（PCR）来检测受试者血液中特异性疟原虫核酸靶标。

（五）流行与防治

1. 流行 根据2017年11月发布的最新《世界疟疾报告》，2016年有2.16亿例疟疾病例，比2015年的2.11亿例有所上升。2016年估计有44.5万例疟疾死亡病例，与前一年的数字

（44.6万例）基本一致。世界卫生组织非洲区域占全球疟疾负担的比重过高。2016年，该地区占疟疾病例总数的90%，疟疾死亡总数的91%。在疟疾高传播地区，疟疾仍是5岁以下儿童的一大杀手，每两分钟就有一名儿童死于此病。疟疾大多通过雌性按蚊叮咬传播。所有这些主要病媒物种均在黄昏至拂晓期间叮咬。传播严重程度取决于寄生虫、病媒、人类宿主和环境等有关因素。

2. 预防　病媒控制是预防和减少疟疾传播的主要途径。两种控制病媒措施（即药浸蚊帐和室内滞留喷洒杀虫剂）在许多情况下行之有效，还可以使用抗疟药预防疟疾。

3. 治疗　早期诊断和治疗疟疾将缩短病情，避免死亡，有助于减少疟疾传播。现有的最佳治疗方法，特别是恶性疟原虫治疗方法，是以青蒿素为基础的联合疗法。

> **考点提示**　疟原虫红内期有滋养体期、裂殖体期和配子体期三个发育时期，各期形态不同，寄生在人体的疟原虫可在无症状后再次大量繁殖引起再燃，红外期疟原虫可引起疟疾复发。

二、刚地弓形虫

弓形虫（*Toxoplasma gondii* Nicolle and Manceaux，1908）是细胞内寄生虫，可在人和多种动物中广泛传播，引起人畜共患弓形虫病。

（一）形态

生活史中出现5种形态，即滋养体、包囊、裂殖体、配子体和卵囊。

1. 滋养体　游离滋养体呈弓形或新月形，一端钝圆，一端尖细，寄生细胞内呈椭圆形或纺锤形，大小为（4~7）μm×（2~4）μm，经瑞特或吉姆萨染色后胞质蓝色，胞核紫红色位于中央。滋养体分速殖子和缓殖子，快速增殖的滋养体称为速殖子，游离于细胞外或寄生于细胞内，速殖子在感染后的细胞内增殖到数个或数十个后形成假包囊（图6-6）。

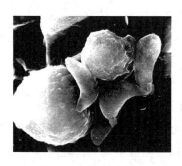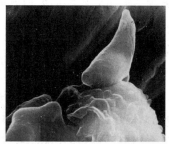

图6-6　弓形虫速殖子的扫描电镜图

2. 包囊　呈圆形或椭圆形，直径5~100 μm，外被一层富有弹性的坚韧囊壁，内含数个至数千个滋养体，增殖缓慢，称缓殖子，形态比速殖子小。多见于隐形感染者脑、眼、骨骼肌等组织细胞内。

3. 裂殖体　寄生于终宿主的小肠绒毛上皮细胞内。成熟裂殖体长椭圆形，含4~29个新月形裂殖子，呈扇形排列，裂殖子比滋养体小。

4. 配子体　由裂殖子侵入肠上皮细胞发育而成。雌配子体圆球形，直径为10~20 μm，吉姆萨染色核呈深红色，小而致密；雄配子体圆球形，直径约10 μm，吉姆萨染色核呈红色，疏松。雌、雄配子体成熟后形成雌配子和雄配子。

5. 卵囊　由雌、雄配子体受精后形成的合子发育而来，又称囊合子。圆形或椭圆形，大小为10~12 μm。成熟卵囊含2个孢子囊，每个孢子囊含4个新月形孢子。卵囊存在于猫的粪便中，为感染阶段。

（二）生活史

生活史复杂，需两个宿主。在猫与猫科动物等终宿主体内进行有性生殖和无性生殖；在人和其他哺乳类动物以及禽类等中间宿主体内则仅有无性生殖，无性生殖常可造成全身感染，有性生殖仅在终宿主肠黏膜上皮细胞内发育造成局部感染。囊合子由猫粪排出，被猫舔食后，在其肠中，囊内的子孢子逸出，侵入回肠末端黏膜上皮细胞进行裂体增殖，细胞破裂后裂殖子逸出，侵入附近的细胞，继续裂体增殖，部分则发育为雌雄配子体，进行配子增殖，雌雄配子结合形成囊合子，进而发育为卵囊，后者落入肠腔，随粪便排出体外，在适宜温度（24℃左右）和湿度环境中，经2~4天发育成熟，成熟卵囊抵抗力强，可存活1年以上，如被中间宿主吞入，进入小肠后囊中子孢子逸出穿过肠壁，随血液或淋巴循环播散全身各组织细胞内以纵二分裂法进行增殖，在细胞内可形成多个虫体的集合体，即假包囊，囊内的个体即滋养体或速殖子，为急性期病例的常见形态，宿主细胞破裂后，滋养体散出再侵犯其他组织细胞，如此反复增殖，可致宿主死亡，但更多见的情况是宿主产生免疫力，使原虫繁殖减慢，其外有囊壁形成，称包囊，囊内含缓殖子，包囊在中间宿主体内可存在数月，数年，甚至终生（呈显性感染状态）（图6-7）。

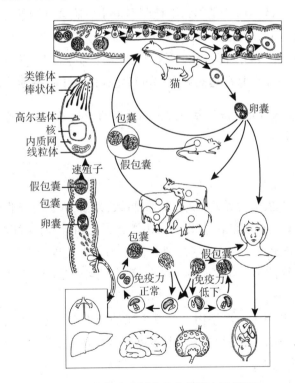

图6-7　弓形虫生活史及虫体形态示意图

（三）致病

致病严重程度与宿主的免疫状态、虫株毒力密切相关，可无症状，也可呈良性淋巴结肿大（单核细胞增多症）。临床上将弓形虫病分为先天性弓形虫病和获得性弓形虫病。先天性弓形虫病是孕妇感染弓形虫后经胎盘传给胎儿，早孕3个月内可致先天畸形如视网膜脉络膜炎、脑积水，甚至发生流产。中晚孕期感染出生婴儿可出现脑积水、脑膜脑炎、运动障碍等，并伴癫痫、智力发育迟缓等病症。获得性弓形虫病多为出生后从外界感染，多为隐性感染，属机会致病性寄生虫病。临床表现多样，无特异性症状和体征，极易误诊，其典型症状为淋巴结肿大，多见于颈后与颌下淋巴结，在免疫缺陷患者可引起威胁生命的中枢神经系统疾病。在艾滋病患者及CD4$^+$T细胞计数低下者可发展为脑炎。

（四）实验诊断

1. 病原学检查

（1）直接涂片法　取急性期患者腹腔积液、胸腔积液、羊水、眼房水、脑脊液或血液等离心，沉淀涂片，经瑞特或吉姆萨染色，镜检弓形虫速殖子。此法简便，但检出率不高。

（2）组织切片检查法　取患者的病变组织，如淋巴结、胎盘等做组织切片检查弓形虫速殖子或包囊。

（3）动物接种法　将患者（孕妇）的羊水或死胚胎匀浆物等接种小白鼠腹腔1周后取腹腔液镜检查速殖子。该法检出率高，但需4周以上才能获得结果。

（4）细胞培养法　将标本接种于体外培养基的单层有核细胞，如Hela、HFF细胞等，经3～5天可查见速殖子或假包囊。该法优于动物接种法，可分离虫株，但需要细胞培养设备及相关技术。

2. 血清学诊断　血清学诊断是临床上检测弓形虫感染最常用的方法。通过间接免疫荧光法或酶联法检测抗体IgG和IgM，若宿主感染弓形虫后其血液中最初2周出现特异性IgM抗体，4～8周达到高峰，然后下降到最低检测不到，但部分急性感染后18个月也可以测出。IgG抗体上升较缓慢，1～2个月后达高峰，并可稳定在高水平上持续数月至数年。

考点提示　弓形虫病主要传染源为猫，刚地弓形虫速殖子呈弓形或新月形，包囊呈圆形或椭圆形，其内含缓殖子。

（五）流行与防治

1. 流行　刚地弓形虫呈世界性分布，动物感染普遍，人类感染也相当普遍。多数为隐性感染，感染率较高有古巴、法国、英国、新加坡、巴西等国，我国各省、市、自治区均有感染报告。主要传染源为家猫，人类感染主要是因食入被猫粪中的卵囊污染的水和食物，或半生食被污染的动物的肉、蛋、奶及制品，其次还可经胎盘、破损的皮肤黏膜、输血、器官移植等途径感染。

2. 预防　注意饮食卫生，严格肉类检疫。在处理生肉、泥土或猫的垃圾后彻底洗手；食物尽量避免被猫粪污染；肉类食物应加热煮熟；孕妇应避免与猫、狗等宠物或生肉接触，定期血清学体检，如有发现，应及时治疗或终止妊娠。

3. 治疗　免疫功能正常的患者一般不必治疗，除非出现内脏疾病症状或严重症状持续存在。但新生儿、孕妇和免疫缺陷者的急性弓形虫病，应给予特异性治疗。在免疫功能缺陷患者中最有效的治疗方案是乙胺嘧啶联合磺胺嘧啶。对于磺胺嘧啶过敏的患者，可使用克林霉素600～800 mg/次，每日3次口服合用乙胺嘧啶来替代。

三、巴贝虫

巴贝虫（Babesia）寄生于各种家养和野生哺乳动物如牛、马、羊、猪等的红细胞内，引起巴贝虫病。目前已鉴定能感染人体的巴贝虫有分歧巴贝虫、田鼠巴贝虫、牛巴贝虫和犬巴贝虫。巴贝虫病是一种由蜱媒传播的人畜共患寄生虫病。

（一）形态

传统的分类方法是依据巴贝虫的形态、宿主特异性和对药物的敏感性分为两类：大巴贝虫（滋养体大小为 2.5~5.0 μm）和小巴贝虫（滋养体大小为 1.0~2.5 μm）。田鼠巴贝虫在有性生殖阶段虫体长 1.0~2.5 μm，虫体的形态有点状、环形、梨形、阿米巴形、杆形，最具有特征的为马耳他十字的四联体形，经吉姆萨染色，虫体胞质呈蓝色，无色素点，内有 1~3 个呈红色的深色染色质团，并且可以在红细胞内观察到多个虫体寄生，随着虫体在宿主红细胞内无性生殖发育，逐渐进入大滋养体阶段，大滋养体呈环状但核未分裂，核呈紫红色，环被染成蓝色，红细胞形态不变。各期虫体均可以出现在不同的红细胞中，同一个红细胞中大多为同一发育期的虫体（图6-8）。

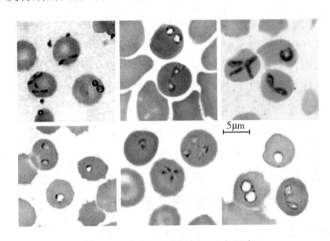

图6-8　人体红细胞内巴贝虫形态

（二）生活史

巴贝虫生活史需要两个宿主，终宿主（传播媒介）是硬蜱。中间宿主非常广泛为人及多种哺乳动物如牛、马、羊、犬、猫等和鸟类等脊椎动物。生活史至少包括三个增殖期：①在蜱肠中进行配子生殖；②在蜱唾液腺中进行孢子增殖；③在脊椎动物红细胞内进行裂体增殖。幼蜱吸血时，吸入宿主外周红细胞内的雌雄配子体，雌雄配子体进入蜱的小肠上皮细胞等各个器官内，进行有性繁殖。两周后，幼蜱的唾液腺内即出现含许多子孢子的孢子母细胞或卵囊。子孢子通过幼蜱叮咬进入哺乳动物（主要为啮齿类动物）红细胞内。田鼠巴贝虫进入小鼠红细胞后，在宿主红细胞内发育主要表现为滋养体和裂殖体两个阶段，某些滋养体发育可发育为配子体，配子体在红细胞内除体积增大外并不繁殖。只有进入终宿主蜱的肠道后才继续发育并进行有性生殖。人因被感染巴贝虫的蜱叮咬而进入此循环。子孢子通过感染蜱的叮咬进入人体红细胞，并进行无性繁殖。

（三）致病

巴贝虫致病与虫种及虫体自身的增殖作用所引起宿主红细胞溶解作用相关，还与巴贝

145

虫虫株的特点、基因及其毒力因子以及宿主免疫状态具有相关性。巴贝虫病的潜伏期1~4周，免疫功能正常宿主多呈自限性，重症患者可突然起病，高热、寒战、体温可高达40℃，症状类似疟疾，患者不同程度贫血、黄疸及血红蛋白尿，也可有肝、脾肿大。危重患者出现肝肾衰竭、昏迷，甚至死亡。艾滋病患者感染巴贝虫后可转化成慢性感染。

（四）实验诊断

1. 病原学检查 外周血、骨髓或接种动物查见虫体。

2. 免疫学检测 ①巴贝虫间接荧光抗体检测（Indirect fluorescent antibody tests，IFAT）；②ELISA试验；③免疫层析试条法（ICT）检测。

3. 核酸检测

4. 动物接种

（五）流行与防治

1. 流行 肩突硬蜱是北美巴贝虫流行地区的主要传播媒介。自1990年后，至今全球包括欧洲、亚洲、非洲、南北美洲及澳洲等均有人巴贝虫病病例报道，而其中美国仍然是报道人巴贝虫病病例最多的国家。近年来人巴贝虫病在中国陆续报道也引起了广大医务与疾控工作者的更多关注。人主要通过以下3种方式感染巴贝虫：①蜱虫叮咬，人们在巴贝虫病流行区进行户外活动时，易被蜱虫叮咬从而感染巴贝虫，这种方式是最常见的巴贝虫感染方式；②输血，当无症状的巴贝虫感染者所献的血液被受血者所输入，受血者就有可能感染巴贝虫，这种方式也很常见；③先天性感染，感染了巴贝虫的母亲在怀孕或分娩时将巴贝虫传播给婴儿，导致婴儿感染巴贝虫。这种方式较为罕见。

2. 防治 对巴贝虫患者，一般采用联合用药的治疗方式。较常使用的组合药物有奎宁与克林霉素、阿托伐醌与阿奇霉素、阿托伐醌与克林霉素。奎宁加克林霉素主要用于中重度感染者。轻中度感染者，可用阿托伐醌加阿奇霉素治疗。

四、卡氏肺孢子虫

卡氏肺孢子虫（*Pneumocysis carinii* Delanoe et Delanoe，1912）简称肺孢子虫，广泛存在于人和其他哺乳动物的肺组织内，可引起肺孢子虫性肺炎，或称肺孢子虫病（pneumocystosis）。是一种机会致病性寄生虫。

（一）形态

本虫为真核单细胞生物，其分类地位尚未明确。生活史中有滋养体和包囊两个阶段。大滋养体外形多变，长2~8 μm，吉姆萨染色后仅见深紫色的细胞核一个，胞质浅蓝色。小滋养体大小为1~1.5 μm，呈球形或阿米巴形。包囊为主要检出阶段，包囊前期，长3~5 μm，蛋圆形，有几条丝状伪足，一堆线粒体和1~8个胞核，用相差显微镜可见包囊内有8个子孢子，经特殊染色可见核。包囊呈圆形或椭圆形，直径为4~6 μm，略小于红细胞，经吉姆萨染色的标本，囊壁不着色，透明似晕圈状或环状，成熟包囊内含有8个香蕉形囊内小体，各有1个核。囊内小体的胞质为浅蓝色，核为紫红色。

（二）生活史

卡氏肺孢子虫在人和动物肺组织内的发育过程已基本清楚，但在宿主体外的发育阶段尚未完全明了。一般认为本虫的包囊经空气传播而进入肺内。动物实验证实其在肺泡内发育的阶段，有滋养体、囊前期和包囊期三个时期。滋养体从包囊逸出经二分裂、内出芽和接合生殖等进行繁殖。滋养体细胞膜渐增厚形成囊壁，进入囊前期。随后囊内核进行分裂，每个核围以一团胞质，形成囊内小体，发育成熟的包囊含8个囊内小体，以后脱囊而出形成滋养体。1984年吉用幸雄等用电子显微镜观察囊前期早期发育的构造，内含有联会复合体。当联会复合体消失后进行两次连续的减数分裂和一次有丝分裂，形成8个囊内小体。

（三）致病

引起卡氏肺孢子虫病。卡氏肺孢子虫寄生在肺泡内，可能通过患者口中溅出的含包囊的飞沫经空气传播。孢子虫在健康宿主体内寄生时并不引起症状（隐性或潜在性感染），但在早产儿、先天性或后天性免疫缺损的患者则可引起肺炎，常见于器官移植后应用大剂量肾上腺皮质激素和细胞毒性药物的患者。本病潜伏期为1~2个月。可缓慢或急性起病。主要症状为发热（中等度）、干咳少痰、呼吸频率加快继而呼吸困难、鼻翼扇动和青紫等，大多为缓慢进行性，体征往往不明显。

（四）实验诊断

肺活组织切片查获包囊是确诊的主要手段，痰涂片或气管吸引物涂片往往不能检出病原体（因原虫数量很少）。X线胸部病变常迟于临床症状，约半数患者须在起病一周后X线检查才显示出网状、絮状和条索状模糊阴影。治疗后病变多在短期内消失。对长期应用激素和细胞毒性药物的患者出现上述症状和X线病变时应考虑本病。

1. 病原学诊断　可收集痰液或支气管分泌物涂片镜检，但阳性率很低，应用支气管冲洗术可提高检出率。也可进行经皮穿刺肺活检、支气管镜肺活检或开胸肺活检，这些方法虽可靠，但损伤大。

2. 免疫学诊断　常用方法为IFA、ELISA或补体结合试验。但由于大多数正常人都曾有过肺孢子虫隐性感染，血清中都有特异性抗体存在，故检测血清抗体的方法一般不用于肺孢子虫病的诊断。

近年来，DNA探针、rDNA探针和PCR技术等已试用于肺孢子虫病诊断，显示有较高的敏感性和特异性。

> **考点提示**　卡氏肺孢子虫的感染方式是包囊经空气传播而进入肺内，也可经血流从母体进入胎儿体内，健康人多为隐性感染，无症状，当宿主免疫力低下时，引起以淋巴细胞浸润为主的间质性浆细胞性肺炎。是艾滋病患者常见的死亡原因之一。

（五）流行与防治

1. 流行　世界性分布，呈散发性流行，见于欧洲、美洲。鼠类可能是传染源，犬可能是储藏宿主。病例报告达数千例。我国文献报告已有10余例。本病流行常发生于婴幼儿集中的场所。散发病例多见于儿童或成人。传播途径不甚清楚，可能与咳痰飞沫直接传染有关。

2. 防治　本病如得不到及时治疗，死亡率很高。常用药物有喷他脒、乙胺嘧啶及复方新诺明。目前国内多数医院治疗白血病时加服磺胺噻唑（ST）合剂，对预防并发卡氏肺孢子虫肺炎有良好效果。

第三节　其他致病性孢子虫

一、隐孢子虫

隐孢子虫（*Cryptosporidium* Tyzzer，1907），是机会致病性人畜共患原虫，主要引起以腹泻为主的隐孢子虫病。迄今有21个隐孢子虫种和基因型在人体发现，其中微小隐孢子虫和人隐孢子虫是寄生于人体的两个主要隐孢子虫种。

（一）形态

隐孢子虫卵囊是主要检出阶段，其形状呈圆形或椭圆形，大小为4~6 μm。成熟的卵囊壁光滑，透明，内含4个子孢子和一个结晶状残余体。子孢子为月牙形，大小为1.5 μm×0.752 μm，1个核。不同隐孢子虫形态相似，大小略有差异，形态学方法难以鉴定虫种。少数寄生于胃的隐孢子虫相对较大，呈椭圆形；多数寄生于小肠的隐孢子虫相对较小，呈圆形（图6-9）。

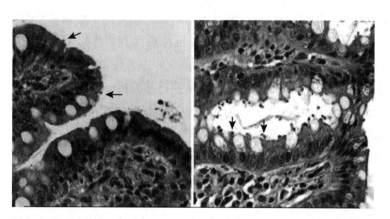

图6-9　隐孢子虫感染病理切片（箭头所指为空肠刷状缘感染的隐孢子）

（二）生活史

隐孢子虫生活史在同一宿主体内完成，不需要中间宿主。生活史包括无性生殖（裂体增殖和孢子增殖）和有性生殖（配子生殖）两个阶段，虫体在宿主体内的发育时期称为内生阶段，成熟卵囊为感染阶段。人摄入卵囊后，在消化液的作用下卵囊中的子孢子逸出，侵入肠上皮细胞的微绒毛区（刷状缘层内），形成纳虫空泡，虫体在空泡内进行无性繁殖，先发育为滋养体，经三次核分裂发育为Ⅰ型裂殖体。成熟的Ⅰ型裂殖体含有6或8个裂殖子。裂殖子被释出后侵入其他上皮细胞，发育为第二代滋养体，第二代滋养体经二次核分裂发育为Ⅱ型裂殖体。成熟的Ⅱ型裂殖体含4个裂殖子。裂殖子释放出并侵入细胞后发育为雌配子体或雄配子体，进入有性生殖阶段。雌配子体进一步发育为雌配子，雄配子体产生16个雄配子，雌、雄配子结合形成合子，合子发育为卵囊，进入孢子增殖阶段。成熟卵囊含有4个子孢子。卵囊有薄壁和厚壁两种。薄壁卵囊约占20%，仅有一层单位膜，其子孢子逸出后直接侵入宿主肠上皮细胞，造成宿主自身体内重复感染；厚壁卵囊约占80%，在宿主细胞或肠腔内孢子化，随宿主粪便排出，即具感染性。从宿主感染到排出卵囊完成整个生活史，一般为5~11天，但因感染的隐孢子虫种、感染度及宿主免疫状态等的不同而变化（图6-10）。

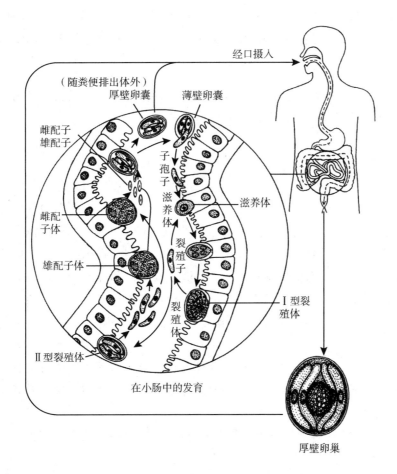

图 6-10　隐孢子虫生活史示意图

（三）致病

隐孢子虫病的致病机制尚不完全清楚，可能与多种因素有关。隐孢子虫主要寄生在小肠上皮细胞刷状缘的纳虫空泡内，少数寄生于胃部。空肠近端虫体寄生数量最多，严重者可扩散到整个消化道，肺、扁桃体、胰腺和胆囊等器官也发现有虫体。大量的隐孢子虫附着于肠黏膜上皮细胞或在回肠、空肠的肠上皮细胞顶端寄生、繁殖，导致肠黏膜组织破坏，肠上皮细胞绒毛萎缩、变短变粗，或融合、移位和脱落等损害，损坏细胞的运输机制及分解碳水化合物的乳糖酶、碱性磷酸酶、蔗糖酶等相关酶的活性，从而造成肠黏膜吸收功能障碍导致腹泻。还可诱导宿主上皮细胞凋亡，使肠黏膜上皮细胞屏障功能受损。免疫功能异常者如艾滋病患者合并隐孢子虫感染常导致肠道细菌过度繁殖。

（四）实验诊断

根据流行病学暴露史、相关疾病史（如HIV/AIDS）、临床表现及隐孢子虫病实验检查综合分析、诊断。粪便、痰液或呕吐物中检获隐孢子虫卵囊可以确诊。

1. 病原学检查　急性期患者因粪便中含卵囊数量多，可直接涂片镜检。其他患者，因粪便中卵囊数量较少，常采用饱和蔗糖漂浮法和甲醛－乙酸乙酯沉淀法等浓集法来提高检

149

出率。

2. 免疫学检查　目前一般使用基于粪抗原的国外商品化试剂盒，但价格昂贵，其主要有 ELISA 法和 IFA 法，这些方法特异性强、灵敏度高、稳定性好且操作简便，易于掌握，但免疫学诊断难以作为隐孢子虫病的确诊方法，仅可作为轻度感染者的辅助诊断和流行病学调查。

考点提示　隐孢子虫的感染阶段为成熟卵囊，感染后以腹泻为主，是引起艾滋病、肿瘤及其他免疫功能低下患者死亡的主要病原体之一。

（五）流行与防治

1. 流行　隐孢子虫病呈全球性分布。其传播主要是经粪–口途径，其中介水传播最为严重。隐孢子虫患者、带虫者和隐孢子虫感染的动物均为传染源。人的感染主要是摄入被卵囊污染的饮用水和食物，或与宠物、家畜（尤其是幼畜）和野生动物密切接触。此外，含卵囊的痰液可经飞沫传播，也有因骨髓移植感染、母婴传播感染隐孢子虫的报道。托幼机构的工作人员和儿童、医院内医护人员、兽医及动物园和养殖场工作人员等人群感染机会较多。本病的流行有一定的季节性，在温暖、湿润和雨季的月份容易出现感染高峰。我国在南京、安徽、内蒙古、福建、山东和湖南等省市均有病例报道。

2. 预防

（1）控制传染源　加强患者和病畜的粪便管理，防止患者和病畜的粪便污染水源和食物。同时，患者应适当隔离，治疗时应做好隐孢子虫传播方式的宣传，以减少在家庭、托幼机构和社会人群中腹泻的传播。

（2）切断传播途径　注意饮食卫生和个人卫生，严防粪–口传染。提倡饮开水、吃煮熟的食物。

（3）保护易感人群　人群普遍易感，尤其婴幼儿、器官移植者、免疫功能抑制者和免疫功能缺陷者。定期对上述人员进行隐孢子虫检测。另外，经抗生素治疗无效的慢性腹泻儿童，应考虑隐孢子虫感染的可能性。

3. 治疗　隐孢子虫病的临床治疗，目前尚无特效的药物和疫苗。一般来说，免疫功能正常者感染隐孢子虫后引起的腹泻可呈现自限性，临床症状在 10 天内逐渐缓解，但应注意补充水分和电解质。硝唑尼特（Nitazoxanide，NTZ）是美国食品药品管理局批准的唯一可以用于治疗婴儿隐孢子虫病的药物，可缩短病程，降低虫荷，但不适用于 HIV 合并隐孢子虫感染患者的治疗。

（秦志强）

二、等孢球虫

有两种等孢球虫可引起人类疾病，即贝氏等孢球虫和纳塔尔等孢球虫。贝氏等孢球虫只寄生于人体，疾病常呈自限性，该虫也与旅游者腹泻有关。

（一）形态

贝氏等孢球虫卵囊呈长椭圆形，大小为（20～33）μm×（10～19）μm，壁薄，光滑，无色，出现在粪便中的卵囊仅含 1 个孢子体，经 48 小时后发育为内含 2 个椭圆形孢子囊的成熟卵囊，每个孢子囊含有4个半月形的子孢子和一个残留体。纳塔尔等孢球虫的卵囊形态特征同贝氏等孢球虫卵囊相似，大小为（25~30）μm×（21~24）μm（图6-11）。

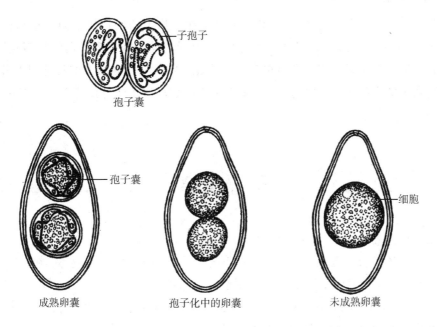

图6-11 贝氏等孢球虫孢子囊和卵囊形态示意图

（二）生活史

等孢球虫广泛寄生于哺乳类、鸟类和爬行类动物的肠道，贝氏等孢球虫的裂殖子和子孢子阶段主要寄生于人体小肠内，大都集中在十二指肠远端及空肠近端的上皮细胞内发育。等孢球虫成熟卵囊被人误食，卵囊内的子孢子在人体小肠上段逸出，侵入肠上皮细胞发育为滋养体，经裂体增殖发育为裂殖体。裂殖体成熟后释放出的裂殖子侵入附近的上皮细胞继续进行裂体增殖或形成雌、雄配子体。雌雄配子结合形成合子，最终形成卵囊，卵囊落入肠腔随宿主粪便排出。贝氏等孢球虫的感染阶段为含有子孢子的成熟卵囊。

（三）致病

感染后引起等孢球虫病，可致小肠绒毛萎缩和隐窝增生，严重者可扩散至整个消化道，甚至淋巴结、脾和肝等器官。免疫功能正常的患者一般无明显症状或呈自限性感染，表现为厌食、腹泻、腹痛等。婴儿、AIDS患者和其他免疫功能障碍者，由于虫体反复在细胞内繁殖并具有侵袭性而使病程迁延，出现严重临床症状，如发热、腹痛、呕吐、持续性水泻或脂肪性腹泻等，特别是艾滋病患者可出现持续性腹泻伴厌食、体重减轻等症状，是造成艾滋病死亡的一个重要原因。

考点提示 贝氏等孢球虫只寄生于人体，疾病常呈自限性，与旅游者腹泻有关。感染阶段为含有子孢子的成熟卵囊。

（四）实验诊断

粪便中检出贝氏等孢球虫卵囊即可确诊，包括生理盐水直接涂片法或硫酸锌浮聚法。由于虫体卵囊细小，颜色浅，故容易漏检。可用抗酸染色，卵囊中的孢子囊被染成红色。

若在粪便中未能查到卵囊又怀疑为此虫感染者，可作十二指肠活组织检查。

（五）流行与防治

该虫免疫力低下者较易感染，普遍见于热带和亚热带地区，如南美、非洲和东南亚。艾滋病患者的感染率为3%~20%，它与隐孢子虫已成为艾滋病患者腹泻的最常见原因。传染源为患者、健康带虫者和恢复期带虫者。主要通过摄入被卵囊污染的食物和水引起感染。预防本虫感染应以注意饮食卫生为主，搞好个人卫生和环境卫生，治疗可用复方新诺明。

（官 琦）

本 章 小 结

孢子虫均营寄生生活，生活史复杂，有世代交替现象，对人致病的主要有：疟原虫、刚地弓形虫、隐孢子虫、巴贝虫等，此外肉孢子虫和等孢子虫也可发生人体感染。疟原虫主要通过蚊虫叮咬人体传播，是疟疾的病原体，其诊断方法主要以血涂片镜检为主。刚地弓形虫病是一种重要的人畜共患寄生虫病，因其感染后对胎儿的影响较大，故弓形虫检测在优生优育方面有重要意义。巴贝虫传播媒介为硬蜱，人为其中间宿主，可因蜱虫叮咬或输血感染，感染后症状类似疟疾。人芽囊原虫在艾滋病患者中有高感染率，镜下形态多变。其他孢子虫在人群感染率较低，免疫力正常者症状轻微或隐性感染，免疫力低下者往往产生比较严重的临床症状。其中隐孢子虫和卡氏肺孢子虫对艾滋病患者可造成较大危害甚至死亡。

扫码"练一练"

习 题

一、选择题

1. 人芽囊原虫粪便中常见类型为

A. 空泡型　　　　　　　B. 颗粒型　　　　　　　C. 阿米巴型

D. 富分裂型　　　　　　E. 包囊型

2. 在粪便中常游离存在的孢子虫是

A. 人芽囊原虫　　　　　B. 肉孢子虫　　　　　　C. 等孢球虫

D. 疟原虫　　　　　　　E. 隐孢子虫

3. 人芽囊原虫的感染期为

A. 包囊　　　　　　　　B. 滋养体　　　　　　　C. 成虫

D. 孢子囊　　　　　　　E. 卵囊

4. 贝氏等孢球虫的感染阶段为

A. 包囊　　　　　　　　B. 滋养体　　　　　　　C. 含有子孢子的卵囊

D. 孢子囊　　　　　　　E. 含有子孢子的成熟卵囊

5. 疟原虫最主要的传播途径是

A. 母婴垂直传播　　　　B. 接触传播　　　　　　C. 经水传播

D．医疗行为（输血）传播　　　E．蚊媒叮咬传播

6．疟原虫感染阶段为

A．子孢子　　　　　　　　B．裂殖体　　　　　　　C．滋养体

D．配子体　　　　　　　　E．卵囊

7．疟疾患者最快速有效的诊断方法是

A．组织活检　　　　　　　B．便检　　　　　　　　C．血涂片

D．尿检　　　　　　　　　E．血常规

8．孕妇怀孕期间感染可由胎盘垂直传播给胎儿的寄生虫病是

A．血吸虫病　　　　　　　B．弓形虫病　　　　　　C．旋毛虫病

D．丝虫病　　　　　　　　E．阴道毛滴虫病

9．刚地弓形虫的终宿主是

A．猫科动物　　　　　　　B．食草动物　　　　　　C．啮齿类动物

D．人　　　　　　　　　　E．爬行动物

10．刚地弓形虫的感染阶段有

A．包囊　　　　　　　　　B．滋养体　　　　　　　C．假包囊

D．卵囊　　　　　　　　　E．以上都是

二、案例分析题

患儿，5岁，因间断发热7天，腹部增大5天入院，患儿于入院前7天、4天、1天各发热1次，体温最高达40.3℃，每次发热均伴畏寒、寒战、头痛，口服退烧药后出汗较多，体温降至正常。5天前，家长发现患儿腹部隆起。入院检查：RBC 2.51×10^{12}/L，Hb 65 g/L，WBC 5.14×10^9/L，PLT 62×10^9/L，外周血涂片及骨髓涂片红细胞内找到疟原虫，腹部B超：肝脾大，实质回声均匀，未见腹腔积液。追问病史：患儿曾因父母到非洲工作，去非洲待过一年。

1．试说出临床诊断及诊断依据？分析患儿肝脾肿大、血象异常的可能机制。

2．说出疟疾传播途径及主要临床特征。

（官　琦　秦志强）

纤毛虫

学习目标 ⸺

1. **掌握** 结肠小袋纤毛虫具有实验诊断意义阶段的形态特征、生活史特点及实验诊断方法。

2. **熟悉** 结肠小袋纤毛虫的致病性。

3. **了解** 结肠小袋纤毛虫的流行与防治。

4. 学会根据临床诊断提供的线索，正确选择结肠小袋纤毛虫的实验诊断方法，正确判断实验结果。

5. 具备综合运用所学知识，科学、合理地分析实验检查结果的能力。

本章主要讲述结肠小袋纤毛虫。

 案例讨论 ⸺⸺⸺⸺⸺⸺⸺⸺⸺⸺⸺⸺⸺⸺⸺⸺⸺⸺⸺⸺⸺⸺

【案例】

患者，男，39岁，猪饲养员。因上腹不规则疼痛一年余就诊。自述：一年前开始腹泻，并在腹泻前有腹痛、便急，一天便2~3次，有轻度里急后重，体重减轻。既往体健。大便常规：粥样便，有少许黏液。镜检：白细胞1~2个/HPF，见胞口明显，椭圆形，大小100 μm×（70~80）μm，体表布满纤毛的的虫体，铁苏木素染色后见胞肛和一个肾形大核。

【讨论】

1. 该患者最可能患什么病？

2. 所患病是如何感染及有何诊断依据？

3. 如何预防和治疗本病？

结肠小袋纤毛虫，属动基裂纲、小袋科，为人体寄生原虫中个体最大的虫种。是人畜共患寄生虫，但人群感染率较低，寄生于人体结肠引起以腹泻为主要表现的结肠小袋纤毛虫痢疾，猪是主要传染源和保虫宿主。

（一）形态

生活史有滋养体和包囊两个发育阶段（图7-1）。

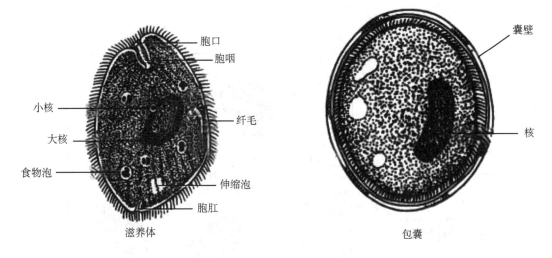

图7-1　结肠小袋纤毛虫滋养体和包囊示意图

滋养体呈椭圆形，腹面略扁平，背面稍突起，淡灰略带绿色，较透明，大小为（30～200）μm×（25～120）μm，体表布满纤毛，紧密斜行排列，可借助纤毛的摆动作旋转式运动。虫体富有弹性，可变形，虫体前端腹面有一凹陷的胞口，下接漏斗状胞咽，颗粒状食物（淀粉粒、细胞、细菌等）借助胞口纤毛的摆动送入胞咽，在胞内形成食物泡，经消化后，残留物经虫体后端的胞肛排出胞外。位于虫体中部和后部分别有一个伸缩泡，大小可变化，具有调节渗透压的功能。苏木素染色后虫体左下部可见1个充满染色质粒的肾形大核和1个圆形小核，后者位于前者凹陷处。

包囊呈圆形或卵圆形，直径40～60 μm，淡黄或淡绿色，囊壁厚且透明，新形成的活体包囊可见到囊内活动的滋养体，有明显的纤毛，染色后可见胞核，但经过一定时间后，纤毛可消失。

（二）生活史

包囊为其感染阶段。被包囊污染的食物和水经口进入宿主体内的，在肠道消化液的作用下脱囊形成滋养体。结肠是滋养体在人体内最常见的寄生部位。滋养体以淀粉、细菌及肠壁脱落细胞等为食，以横二分裂方式迅速增殖生长，有时也可进行接合生殖。在一定条件下滋养体还可以侵犯肠壁组织。滋养体随着肠内容物移行至结肠下段，由于肠内理化环境的变化，水分减少，一部分滋养体变圆并分泌囊壁将虫体包围成囊，包囊随粪便排出体外。包囊在外界环境中不再进行分裂增殖。人体内的滋养体很少形成包囊，而猪肠内的滋养体则可形成大量包囊。有些时候滋养体也可随宿主粪便排出，在适宜条件下形成包囊（图7-2）。

考点提示　结肠小袋纤毛虫是人体最大的寄生原虫，包囊为感染阶段，滋养体为致病阶段，通过粪–口途径传播。

扫码"看一看"

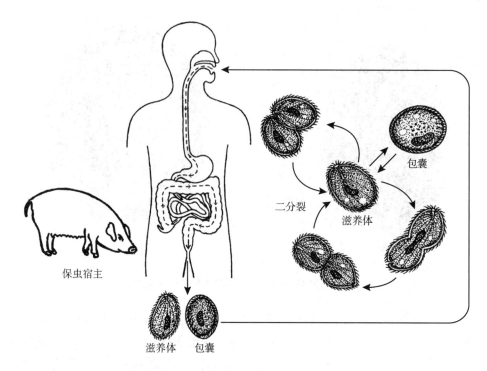

图7-2 结肠小袋纤毛虫生活史示意图

（三）致病

滋养体主要寄生于结肠，偶可侵犯回肠末端。滋养体借助于机械性刺激、继发感染及分泌透明质酸酶等物质，侵犯肠黏膜及黏膜下组织，对宿主的肠黏膜及黏膜下组织造成损伤，严重病例可出现结肠黏膜大面积破坏和脱落，形成烧瓶状溃疡（与阿米巴溃疡很相似）而导致痢疾。溃疡周围有淋巴细胞和多核白细胞浸润，如伴有出血和继发细菌感染，可发生结肠和阑尾穿孔、腹膜炎等。

临床表现可分为三型：多数感染者为无症状型，但粪便中可有虫体排出，这部分感染者在流行病学上有重要意义；急性型又称痢疾型，患者常常突然发病，伴有腹痛、腹泻和黏液便，里急后重，有的会出现脱水、营养不良及消瘦，此型病程短，有一定的自限性；慢性型患者可有上腹部不适、回盲部及乙状结肠部压痛、周期性腹泻、大便呈粥样或水样，常伴有黏液，无脓血。

（四）实验诊断

本病确诊用粪便直接涂片查滋养体或包囊。虫体较大，一般不易漏检。虫体排出有间歇性，并且抵抗力弱，容易死亡，故在诊断时患者粪便标本一定要新鲜，需反复送检，才能提高检出率。必要时也可采用乙状结肠镜进行活组织检查或用阿米巴培养基进行培养。

（五）流行与防治

结肠小袋纤毛虫呈世界性分布，多见于热带和亚热带地区。我国云南、广西、广东、福建、四川、湖北、河南、河北、山东、山西、陕西、吉林、辽宁、台湾等22个省（区）均有病例报道。动物的感染比人更为普遍，其中以猪最严重，感染率可达60%～70%。通常认为人的感染来源于猪，多数病例有与猪接触史，故认为猪是主要保虫宿主和重要传染源。

人体感染主要通过误食被包囊污染的食物或饮水。滋养体在厌氧环境和室温条件下能存活10天，对外界环境有一定的抵抗力，但在胃酸中很快被杀死。故滋养体不是主要的传播阶段，包囊是主要传播阶段，因为具有较强的抵抗力，在室温中至少存活2周，在潮湿环境里能存活2个月，在干燥而阴暗的环境里能存活1~2周，在阳光直射下经3小时才能杀死，对化学药物也有较强的抵抗力，在10%甲醛中可存活4小时，苯酚中可存活3小时。

该病防治原则与溶组织内阿米巴病相同。结肠小袋纤毛虫的发病率不高，重在预防。加强卫生宣传教育，注意个人卫生和饮食卫生，保护易感人群；管理好人粪、猪粪，避免包囊污染食物和水源，从而切断传播途径；治疗可选用甲硝唑、四环素和小檗碱（黄连素）等。

本章小结

纤毛虫属纤毛门，周身布满纤毛，以纤毛作为运动细胞器，以二分裂法增殖或进行接合生殖，多数纤毛虫营自生生活，少数营寄生生活。结肠小袋纤毛虫是人体最大的寄生原虫，感染阶段为包囊，致病阶段为滋养体，粪-口途径传播，引起结肠小袋纤毛虫痢疾。粪便生理盐水直接涂片检查滋养体或包囊。加强卫生宣传教育，加强粪便水源管理，注意个人饮食卫生是预防本病的重要措施。

习 题

扫码"练一练"

一、选择题

1. 以纤毛为运动细胞器是

A. 根足虫 　　　　　B. 纤毛虫 　　　　　C. 鞭毛虫

D. 孢子虫 　　　　　E. 全选

2. 结肠小袋纤毛虫的感染阶段是

A. 卵囊 　　　　　B. 滋养体 　　　　　C. 包囊

D. 孢子囊 　　　　　E. 假包囊

3. 能引起类似阿米巴样痢疾的原虫是

A. 弓形虫 　　　　　B. 疟原虫 　　　　　C. 卡氏肺孢子虫

D. 阴道毛滴虫 　　　　　E. 结肠小袋纤毛虫

4. 人体最大的寄生原虫是

A. 蓝氏贾第鞭毛虫 　　　　　B. 阴道毛滴虫 　　　　　C. 结肠小袋纤毛虫

D. 隐孢子虫 　　　　　E. 肺孢子虫

5. 结肠小袋纤毛虫致病机制是

A. 机械性隔离作用 　　　　　B. 以红细胞为主要营养来源

C. 机械性压迫作用 　　　　　D. 滋养体侵入肠壁组织、形成溃疡

E. 虫体夺取大量营养

二、案例分析题

患者，男性，3岁，云南省富源县人，随母亲居住农村。因间断性腹泻半年，近半月加剧，伴腹痛，每日排粥样或水样粪便2~6次，常伴有黏液，无血和脓，大便排出蛔虫1条，

纳差。体检：发育营养差、神志清、呼吸平稳，无缺氧失水症，心肺未见异常。腹部柔软微膨隆，脐周有压痛，肝脾未触及，双下肢轻度水肿。血常规检查：Hb 100 g/L，WBC 7.0×10^9，N 0.33，L 0.65，M 0.02。大便常规：呈黄白色、粥样、碱性，黏液少，镜检：WBC少，查见结肠小袋纤毛虫滋养体3～5个/LPF，呈椭圆形。最后诊断为结肠小袋纤毛虫病。

1. 本例患者被诊断为结肠小袋纤毛虫病时重要依据是什么？
2. 实验室诊断本病时应注意什么？
3. 治疗本例患者的药物有哪些？

（官 琦）

第三篇

医学节肢动物

第八章

医学节肢动物

学习目标

学习目标

1. **掌握** 医学节肢动物的概念、主要形态特征。
2. **熟悉** 医学节肢动物主要类群的危害。
3. **了解** 医学节肢动物的防制。

扫码"学一学"

第一节 医学节肢动物的形态特征与分类

节肢动物（arthropod）属于动物界（Kingdom Animalia）的节肢动物门（Phylum Arthropoda），种类繁多，分布广泛，是目前地球上最大的一个动物类群。其中与医学相关的节肢动物种类即危害人类健康的节肢动物称为医学节肢动物（medical arthropod）。

一、形态特征

节肢动物在形态上具有区别于其他动物类群的许多特征，其主要形态特征包括：①身体两侧对称、分节，部分体节具有分节而成对的附肢；②体表骨骼化，由几丁质和醌单宁蛋白组成，亦称外骨骼。③循环系统为开放式，体内具有简单的体腔，血淋巴在其中流动，又称为血腔，血腔及血淋巴延伸到所有的附肢；④节肢动物发育过程大多经历蜕皮和变态过程。

扫码"看一看"

二、主要类群

节肢动物门通常分为13个纲，其中与医学有关的节肢动物分属5个纲，即：昆虫纲、蛛形纲、甲壳纲、唇足纲和倍足纲，最重要的是昆虫纲和蛛形纲。

1. 昆虫纲 成虫的躯体分头、胸、腹三部分，有触角1对（具有感觉功能）、足3对、有翅或无翅，成虫以气管呼吸，水生或陆生。与人类疾病相关的常见种类有：蚊、蝇、白蛉、蠓、蚋、虻、蚤、虱、臭虫、蜚蠊、桑毛虫、松毛虫、锥蝽、毒隐翅虫等。

2. 蛛形纲 虫体分头胸部和腹部，或头胸腹愈合成为躯体。成虫有足4对，无触角，无翅，以书肺、气管或表皮呼吸。常见种类有：蜱（硬蜱和软蜱）、螨（恙螨、革螨、疥螨、蠕形螨、尘螨等）、蜘蛛、蝎等。

3. 甲壳纲 体形多样，虫体分头胸部和腹部，有触角两对，步足5对，生于头胸部两侧，无翅，多数水栖，以鳃呼吸。种类常见的有：石蟹、淡水虾、蝲蛄、水蚤等，是某些蠕虫的中间宿主。

4. 唇足纲　具有明显的头和扁而长的躯体，头部除口器外有1对多节的触角，各体节相似，不分胸腹。体节除最后两节外，各具足1对，第一对足变形为毒爪，内连毒腺。以气门呼吸。主要种类如蜈蚣等。

5. 倍足纲　体呈长筒形，多节，由头及若干形状相似的体节组成，头节有1对触角，除前3节外，其余各体节均具足两对，以气门呼吸。常见种类有马陆、千足虫等。其分泌物可引起皮肤过敏。

第二节　医学节肢动物的发育

一、发育类型

节肢动物从幼虫发育到成虫要经过形态结构、生理功能和生活习性的一系列变化，这种现象称为变态。可分为完全变态和不完全变态两种类型。以昆虫为例，蚊、蝇、白蛉和蚤等昆虫经历卵—幼虫—蛹—成虫的发育过程，幼虫形态、生活习性与成虫明显不同，称为完全变态。虱、臭虫和蜚蠊等昆虫经历卵—幼虫（若虫）—成虫的发育过程，生活史中没有蛹期，若虫的形态、生态、生活习性等与成虫相似，只是虫体较小，性器官未成熟，称为不完全变态。

二、生态环境对节肢动物发育的影响

生物赖以生存的环境称为生态环境。节肢动物生态是指节肢动物的生活状态，以及它们之间和它与外界环境之间的相互关系。可分为个体生态和种群生态。

（一）个体生态

个体生态是节肢动物的生长、发育、繁殖、寿命、滞育、越冬、产卵、食性和栖息等生理行为与环境因素的相互关系。影响个体生态的因素包括以下几个方面。

1. 温度　温度直接或间接地影响着节肢动物的生长发育。节胶动物属于变温动物。温度变化影响节肢动物的性成熟、交配活动、生殖营养周期、产卵数量、虫卵孵化率以及产卵的速度等。

2. 水湿　节肢动物的生活过程都离不开水。湿度与节肢动物的关系分为适宜、有害或致死三种情况。

3. 光照　光照直接或间接地影响着节肢动物的活动和行为，与其生命节律和季节消长密切相关。光照强度决定着节肢动物的昼夜活动节律，在很多情况下，昆虫的滞育主要是由短日照引起的。

4. 化学因素　环境中的化学元素及其形成的化合物存在于大气、水、土壤和食物中，并供给生物所需的营养。此外，微量元素和超微量元素大多是生命所需要的，缺乏或过多都对节肢动物的生存有影响。

5. 食物　食物是影响节肢动物的生命活动、种群数量及分布的重要因素。节肢动物的食性因种而异，有捕食性、植食性、杂食性、寄生性等。

（二）种群生态

节肢动物的种群生态包括季节消长、孳生习性、栖息习性等种群活动及与外界环境的关系。

1. 食性 根据节肢动物生活史中各期幼虫和成虫对食物选择的特点，可分为五类：成虫吸血；幼虫、若虫和成虫均吸血；幼虫叮咬吸食；杂食；成虫不食。食性是判断节肢动物与疾病关系的一项重要特性。偏嗜人血的节肢动物，传播人类疾病较多；兼吸人和动物血的节肢动物，通常传播人畜共患病。

2. 季节消长 是指节肢动物种群密度随季节变化的规律。温度、雨量对节肢动物的生长、发育和繁殖有重要的影响。医学节肢动物在一年内数量上的变动，与它所传播的疾病流行密切相关。掌握消长曲线的规律，才能及时制定有效的防制措施，达到预防虫媒病的目的。

3. 孳生习性 是指节肢动物幼虫生活所要求的外界环境。按照孳生地场所可分为水生型和陆生型。了解医学节肢动物的孳生场所，可为防治提供理论依据。

4. 栖息习性 是指成虫取食离开宿主后，在外界环境中停息场所的选择。不同种类的节肢动物要求不同的栖息场所。如蚊的栖息场所可分为三类：家栖型、半家栖型和野栖型。

第三节 医学节肢动物对人体的危害

节肢动物中害虫众多，对人体的危害可分为两类，一是由节肢动物本身对人体引起的直接危害，二是以节肢动物为媒介传播疾病的间接危害，间接危害比直接危害更重要。

一、直接危害

1. 骚扰、吸血 许多吸血昆虫叮人吸血。如蚊、虱等叮咬人体吸血；在野外工作或旅行，蜱、螨等叮咬人体，造成骚扰。

2. 刺螫、毒害 有些节肢动物具有毒腺、毒毛，接触时会对人体产生危害；有些有螫器的节肢动物，通过螫器刺螫人体，注入毒液，引起被刺人体中毒；有些通过口器叮咬并将有毒物质注入人体内引起全身症状。

3. 超敏反应 节肢动物的唾液、分泌物、排泄物、蜕皮及残体颗粒等蛋白质作为过敏原，可引起宿主的超敏反应。

4. 寄生 有些节肢动物可侵入人体寄生。

二、间接危害

节肢动物携带病原体可传播疾病，能传播疾病的节肢动物称为媒介节肢动物，由其传播的疾病称为虫媒病（arbo-disease），其传播方式分为机械性传播和生物性传播两种类型。

1. 机械性传播 媒介节肢动物机械地携带病原体而传播疾病。病原体在媒介节肢动物体内或体表没有发生明显的形态或生物学变化，是一种非特异性传播。

2. 生物性传播 生物性传播是媒介节肢动物传播疾病的最为重要的方式。病原体必须在媒介节肢动物体内经历发育和（或）增殖的阶段才具有感染力，才能传播。从病原体侵入节肢动物体内，到具有感染力的过程所需要的时间称为外潜伏期。根据病原体在节肢动物体内的发育和（或）增殖的情况，分为4种传播方式。

（1）发育式传播　指病原体在节肢动物体内发育，只有形态变化而无繁殖，因而数量上并不增加。病原体在虫媒发育的最后阶段才具有感染性。

（2）增殖式传播　指病原体在媒介体内经过繁殖而数目增加，但形态上并无明显变化。

（3）发育增殖式传播　指病原体在虫媒体内经过发育和繁殖，不但完成生活史的某些环节，而且数量上也大量增加。

（4）经卵传递式传播　指某些病原体在虫媒体内繁殖并侵入雌虫的卵巢，随卵传递给子一代或代代相传，使虫媒子代个体生来就有传病能力。

节肢动物对人体最大的危害是传播疾病，我国主要的媒介节肢动物、虫媒病、病原体见表8-1。

表8-1　我国主要的媒介节肢动物、虫媒病及病原体

媒介节肢动物		虫媒病	病原体
昆虫纲	蚊	疟疾	疟原虫
		班氏丝虫病	班氏吴策线虫
		马来丝虫病	马来布鲁线虫
		流行性乙型脑炎	流行性乙型脑炎病毒
		登革热	登革病毒
		黄热病	黄热病病毒
	蝇	阿米巴痢疾	溶组织内阿米巴
		细菌性痢疾	痢疾志贺菌（痢疾杆菌）
		伤寒	伤寒沙门菌（伤寒杆菌）
		霍乱	霍乱弧菌
		蛔虫病	似蚓蛔线虫
		雅司病	雅司螺旋体
	舌蝇	非洲睡眠病	冈比亚锥虫
	白蛉	黑热病	杜氏利什曼原虫
		皮肤利什曼病	热带利什曼原虫
		白蛉热	白蛉热病毒
	蚋	盘尾丝虫病	旋盘尾丝虫
		欧氏曼森线虫病	欧氏曼森线虫
	库蠓	常现丝虫病	常现棘唇线虫
	虻	罗阿丝虫病	罗阿丝虫
	蚤	炭疽病	炭疽芽孢杆菌（炭疽杆菌）
		鼠疫	鼠疫耶尔森菌（鼠疫杆菌）
	虱	地方性斑疹伤寒	莫氏立克次体

续表

媒介节肢动物		虫媒病	病原体
蛛形纲	蜱	流行性斑疹伤寒	卜氏立克次体
		回归热	回归热螺旋体
		战壕热	五日热立克次体
		蜱媒斑疹伤寒	西伯利亚立克次体
		蜱媒回归热	包柔氏螺旋体
		莱姆病	伯勃氏螺旋体
		蜱媒脑炎	森林脑炎病毒
		土伦病	土拉热弗朗西斯菌（土伦杆菌）
	革螨	流行性出血热	流行性出血热病毒
	恙螨	恙虫病	恙虫立克次体
甲壳纲	蟹	并殖吸虫病	并殖吸虫
	剑水蚤	曼氏迭宫裂头蚴虫病	曼氏迭宫绦虫幼虫
		麦地那龙线虫病	麦地那龙线虫
		阔节裂头绦虫病	阔节裂头绦虫

第四节　医学节肢动物的防制

医学节肢动物综合防制是从医学节肢动物与生态环境和社会条件的整体观点出发，采取综合防制的方法，降低医学节肢动物的种群数量或缩短其寿命，将其种群数量控制在不足以传播疾病的密度。随着大量化学杀虫剂的使用，媒介节肢动物抗药性的产生及环境污染和生态平衡破坏等一系列严重问题陆续出现，迫使人们对于医学节肢动物的防制途径及策略进行重新审视。

医学节肢动物综合防制手段包括环境防制、物理防制、化学防制、生物防制以及其他防制（如遗传、法规防制）等。

一、环境防制

环境防制主要是结合当地媒介节肢动物的生态和生物学特点，通过改变其生存的必要环境条件，使媒介节肢动物不能孳生和生存，从而达到预防和控制虫媒病的目的。具体内容如下。

1. 环境改造　如基础卫生设施的改造和修建，阴沟、阳沟和臭水沟等排水沟渠的改造。

2. 环境处理　如翻盆倒罐、消除蚊虫孳生地等，以减少孳生场所，防止媒介节肢动物孳生繁殖。

3. 改善人们的居住条件和生活习惯，搞好环境卫生，以减少病原体一媒介一人三者的接触机会，防止虫媒病的传播。

二、物理防制

物理防制是利用各种机械、热、光、电、声等手段，以捕杀、隔离或驱赶害虫的方法。

三、化学防制

化学防制指使用天然的或化学合成的杀虫剂，以不同的剂型，通过不同的途径，毒杀、驱避或诱杀医学节肢动物。

四、生物防制

生物防制指利用某些生物（天敌）或其代谢物来进行害虫防制的方法。生物防制可分为两类，即利用捕食性生物及致病性生物。

五、其他防制

除上述防制方式外，还有遗传防制和法规防制等手段。

遗传防制指通过不同方法改变或移换昆虫的遗传物质，降低其繁殖能力或生存竞争力，从而达到控制或消灭一个种群的目的。目前尚处于实验阶段。

法规防制是指利用法律、法规或条例，进行检疫、卫生监督和强制防制。通常包括以下三方面工作：①口岸检疫。通过海关进出口检疫，防止媒介节肢动物从境外传入；②强制防治。以法律、法规条文的形式，强制全体居民执行媒介防制工作；③卫生监督。对某些重要媒介害虫实行卫生监督。

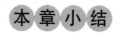

本 章 小 结

节肢动物种类繁多，分布广泛。直接或间接危害人体健康的医学节肢动物，主要分布在昆虫纲和蛛形纲。其发育类型分为完全变态和不完全变态，其发育过程受温度、水湿、光照、食物等环境因素影响。对人体的危害分为直接危害和间接危害，其中以间接危害最重要。医学节肢动物防制原则是综合防制，目前化学防制应用最多。

习 题

一、选择题

1. 与医学关系密切的节肢动物属于

A. 昆虫纲与甲壳纲   B. 甲壳纲与蛛形纲   C. 唇足纲与蛛形纲

D. 昆虫纲与倍足纲   E. 蛛形纲与昆虫纲

2. 下列哪种方法不是媒介节肢动物的防制措施

A. 改造环境   B. 化学杀虫剂使用   C. 生物天敌利用

D. 海关检疫   E. 食品农药残留检测

3. 下列哪项不是判断媒介节肢动物证据

A. 节肢动物是否吸人血

B. 节肢动物取食活动是否具有向光性

扫码"练一练"

C．节肢动物种群密度是否与疾病流行季节一致

D．实验条件下节肢动物是否具有传播疾病的可能

E．节肢动物寿命是否长于病原体的外潜伏期

4．可以直接寄生而危害人体的节肢动物是

A．蚊子　　　　　　　　B．苍蝇　　　　　　　　C．蟑螂

D．疥螨　　　　　　　　E．螃蟹

5．下列哪种方式属于节肢动物的机械性传播疾病方式

A．病原体发育式传播　　　　　B．病原体经卵传递式

C．病原体繁殖式传播　　　　　D．杂食性口器携带病原体传播

E．病原体发育繁殖式传播

6．下列哪种方式不是节肢动物对人的直接危害方式

A．叮咬人体吸血　　　　　　　B．在人的排泄物和食物之间传递病原体

C．寄生人体　　　　　　　　　D．毒液注入人体

E．毒毛引起人过敏反应

7．蜱螨属于医学节肢动物的

A．昆虫纲　　　　　　　B．甲壳纲　　　　　　　C．蛛形纲

D．倍足纲　　　　　　　E．唇足纲

8．医学节肢动物对人最主要的危害是

A．吸血　　　　　　　　B．寄生　　　　　　　　C．传播病原体

D．刺蛰　　　　　　　　E．引起皮肤病

9．节肢动物的共同特征不包括

A．身体两侧对称　　　　B．具有几丁质化附肢　　C．开放式循环系统

D．发育经过蜕皮和变态　E．身体不分节

10．以下哪些动物不属于蛛形纲

A．蝇　　　　　　　　　B．蠕形螨　　　　　　　C．粉螨

D．疥螨　　　　　　　　E．虱

二、简答题

请简述医学节肢动物生物性传播疾病的方式有哪些？

（万雅芳）

第九章

常见寄生于人体的节肢动物

学习目标

1. **掌握** 蝇、疥螨、蠕形螨和粉螨的形态特征、生活史特点及实验诊断方法。
2. **熟悉** 蝇、疥螨、蠕形螨和粉螨对人体的危害和防制原则。
3. **了解** 蝇、疥螨、蠕形螨和粉螨的流行。
4. 学会根据临床诊断提供的线索，正确选择蝇、疥螨、蠕形螨和粉螨的实验诊断方法。
5. 具备根据蝇、疥螨、蠕形螨和粉螨的流行环节进行有效防制的能力。

扫码"学一学"

扫码"看一看"

医学节肢动物种类繁多，与人类生活和健康密切相关的有昆虫纲和蛛形纲。

第一节　蝇

蝇属于节肢动物门、昆虫纲，其幼虫俗称蝇蛆（maggot），可寄生于人、畜的皮下、组织、腔道等，引起蝇蛆病。

一、形态

（一）成虫

体长4~14 mm，呈灰、黑、褐色，有些种带有蓝绿、青、紫等金属光泽，全身被有鬃毛。

1. 头部 呈半圆形，有大而明显的复眼1对，通常雄蝇两眼间距离窄或相接，雌蝇较宽。头顶部排列呈三角形的单眼3个。颜面有1对触角，分为3节，第三节基部外侧有1根触角芒。非吸血蝇类口器为舐吸式口器，由基喙、中喙及1对唇瓣构成，口器可伸缩折叠。吸血蝇类口器为刺吸式，能刺入人、畜皮肤吸血。

2. 胸部 分为3节，中胸发达，前后胸退化。前翅1对，后翅退化为平衡棒。足3对，跗节5节，末端有爪及爪垫1对，中间有1个爪间突。爪垫发达，肉质，可分泌黏液，能携带各种病原体。

3. 腹部 分10节，可见前5节，其余转化为外生殖器，雌蝇外生殖器在产卵时伸出。雄蝇外生殖器是分类的重要依据。

（二）卵

卵长约1 mm，乳白色，椭圆形或香蕉形，数十粒或数百粒堆积成块状。

（三）蝇蛆

分三个龄期，圆柱形，乳白色，无足缺眼，前尖后钝。一龄幼虫很小，家蝇的一龄幼虫约为2 mm；经2次脱皮，发育为三龄幼虫。家蝇的三龄幼虫比一龄大得多，长达8～10 mm。除头部外，胸部分3节，腹部分为10节。头部常缩在胸节内，仅见口钩1对（图9-1）。

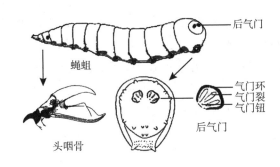

图9-1　蝇蛆、口钩和后气门示意图

以下结构在分类学上有重要意义。

1. 头部　主要部分为头咽骨，该骨为蝇幼虫前端的内骨骼，呈戟状。

2. 胸部　第1胸节有前气门1对，由气室和指状突起构成，前气门的形态与指状突起分支因虫种而不同。

3. 腹部　1～7节的腹面有带状腹垫，上有许多小棘，形态因种而异。小棘围绕体节呈环状分布，称为棘环。第8节后截面中央有后气门1对，后气门由气门环、气门裂和气门钮构成，它的形态特征是蝇种鉴定的重要依据（图9-2）。

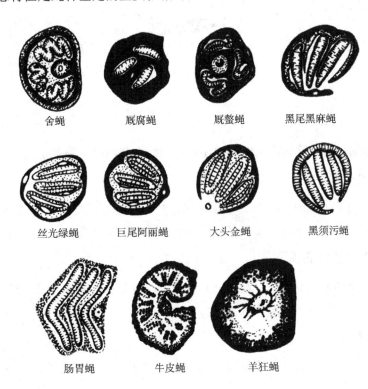

图9-2　几种蝇幼虫后气门的形态特征示意图

（四）蛹

蛹体表被有成熟幼虫硬化成的蛹壳，棕褐色，圆筒形。蛹不食不动，对高温耐受性差，但对低温耐受。

二、生活史

蝇为完全变态昆虫，生活史包括卵、幼虫、蛹和成虫四期。雌蝇在孳生地产卵，少数蝇类直接产幼虫，如麻蝇。成蝇羽化后2~3天即可交配，交配后2~3天产卵，雌蝇一次可产卵75~150个，一年可有7~8代，在夏季卵约1天孵出幼虫。幼虫孵出后钻入营养物中取食，约经20小时，蜕皮为二龄幼虫，再经24小时发育，蜕皮为三龄幼虫，三龄幼虫经三天发育成熟，钻入孳生地周围泥土中化蛹，蛹一般3~6天羽化为成蝇。完成生活史需7~30天，其中幼虫期为4~12天，而专性寄生蝇的幼虫期可达9~11月，成蝇寿命一般为1~2个月（图9-3）。

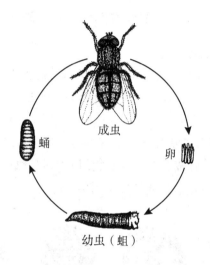

图9-3 蝇生活史示意图

三、致病

蝇类对人体的危害，除骚扰吸血外，还有传播疾病和蝇幼虫寄生于人体引起的蝇蛆病。

（一）机械性传播疾病

蝇类全身有鬃毛，足的末端有分泌黏液的爪垫，活动范围广泛，有许多利于传播病原体的习性，例如，边吃、边吐、边排便，休息时洗刷全身鬃毛等。

（二）生物性传播疾病

1. 睡眠病 又叫非洲锥虫病，病原体是锥虫，主要是由舌蝇属（采采蝇）传播。

2. 线虫病 多种蝇可作为结膜吸吮线虫的中间宿主。

（三）蝇蛆病

蝇类幼虫寄生于人、动物的组织或腔道内引起蝇蛆病，临床上按蝇蛆寄生部位分为以下几类。

1. 口、耳、鼻蝇蛆病 由于口、耳、鼻发生炎症时，产生发臭的分泌物，常引诱蝇类来产卵排蛆，而导致蝇蛆病。常见的蝇类有麻蝇、金蝇、绿蝇和厕绳。

2. 胃肠道蝇蛆病　人误食蝇卵或蛆污染的食物和水，幼虫可在肠内生长发育，然后随大便或呕吐物排出。肠胃蝇、厕蝇、麻蝇、丽蝇和绿蝇等均可引起胃肠道蝇蛆病。临床症状的轻重与蝇蛆的种类、数目和寄生部位密切相关。常有食欲不振、恶心、呕吐、腹痛和腹泻等。

3. 眼蝇蛆病　最常见，属专性蝇蛆病，幼虫营完全的寄生生活。以羊狂蝇幼虫最常见，分布最广。蝇蛆多寄生在结膜上，最多一例达52条。患者眼有异物感、痒痛和流泪等症状。

4. 肛门、尿道、阴道蝇蛆病　常由于人们赤身露宿或野外排便，蝇类在肛门附近产卵或幼虫，然后幼虫钻入肛门、阴道和尿道而引起。也有报告因马桶、内裤污染蝇幼虫而感染。

5. 皮肤蝇蛆病　较常见，主要由纹皮蝇和牛皮蝇的一龄幼虫所引起。常发生在牛，偶然也寄生于人。寄生在皮内或皮下，引起幼虫结节或皮下匐行疹。蝇蛆移行时，可有疼痛和瘙痒感。

6. 创伤蝇蛆病　由于创伤出血、伤口化脓所发出的气味诱蝇产卵或幼虫而致病。致病蝇类有金蝇、绿蝇、丽蝇、亚麻蝇和污蝇等属中的一些蝇种。

四、实验诊断

在患处取出蝇蛆，乙醇溶液固定、脱水、透明、然后封片，经鉴定是蝇蛆，即可确诊。主要根据三龄幼虫后气门的形状、构造、二个后气门间的距离而鉴定种属。也可将幼虫培养至蛹和成虫，进行鉴定，这样结果更可靠。一、二龄幼虫尚未发育成熟，一般不用于鉴定种属。

五、防制

1. 环境防制　清除孳生地是最重要的防制手段。搞好环境卫生，及时清理垃圾。

2. 化学防制　在蝇的活动、栖息场所喷洒药物是一种快速、有效的杀灭蝇幼虫和成虫的方法。但随着蝇的抗药性的不断增加，正逐渐被其他方法所取代。

3. 激素防制　保幼激素可对蝇幼虫后期的蜕皮起瓦解作用，产生具有幼虫和成虫两期特性的中间型，该中间型昆虫很快会死亡；蜕皮激素可干扰成虫表皮的发育，使蛹不能发育为成虫；信息素则是雌、雄蝇相互吸引的化学物质，是一种性激素，可利用它来诱杀蝇的成虫。

4. 物理防制　安装纱门、纱窗，使用用粘蝇纸、诱蝇笼、诱蝇灯、堆肥等方法杀灭幼虫及蛹。

5. 生物防制　如苏云金杆菌，对蚊蝇均有明显的毒素作用，幼虫吞食后，致蛹死亡。

第二节　疥　螨

疥螨（itch mite）属真螨目、无气门亚目、疥螨科、疥螨属，为永久性体表寄生螨类。寄生在人和哺乳动物的皮肤表皮层内，引起皮疹、剧烈而顽固的皮肤瘙痒，即疥疮（scabies）。寄生于人体的为人疥螨（*Sarcoptes scabiei*）。

一、形态

(一)成虫

椭圆形，背面隆起，黄白色半透明。雌螨的大小为（0.3~0.5）mm×（0.25~0.4）mm，雄螨的大小为（0.2~0.3）mm×（0.15~0.2）mm。颚体短小，螯肢呈钳状，触须由3节组成，上有刚毛。躯体表面有波状横纹，背面有鳞片状皮棘，成对的粗刺、刚毛和长鬃。腹面光滑，仅有少数刚毛。足4对，末端有长柄的吸垫。后两对足雌雄不同，雌虫足末端为长刚毛，而雄虫第四对足末端是吸垫。

(二)虫卵

长椭圆形，淡黄色，约80 μm×180 μm。壳很薄，后期卵可透过卵壳看到卵中的幼虫。幼虫大小为（120~160）μm×（100~150）μm。

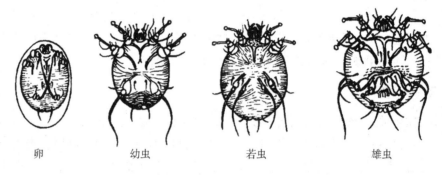

| 卵 | 幼虫 | 若虫 | 雄虫 |

图9-4　疥螨各期形态示意图

二、生活史

疥螨的生活史分为5期，分别是卵、幼虫、前若虫、后若虫、成虫。全部生活史在宿主皮肤角质层的"隧道"内完成。卵产出后一般3~5天孵出幼虫，幼虫活跃，可爬出隧道，然后经毛囊或毛囊间皮肤等处又重新钻进皮下。幼虫经3~4天蜕皮成前若虫，再经2天蜕皮成后若虫，后若虫已有雌雄之分。后若虫经3~4天蜕皮为成虫，完成生活史需8~17天。成虫啮食角质组织和淋巴液，钻挖与体表平行且迂曲的隧道。雄虫交配后不久死亡，雌虫寿命5~6周（图9-5）。

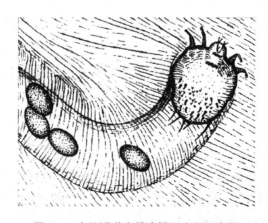

图9-5　皮肤隧道中雌疥螨和虫卵示意图

三、致病

人疥螨引起的皮肤病称疥疮。常寄生在人体皮肤薄嫩皱褶处。疥疮的皮损为小丘疹、小疱及隧道，多对称分布。疥疮丘疹淡红色、针头大小、可稀疏分布，丘疹间的皮肤正常；亦可密集成群，但不融合。隧道的盲端常有虫体隐藏，呈针尖大小的灰白小点。剧烈瘙痒是疥疮最突出的症状，尤其是夜间睡眠时虫体活动增强，以致奇痒难忍。患者常搔破皮肤继发感染，出现毛囊炎、脓泡、疖病或特殊型疥疮等，严重者可致淋巴结炎，甚至产生蛋白尿或急性肾炎。引起发痒的原因是雌螨挖掘隧道时的机械性刺激及生活中产生的排泄物、分泌物的作用引起的过敏反应所致。

四、实验诊断

根据患者接触史及丘疹、疱疹、奇痒等临床症状，特别是典型的皮下"隧道"，可作出疑似诊断。若能找出疥螨虫体，即可确诊。

检查疥螨的方法包括：①可用消毒针尖挑破隧道的尽端，取出疥螨；②用消毒的矿物油滴于皮肤患处，再用刀片轻刮局部，待丘疹顶端角质部分至油滴内出现细小血点为止，将6~7个丘疹的刮取物混合后镜检；③采用解剖镜直接检查皮损部位，发现有隧道和其盲端的疥螨轮廓，即用手术刀尖端挑出疥螨。

五、流行与防治

（一）流行

疥螨分布广泛，遍及世界各地。其感染方式主要是通过直接接触感染，也可通过患者的被服、手套、鞋袜等间接传播感染。公共浴室的休息、更衣间是重要的传播场所。

疥疮流行与个人卫生情况有密切关系。本病多见于学龄前儿童和青年集体中，男性多于女性，秋季和冬季为多发季节。

（二）防治

加强卫生教育，注意个人卫生。勤洗澡，勤换衣。避免与患者接触及使用患者的衣被和用具。发现患者应及时治疗，患者的衣服需煮沸或蒸气消毒处理。

治疗疥螨的常用药物10%硫磺软膏，10%苯甲酸苄酯搽剂，复方美曲磷脂霜剂，10%优力肤霜及伊维菌素等。患者用药前均需用热水洗净患部，待干后用药涂搽，每晚1次，效果较好。治疗后观察1周左右，如无新的皮肤损伤出现，才可认为痊愈。家属应同时治疗。

第三节　蠕形螨

蠕形螨（Follicle mite）属于真螨目，蠕形螨科，俗称毛囊虫，是一种永久性寄生螨，寄生于人和哺乳动物的毛囊和皮脂腺内。寄生于人体的有毛囊蠕形螨和皮脂蠕形螨，前者感染率高于后者。

一、形态

毛囊蠕形螨和皮脂蠕形螨形态基本相同，螨体乳白色、略透明，呈蠕虫状。虫体可分3

个体段，即颚体、足体和末体。颚体宽短，略呈梯形，螯肢针状，须肢分3节，端节有倒生的须爪。足体约占虫体1/4长度，近圆柱形，腹面具足4对，足短粗呈牙突状；末体细长，尾状，体表具有明显的环形皮纹（图9-6）。

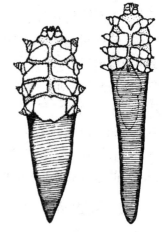

1. 毛囊蠕形螨　虫体细长，雌虫略大于雄虫。雄虫279.7 μm×45 μm，雌虫294.0 μm×52 μm，末体呈指状，末端钝圆，占虫体长度的2/3以上。雌虫有肛道，雄虫无。

2. 皮脂蠕形螨　成虫粗短，雌虫大于雄虫。平均大小为雄虫148.1 μm×46 μm，雌虫203.2 μm×50 μm，末体后端尖细呈锥状，占体长1/2。雌、雄虫均无肛道。

图9-6　蠕形螨示意图

二、生活史

毛囊蠕形螨和皮脂蠕形螨的生活史基本相同，可分卵、幼虫、前若虫、若虫和成虫5个时期。成虫寄生于毛囊或皮脂腺，雌虫产卵于毛囊内，产出的卵一般经历60小时，孵出幼虫。幼虫亦在毛囊内发育，以皮脂为食，约经36小时后蜕皮发育为前若虫。前若虫经72小时蜕皮发育为若虫。若虫经60小时发育为成虫。雌、雄成虫可间隔取食，约经120小时发育成熟，于毛囊口交配后，雌螨即进入毛囊或皮脂腺内产卵，雄螨在交配后死亡。完成1代生活史约需350小时，雌螨寿命约4个月以上。

三、致病

蠕形螨属于条件性致病寄生虫，绝大多数情况下，蠕形螨感染者无自觉症状，表现为无症状的带虫者，或仅有轻微痒感或烧灼样刺痛。临床症状与患者的免疫状态、营养状况、寄生的虫种及感染度等因素有关，并发细菌感染可加重症状，重者可引起蠕形螨病。临床上常见的症状为患处皮肤轻度潮红和异常油腻，继而出现弥漫性潮红、充血，继发红斑湿疹或散在的针尖、粟粒大小不等的红色痤疮状丘疹、脓疱、结痂、脱屑。此外，蠕形螨还可引起睑缘炎、脱发症、外耳道瘙痒等。

四、实验诊断

根据患者临床症状及皮肤损伤情况，从毛囊或皮脂腺分泌物中检出蠕形螨病原体即可确诊。常用的蠕形螨检查方法有以下几种。

1. 挤压涂片法　采用痤疮压迫器或洁齿器挤压、刮取毛囊、皮脂腺分泌物，亦可用手指挤压，然后用解剖针将压出的分泌物或刮下的皮屑放至载玻片上，加1滴甘油使之透明，盖上盖玻片，在低倍镜下检查，必要时可进一步用高倍镜检查。

2. 透明胶纸法　睡前用温水将面部洗干净，取长约7 cm的透明胶纸2条，分别贴于额、鼻、鼻沟、颏及额部等处，用手压平，清晨撕下，贴于载玻片上，在低倍镜下检查。该法简便，无痛苦，检出率阳性率达90.4%，常用于普查。可按胶纸面积、虫的数量，测定感染度。

3. 其他　外耳道感染，可取外耳道分泌物和耵聍；眼睑感染，可取眼睑管状分泌物及患者睫毛镜检。镜检时取受检物置载玻片上，滴70%的甘油少许，覆以盖片即可检查。

五、流行与防治

（一）流行

人体蠕形螨呈世界性分布，国外学者报告人群感染率为27%~100%。国内人群感染也很普遍，各地的感染率为0.8%~81.0%。调查结果表明，男性感染率高于女性。感染以毛囊蠕形螨多见，皮脂蠕形螨次之，部分患者存在双重感染。

（二）防治

人体蠕形螨的感染方式可能通过直接或间接接触而传播。蠕形螨对外界环境抵抗力较强，对酸碱度的适应范围也较大，日常生活中使用的肥皂、化妆品等均不能杀死。预防感染的措施包括：加强卫生教育，注意个人卫生，避免与患者直接接触及合用脸盆、毛巾、衣被等生活用品，不用公共盥洗器具，严格消毒美容、按摩等公共场所的用具。

目前治疗药物较常用的有：口服甲硝唑、维生素B_6及复合维生素B，兼外用2%甲硝唑霜。外用的药物还有10%硫磺软膏、20%苯甲酸苄酯乳剂、二氯苯醚菊酯霜剂、伊维菌素等。

第四节　粉　螨

粉螨（flour mite）属于真螨目、粉螨亚目、粉螨总科。与人体健康有关的主要是粗脚粉螨、腐食酪螨等。

一、形态

粉螨白色，成虫呈椭圆形或卵圆形，大小为120~500 μm，有背沟，体壁较薄，半透明。分为颚体和躯体两部分，颚体可划分为足体和末体。颚体由关节膜与躯体相连，活动自如。螯肢两侧扁平，动趾与定趾呈剪刀状。须肢显著，但较小。背腹面体表有许多刚毛。足4对，前后半体各2对。雌虫有一产卵孔，中央纵裂状，形似倒置的"Y"字形，两侧有2对生殖吸盘，外覆生殖瓣。在躯体后缘处有一交合囊。生殖毛与雄虫相同。雄虫有阳茎，具肛吸盘，且跗节Ⅳ背面有1对跗吸盘（图9-7）。粉螨卵椭圆形，卵亮光滑，少数卵的表面具有特有的花纹。

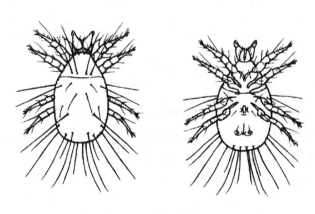

图9-7　粉螨形态示意图

二、生活史

粉螨发育过程分为卵、幼虫、第一若虫、第三若虫、成虫5个阶段，在第一若虫和第三若虫之间也可出现第二若虫，它在某些特定条件下可转化为休眠体或完全消失。大多数粉螨为卵生，从卵孵化出幼虫，幼虫经过一段活动时期，便开始进入约24小时的静息期；蜕皮为第一若虫，再经24小时静息期蜕皮为第三若虫，经约24小时静息期蜕皮为成虫。

三、致病

粉螨类不仅危害储藏物，而且还是重要的医学螨类，能引起螨性皮炎、肠螨症、肺螨症、尿螨症等疾病。其代谢产物可作为致敏原引起超敏反应。

1. 螨性皮炎、皮疹 人类躯干、四肢等暴露部位接触粉螨受其侵袭，引起瘙痒性皮疹或过敏性皮炎，亦即人们常说的谷痒症。

2. 肺螨病 粉螨经由呼吸道侵入人体呼吸系统引起的一种疾病。患者胸痛、咳嗽、消瘦，表现慢性支气管炎症状。痰中可检出活螨及其虫卵。本病患者大多数是接触中草药的人员和粮库职工。

3. 肠螨病 某些粉螨随其污染的食品被人吞食后，寄生在肠腔或肠壁，引起一系列以胃肠道症状为特征的消化系统疾病。表现为腹痛、腹泻、肛门烧灼感、乏力、精神不振等。腹泻每日3~4次，常带黏液。直肠镜可见肠壁有点状溃疡，活组织检查有活螨或螨卵。该病以夏秋季多见，腹泻可持续数月不愈。

4. 泌尿系统螨病 少数粉螨可侵入并寄生泌尿系统而引起的疾病。患者出现尿路刺激症状，多尿、血尿等。尿液中出现大片上皮细胞，并可检出螨虫。

5. 粉螨过敏 粉螨的分泌物、排泄物和皮屑等可作为过敏原，能引起人的变态反应，但其强度不及尘螨。

四、实验诊断

在粪便、痰液与尿液中，检出粉螨，即可确诊肠螨症、肺螨症和尿螨症。粪检可采用直接涂片法、沉淀浓集法；或可在直肠镜下，取溃疡边缘做活组织检查，如见活螨或虫卵即可确诊肠螨症。肺螨症患者可收集24小时痰液或清晨痰液，加等量7.5% NaOH 溶液消化，2~4小时后离心沉淀，取沉淀物镜检。尿螨症患者收取尿液标本，经离心沉淀，取沉渣镜下检查粉螨。收集标本的器皿必须干净，以免污染而影响诊断结果。

五、流行与防治

（一）流行

不同种类的粉螨流行区域不同。

1. 腐食酪螨 腐食酪螨大量发生于脂肪和蛋白质含量高的储藏食品中，如火腿、鱼干等。

2. 家食甜螨 大量孳生于房舍中，多见于粮食、烟草、干果等储藏物中。

3. 粉尘螨 粉尘螨主要孳生于仓库及房舍灰尘中。

4. 屋尘螨 屋尘螨可于房屋尘土和被褥表面的灰屑中发现。

（二）防治

粉螨的防治主要是保持储物场所通风，降低湿度，保证粮食或食品等干燥，不利于其孳生。避免误食粉螨污染的食品。也可使用杀螨剂如倍硫磷、杀螟松等。

人体粉螨皮炎可使用止痒剂或抗过敏剂。体内粉螨症应对症治疗。使用卡巴肿和甲硝唑有效。

知识链接

虱

虱（lice）属虱目（Anoplura），是恒温动物的永久性体外寄生虫。寄生人体的虱有两种：即人虱和耻阴虱。根据寄生部位的区别，人虱分为人头虱和人体虱两个亚种。体虱或头虱可通过人们相互接触传播，阴虱可通过性接触传播。虱嗜吸人血，不耐饥。每日至少吸血1次，常是边吸血边排粪，叮刺吸血处可出现丘疹、瘀斑、瘙痒。对温度敏感，在人患病体温升高或死亡后变冷时就会迅速离开，此习性对传播疾病有重要意义，虱在播散的过程中会传播疾病，如流行性回归热、流行性斑疹伤寒、战壕热等。

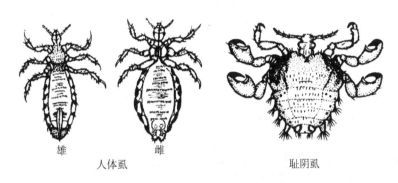

雄　　　　雌

人体虱　　　　　　　　　耻阴虱

图9-8　虱成虫形态示意图

防虱应讲究个人卫生，勤洗澡、勤换衣物被褥等。感染体虱后只需对虱污染的衣物、被褥进行处理。一般可用开水烫洗，蒸煮，冷冻。用50℃水洗30分钟，晾干，藏于密封的塑料柜中两周，效果很好。也可用乙醇、乙醚等喷洒衣物，洗头，祛除体虱、头虱，阴虱也可用药物祛除或剃除阴毛。

潜蚤

潜蚤（tunga）属于蚤目、蚤科、潜蚤亚科昆虫，为哺乳动物和鸟类的体外寄生虫。对人畜危害大的是钻潜蚤，寄生于人和家畜，尤其是猪，引起潜蚤病。蚤喜阴暗、潮湿的环境。鼠洞、畜禽舍、屋角、墙缝、床底及土坑等，都是其孳生地。成蚤叮刺宿主，吸血，会使局部皮肤瘙痒、出现丘疹等；雌蚤每产一批卵之前需吸血一次。蚤可感染146种病原体，传播多种人畜疾病，如鼠疫、鼠型斑疹伤寒、蠕虫病等。蚤生活史各期对温度依赖都很大，低温会使卵孵化、幼虫蜕皮及化蛹延迟。当宿主因病体温升高或死后体温降低，成蚤就会离开，寻找新的宿主。这一习性对疾病的传播很重要。

在流行区，患者皮肤的丘疹中央有黑凹，高度提示为潜蚤寄生。肿块内查见虫体即可确诊。野外作业人员可通过涂擦驱避剂免遭蚤的叮刺，室内防蚤可通过喷洒药物，如敌敌畏、美曲膦酯（敌百虫）、溴氰菊酯等，杀灭蚤的幼虫。同时消灭、驱除鼠类，是灭蚤的一项重要措施，因此应搞好居室和周围畜圈的卫生，抹墙垫地、堵鼠洞，消灭蚤的孳生场所。

本 章 小 结

常见的医学节肢动物主要分布在昆虫纲和蛛形纲。蝇是昆虫纲的一类节肢动物，其幼虫（蝇蛆）可寄生于人体不同部位引起蝇蛆病。螨是蛛形纲中的一类节肢动物，疥螨可引起疥疮；蠕形螨为条件性机会致病寄生虫，平时无症状，重症感染时可引起蠕形螨病；粉螨可致人类发生过敏。

扫码"练一练"

习 题

一、单选题

1. 下面属于完全变态的昆虫是

A. 蝇
B. 虱
C. 臭虫

D. 蜚蠊
E. 疥螨

2. 蝇的生态习性中，与疾病传播有关的是

A. 趋光性、白天活动
B. 季节分布广
C. 以蛹过冬

D. 直接产幼虫
E. 食性杂、边吃、边排、边吐

3. 蝇蛆哪个结构具有蝇种鉴定的意义

A. 后气门
B. 气室
C. 突起

D. 头咽管
E. 腹垫

4. 蠕形螨病原学检查方法是

A. 透明胶纸粘贴法
B. 肌肉活检法
C. 血液涂片法

D. 淋巴穿刺法
E. 痰液检测螨卵

5. 蠕形螨的寄生属于

A. 偶然性寄生虫
B. 永久性寄生虫
C. 兼性寄生虫

D. 暂时性寄生虫
E. 以上均不是

6. 蠕形螨感染最多见下列哪个部位

A. 胸部
B. 腹部
C. 颜面部

D. 会阴部
E. 颈部

7. 下列哪项不属于蝇污染食物经口感染的病原体

A. 脊髓灰质炎病毒
B. 痢疾杆菌
C. 溶组织内阿米巴

D. 蛔虫
E. 登革热病毒

8. 下列哪种方法常用于实验室诊断疥疮

A. 直接涂片患者粪便
B. 用消毒针头挑破局部皮肤检查

C. 采外周血用ELISA法检查
D. 采外周血涂薄血膜检查

E. 刮取局部标本培养

9. 螨对人体的危害主要是下列哪项

A. 作为媒介生物传播疾病
B. 作为病原体引起皮炎

C. 变应原成分被吸入后引起变态反应
D. 误食后引起消化疾病

E. 以上均不是

10. 下列哪项不是粉螨对人类产生的危害

A. 肺螨病   B. 肠螨病   C. 泌尿系统螨病

D. 螨性皮炎   E. 疥疮

二、案例分析题

患者，男，25岁，面部皮肤红色痤疮状丘疹、脓疱、瘙痒来医院就诊。临床表现为鼻翼两侧、脸颊、眉间等处血管扩张，皮肤弥漫性潮红、充血，继发性红斑湿疹或散在针尖大小至粟粒大小，结痂及脱屑。初步诊断为螨虫合并细菌感染，采用痤疮压迫器刮取皮脂分泌物镜检，发现大量蠕形螨而确诊。

1. 蠕形螨可引起哪些疾病？

2. 怎样治疗蠕形螨？

（万雅芳）

第四篇

寄生虫感染的实验诊断技术

第十章

病原学诊断技术

学习目标

1. **掌握** 显微镜测微尺的使用，粪便直接涂片法、厚涂片透明法、浮聚法等常用寄生虫检查方法的原理、适用范围及技术规范。

2. **熟悉** 肛周检查、血液及骨髓检查、痰液及其他分泌物检查寄生虫的常用操作技术。

3. **了解** 活组织检查、原虫的人工培养及动物接种检查寄生虫的常用方法。

4. 能根据临床诊断提供的线索，选择正确、适当的病原学诊断方法。

5. 具备兢兢业业、吃苦耐劳的职业精神，具有科学严谨、细致缜密的职业素养。

扫码"学一学"

第一节　显微镜测微尺的使用方法

显微镜测微尺可以在显微镜下测量所见物体的直径、长度、面积等几何参数，检验专业学生应具备使用显微镜测微尺的基本技能，以准确测量镜下的生物体。

一、测量用具

显微镜测微尺由目镜测微尺（图10-1）和物镜测微尺组成（图10-2）。

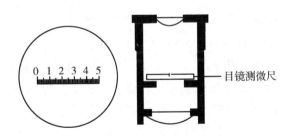

图10-1　目镜测微尺结构示意图

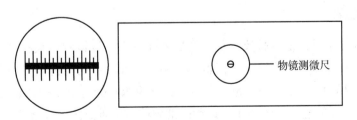

图10-2　物镜测微尺结构示意图

（一）目镜测微尺

目镜测微尺又称目镜尺或目尺，为一圆形玻片，直径约2 cm。在玻片中央，把5 mm长度分为50等分或10 mm长度分为100等分，以测量经显微镜放大后的物像。使用时先将目镜取下，旋开上方的透镜，把目镜测微尺有刻度的一面朝下放在目镜镜面上，再旋上透镜放入镜筒。

（二）物镜测微尺

物镜测微尺又称镜台侧微尺、物镜尺或物尺，为一个长方形的玻片，中央有一个长1 mm的精确刻度标尺，等分为100格，每格长为0.01 mm，即10 μm，用以校正目镜测微尺的。使用时将其刻度面向上放于载物台。

二、校准目镜测微尺

由于不同目镜、物镜组合的放大倍数不相同，目镜测微尺每格实际代表的长度也不一样，因此目镜测微尺测量生物体大小时需先用物镜测微尺校正，以计算出在一定放大倍数下目镜测微尺每小格代表的相对长度。具体过程如下。

（一）校正测微尺

先用低倍镜观察，对准焦距，视野中看清物镜测微尺的刻度后随即转动目镜，使目镜测微尺与物镜测微尺的刻度平行，再移动推动器使两尺重叠，令其左边"0"刻度完全重合，定位后，从右边仔细查找两尺第二个完全重合的刻度，计数两重合刻度之间目镜测微尺的格数m和物镜测微尺的格数n。

（二）计算目镜测微尺每格的实际长度D

物镜测微尺的刻度每格长为10 μm，根据列公式可以算出目镜测微尺每格的实际长度D。

$$D（μm）= n/m × 10$$

例如目镜测微尺与物镜测微尺两重合区域内的格数都为5格，已知物镜测微尺每格为10 μm，则目镜测微尺上每格长度D＝5/5 × 10 μm＝10 μm。

校准目镜测微尺时应注意以下几点：①由于不同显微镜及附件的放大倍数不同，因此校正目镜测微尺必须针对特定的显微镜和附件进行，而且只能在特定的情况下重复使用，更换不同放大倍数的目镜或物镜时，必须重新校正目镜测微尺每一格所代表的长度。②为了减少测量误差，对同一放大倍率下目镜测微尺的D值应测量三次，取其平均值。当转换不同放大倍率的物镜时，要按照上述方法标定目镜测微尺的格距。

三、测量标本

在测量标本时只用目镜测微尺。首先计数被检标本占目镜测微尺的格数，然后乘以目镜测微尺每格的长度D值，计算出该标本的大小。例如，用低倍镜测量出某虫卵的长度为目微尺5格，而已知每格等于6.0 μm，则测量长度应为：6.0 μm × 5＝30.0 μm。根据测量的结果还可通过公式计算出标本的面积、体积或细胞核与胞质的比例等参数。

扫码"学一学"

第二节 粪便检查

消化道寄生虫生活史中，某一发育阶段可随粪便排出体外（如蠕虫虫卵、幼虫、成虫或节片，原虫的滋养体、包囊、卵囊或孢子囊，某些节肢动物等），通过粪便检查是发现消化道寄生虫的重要手段之一。粪便检查寄生虫的技术方法很多，在工作过程中需根据虫种和检验目的的不同选择合理的检查方法。

一、粪便标本采集的注意事项

要获得粪便检查的准确结果，首先要学会正确采集标本，明确相关的注意事项。

1. 保证粪便标本要新鲜，送检时间一般不超过24小时。检查原虫的滋养体则必须在粪便排出后半小时内，最好20分钟内送检标本，或暂时保存在35~37 ℃条件下待查。

2. 为了保证标本不受污染，盛放粪便的容器必须干燥、洁净，无尿液、药物、泥土、污水、植物等物的污染。

3. 容器外最好贴有标签，注明受检者姓名和受检目的等。

4. 受检粪便一般为5~10 g（拇指末节大）；若做自然沉淀或血吸虫毛蚴孵化，粪便的留取量不少于30 g；检查蠕虫成虫或进行虫卵计数，则需收集24小时内的粪便。

5. 要严格按照粪检程序进行操作，尽量选择其中脓血、黏液等病理成分检查，无病理成分者可多部位取材。遵循顺序观察的原则，以免漏检。镜检时要熟悉各种病原体形态特点，并能与粪便非寄生虫异物相鉴别。

二、粪便检查常用病原学方法

（一）检查原虫

1. 滋养体 滋养体为原虫生理功能活跃的时期，较多出现在急性感染期。常采用生理盐水直接涂片法和涂片铁苏木素染色法。生理盐水直接涂片法操作简便、快速，为门诊常用方法。铁苏木素染色及三色染色法能清晰显示滋养体形态特征，更适于虫种鉴定和长期保存。

（1）生理盐水直接涂片法（direct smear method）

①操作：取一洁净载玻片，于载玻片近中央处滴加生理盐水1~2滴，用竹签选择粪便的病理部分如黏液、脓血，或挑取不同部位的粪便约米粒大小，在生理盐水中调抹均匀，剔除粗大颗粒和纤维后镜检。镜检时，应先在低倍镜下观察，如发现生物体或可疑物，加盖玻片，再调至高倍镜下进行鉴定。

②注意事项：涂片厚度要适宜，以透过粪膜能见到书本上的字迹为佳。送检时应尽快送检并注意保温，必要时可用保温台保持温度，或先将载玻片和生理盐水略加温，使滋养体保持活动状态便于观察。因本方法取标本量较少，易漏检，增加涂片张数可提高检出率。

（2）铁苏木素染色法（iron haematoxylin stain）

①操作：用竹签挑取少许粪便，按一个方向在洁净的载玻片上涂成薄膜，立即放入60 ℃的肖丁固定液2分钟。之后，依次将标本放入碘酒精、70% 及50%的乙醇中各2 分钟，用自来水和蒸馏水各洗1次。再置于40 ℃ 2%的铁明矾溶液2 分钟，流水冲洗2分钟，放入

185

40℃ 0.5%苏木精溶液中染色5~10分钟，再流水冲洗2分钟。放入常温2%的铁明矾溶液中褪色2分钟左右。然后，流水冲洗15~30分钟，至标本显示蓝色，再用蒸馏水洗1次。继而在50%、70%、80%、95%及100%的乙醇中逐一脱水各2分钟。在二甲苯中透明3~5分钟后，用中性树胶封片。

②染色液的配制

苏木精溶液：苏木精粉10 g溶于100 ml 95%乙醇中，装入250 ml大口玻璃瓶内，加塞置室温中，6~8周后可充分氧化，氧化成熟的染液滴于水中呈鲜艳紫色，未氧化成熟的染液则呈淡红或红紫色。使用时取上述原液，按1：19加蒸馏水配成0.5%的染液，此液可以保存3~6个月。

碘酒精：在70%乙醇中加数滴Lugol碘液使之呈红葡萄酒色即为碘酒精。

2.铁明矾溶液：硫酸铁铵2 g溶于100 ml蒸馏水中，用前配制。

肖丁固定液：饱和氯化高汞水溶液2份加95%乙醇1份配成100 ml，用前再加冰醋酸5 ml，并加热至40℃。

③注意事项：在对标本进行脱色时应不断在镜下观察褪色情况（标本不能干燥），如果颜色偏深，则继续褪色，直至核膜、核仁清晰可见，再进行水洗。

2.包囊 包囊为原虫生活史中相对静止的阶段，常见于慢性期患者和带虫者粪便中。检查阿米巴原虫和蓝氏贾第鞭毛虫包囊，常用碘液染色法，能较明显显示原虫包囊的形态特征。也可用汞碘醛离心沉淀法，既能浓集包囊，又兼具固定和染色的作用。后者也适用于蠕虫卵的检查。

（1）碘液染色法（iodline staining）

①操作：方法同生理盐水直接涂片法，仅以碘液代替生理盐水。也可在生理盐水直接涂片加盖玻片后，从盖玻片一侧边缘加入碘液1滴，使粪膜一侧被染成浅黄色或草绿色以查找包囊，未染色的一侧用于查找滋养体。

②碘液的配制：碘液有多种配方，常用的是Lugol碘液：碘化钾4 g，溶于100 ml蒸馏水中，再加入碘2 g，溶解后贮存于棕色瓶内。

③注意事项：碘液不宜太多、太浓，否则包囊折光性降低，不利于观察；观察成熟包囊时，由于拟染色体与糖原团消失，而且细胞核多而小，结构不够清晰，鉴定种类的难度会加大，观察时要特别注意。

（2）汞碘醛离心沉淀法（merthiolate-iodine-formaldehyde centrifugation sedimentation method）

①操作：取粪便1 g，加适量（约10 ml）汞碘醛液，充分调匀，用2层脱脂纱布过滤，再加入乙醚4 ml，摇2分钟，2000 r/min离心1~2分钟，即分成乙醚、粪渣、汞碘醛及沉淀物4层。吸上面3层弃去，取沉渣涂片镜检。

②汞碘醛液配制

汞醛液：1/1000硫柳汞酊200 ml，甲醛（40%）25 ml，甘油50 ml，蒸馏水200 ml。

Lugol碘液：同上。

③注意事项：使用时汞碘醛液可按照汞醛液2.35 ml及Lugol碘液0.15 ml混合备用；混合液在8小时后即变质，不应再用；碘液亦不宜于一周后再用。

3.隐孢子虫卵囊 隐孢子虫卵囊微小，通常需用特殊染色后方能辨别，以金胺-酚改良抗酸染色法染色效果较好。

①操作：先将粪便在洁净的载玻片上涂成薄膜，自然干燥后用甲醇固定5分钟。于粪膜上滴加A液10~15分钟后水洗；滴加B液2分钟后水洗；滴加C液1分钟后水洗，待干；滴加D液5~10分钟后水洗，滴加E液1~5分钟后水洗；滴加F液1min后水洗，待干，置于油镜下观察。

②染色液配制：

A液：金胺0.1 g，苯酚5.0 g，蒸馏水100 ml；

B液：盐酸3 ml，95%乙醇100 ml；

C液：高锰酸钾0.5 g，蒸馏水100 ml；

D液：酸性复红4.0 g，95%乙醇20 ml，苯酚8 ml，蒸馏水100 ml；

E液：浓硫酸10 ml缓缓加入90 ml蒸馏水中，边加边摇；

F液：孔雀绿0.2 g溶于100 ml蒸馏水中。

③注意事项：染色和脱色的时间要足够长。一般染色（加A液）的时间要达到5~10分钟，脱色（加B液）的时间应超过2分钟，则卵囊内子孢子边界清楚，少数卵囊的囊壁亦可被显示，否则卵囊结构不明显。

（二）检查蠕虫卵

1. 直接涂片法 同生理盐水直接涂片查滋养体方法。此法操作简单，但因所取粪便标本量少，易出现漏检。增加涂片张数可提高检出率。

2. 改良加藤法 它是在厚涂片透明法基础上加用定量板改良而成。甘油和孔雀绿可以使粪膜透明，从而使粪渣与虫卵产生鲜明对比，便于光线透过和镜检，同时孔雀绿还能使视野光线柔和，眼睛不易产生疲劳。因定量取标本，故能计算出每克粪便虫卵数（eggs per gram，EPG）。本法是世界卫生组织推选使用的方法，适用于各种蠕虫卵（钩虫卵除外）的定性与定量检查。

（1）操作步骤

①做粪样前请提前至少24小时将玻璃纸浸泡在透明染液中；

②每份粪样取3张载玻片进行编号（与待检粪样的编号相同）；

③打开待检粪样的包装，将尼龙绢片置于待检粪样上，用塑料刮片轻压尼龙绢片并在其上轻刮，使细粪渣透过尼龙绢片的微孔滤出至尼龙绢片表面；

④将定量板放在载玻片中部，然后用刮片将绢片表面的细粪渣填入定量板的中央孔内，填满全孔并抹平；

⑤小心移去定量板，使粪样留在载玻片上；

⑥取一张浸泡好的亲水玻璃纸，抖掉多余的浸泡液，盖在粪样上，用另一块较厚的载玻片覆于玻璃纸上垂直均匀用力压制，使粪便均匀地展开于玻璃纸下；

⑦将制作好的加藤片置于标本盒内（内垫吸水纸，加樟脑丸），并置于室温下透明过夜待检（建议隔夜放置12小时以上）；如冬季室温达不到25℃时，可将加藤片置于25℃恒温箱内以加快透明，以待观察结果。

（2）结果判读 若结果定性，只需记录所观察到的蠕虫卵种类；若结果需定量，需要分别记录所观察的蠕虫卵种类，并需要计算出每克粪便中的虫卵数（EPG），计算公式：单张加藤片蠕虫卵的平均数×24。隔夜透明的加藤片往往不易观察到钩虫卵（钩虫卵一般在

扫码"看一看"

透明2小时内可以观察到）。

（3）注意事项　①掌握粪膜的厚度和透明时间：若粪膜厚，透明时间短，虫卵难以发现，而透明时间过长则虫卵变形，不易辨认；②把握不同虫卵的观察时间：制作好的加藤片的钩虫卵在制片后1小时内需要观察，建议观察蛔虫卵、鞭虫卵、血吸虫卵等蠕虫卵需在制片24小时后、1个月内完成显微镜检。

3. 沉淀法　利用虫卵比重大于水，经沉淀后可达到浓集虫卵的目的。对比重较小的虫卵浓集效果较差。常采用重力（自然）沉淀法、离心沉淀法、醛醚离心沉淀法和汞碘醛离心沉淀法等。醛醚离心沉淀法和汞碘醛离心沉淀法因使用乙醚具脱脂作用，更适于检查含脂肪较多的粪便。沉淀法操作均应先用孔径40～60目金属筛或2～3层脱脂湿纱布过滤粪样悬液以去除粪便粗渣。

（1）重力沉淀法　用于密度比较大的蠕虫卵和原虫包囊的检查，而有些虫卵如钩虫卵，密度较小，应用此法检查效果不佳。

①操作：取粪便20～30 g放入烧杯内，加入10～20倍的清水，充分搅拌成混悬液；用40～60目/时铜丝筛或两层纱布滤入500 ml的锥形量杯中，再加清水冲搅筛网上的残渣，尽量使黏附在粪渣上的虫卵被冲入量杯；于锥形量杯中加水至500 ml处，静置25～30分钟（若收集原虫包囊则需静置6～8小时）；缓慢倾去上清液，重新加满水，以后每隔15～20分钟换水1次（检查原虫包囊换水间隔为6小时），如此反复数次（一般为2～3次），至上清液清澈为止；倾去上清液，取沉渣涂片镜检。

②注意事项：要尽量搅碎，粪浆调制好后再过滤。注意检查蠕虫卵与原虫包囊的换水时间不同。倾倒上层粪液时切勿摇动致沉渣泛起，避免虫卵和包囊随上清液流失。

（2）离心沉淀法　适用于粪便、尿液、十二指肠液及脑脊液等检查蠕虫卵和原虫包囊等。

①操作：取粪便0.5～1.0 g（约黄豆粒大小），加水10倍，搅拌成浆，用双层纱布或60目铜筛滤去粗渣，转入10 ml离心管内。以1500～2000 r/min的速度离心2～3分钟，弃去上清液，再加清水与沉渣混匀。如此反复离心沉淀3～4次，直至上清液澄清为止，弃上清液取沉渣涂片镜检。

②注意事项：注意离心管一定要平衡；如检查原虫包囊则需在载玻片上滴加碘液。

（3）醛醚离心沉淀法　本法不仅浓集效果好，而且不损伤包囊和虫卵的形态，易于观察和鉴定；对于含脂肪较多的粪便，本法效果优于硫酸锌浮聚法。但对布氏嗜碘阿米巴包囊、蓝氏贾第鞭毛虫包囊及微小膜壳绦虫卵等的检查效果较差。

操作：取粪便1～2 g于离心管内，加水10～20 ml调匀，将粪便混悬液经2层纱布（或100目铜筛）过滤至另一离心管，2000 r/min离心2分钟，倒去上层粪液，保留沉渣，加水10 ml混匀，离心2分钟；倒去上液，加10%甲醛7 ml，5分钟后加乙醚3 ml，塞紧管口并充分摇匀，取下管口塞，离心2分钟，即可见管内自下而上分为4层。取管底沉渣涂片镜检。若检查原虫包囊，用Lugol碘液染色同时加盖玻片。

（4）汞碘醛离心沉淀法　见原虫包囊检查部分。

4. 浮聚法　在感染度比较低的情况下，粪便直接涂片法容易造成漏检。为了提高检出率，可采用各种浓聚法检查粪便中的虫卵及包囊。常用的方法有饱和盐水浮聚法和硫酸锌浮聚法。

（1）饱和盐水浮聚法　适用于检查各种线虫卵（未受精蛔虫卵除外），尤以检查钩虫卵的效果最好，也可检查带绦虫卵和微小膜壳绦虫卵，但不适宜检查吸虫卵和原虫包囊。

①操作：取拇指（蚕豆）大小粪便，放于盛有少量饱和盐水的浮聚瓶内（高3.5 mm，直径2 cm的圆筒形小瓶）或大号青霉素瓶内，用竹签将粪便充分混合；加入饱和盐水至液面略高于瓶口，以不溢出为止；用洁净载玻片覆盖瓶口，静置15分钟后，平执载玻片向上提拿，迅速翻转后镜检。

②饱和盐水的配制：将食盐400 g徐徐加入盛有1000 ml沸水的容器内，不断搅动，直至食盐不再溶解为止，冷却后，取上清液使用。

③注意事项：操作时将浮聚瓶放入搪瓷盘内，以免污染桌面；加饱和盐水的量不要太多或太少，以盖上玻片后没有气泡又不溢出为宜；翻转载玻片时，弧度要大且迅速，勿使液体流失而影响检查效果；检查完毕后的小瓶及载玻片，用清水洗净后置于5%来苏液内消毒。

（2）硫酸锌浮聚法　主要用于检查原虫包囊、球虫包囊、线虫卵和微小膜壳绦虫卵。

①操作步骤：用竹签挑取1 g左右的粪便，加清水10~15 ml，充分搅匀，经金属筛或纱布过滤，滤液倒入离心管内，以2000~2500 r/min离心1分钟，弃去上清液，再加清水混匀，离心，如此反复3~4次，最后弃去上清液，在沉渣中加入硫酸锌溶液1~2 ml，调匀后再加此液至距管口0.5~1 cm处，以2000 r/min离心1分钟，离心机自然停止后，垂直放置离心管，用金属环钩取表面液膜2~3次，置载玻片上加盖玻片和碘液后镜检。

②注意事项：钩取标本时，用金属环轻轻接触页面即可，切勿搅动。离心后应立即取标本镜检，如放置时间超过1小时以上，会因包囊或虫卵变形而影响观察效果。

5. 尼龙绢袋集卵孵化法　主要用于检测血吸虫卵。若选用合适规格的尼龙绢做袋，也可浓集其他虫卵。此法浓集速度快，省时、省水，虫卵散失少，并可避免在自然沉淀中血吸虫卵孵出的毛蚴因换水而被倒掉。尼龙绢袋体积小、重量轻、便于携带，适用于大规模筛查。

（1）器材的准备　粗铜筛1个、尼龙绢袋120目/吋和260目/吋各1个、搅粪杯1个、玻璃棒、20% NaOH 20 ml，5%来苏液。

（2）操作　取粪便约30 g（鸡蛋大小）置于搅粪杯中，加少量水后用玻璃棒（筷子也可）将粪便充分搅匀，倒入预先重叠好（120目在上，260目在下）的尼龙绢袋内，在自来水下边摇边冲洗，移去120目筛，继续冲洗尼龙绢袋内的粪渣1~2分钟，用吸管将冲洗好的粪渣移入孵化瓶内，注入隔夜处理好的去氯水（pH6.8~7.2）到距瓶口1 cm位置，标记好，将待测的孵化瓶置25℃左右的光照培养箱，夏天可放置室温，分别于2小时、4小时、6小时后观察毛蚴孵化，可根据毛蚴孵化的情况进行定性登记，可以将毛蚴吸出用碘液固定于显微镜下鉴定。对于观察3次后毛蚴孵化结果仍呈阴性的，可以留孵化瓶内的粪渣进行直接涂片于显微镜下观察有无虫卵而核实结果。

（3）注意事项　为避免交叉污染，对尼龙绢袋在使用前后，均应充分冲洗干净；清洗筛时，不得用刷子刷洗或揉搓，不能用开水烫，以免孔径增大或缩小，影响孔径对集卵的效果；筛应晾干保存。孵化所用的去氯水应提前24小时以上准备，并将水的pH调节为6.8~7.2。样本少可以直接用饮用的矿泉水作为孵化用水。

6. 醋酸钠−醋酸−福尔马林法　为国外较常使用的、用于检测肠道寄生虫感染病原体的一种方法。实际应用中，样本置于醋酸钠−醋酸−福尔马林（SAF）液中，可带回实验室择期检查，简便、经济。

（1）适用范围　该方法适用于肠道寄生的线虫、吸虫、绦虫及原虫等的检测，也可用于肠道寄生原虫包囊等的检查。

（2）所需材料

①试剂：醋酸钠，冰醋酸，甲醛，去离子水，生理盐水，乙醚。

②SAF溶液的配制：取醋酸钠1.5 g，冰醋酸2 ml，40% 甲醛4 ml，加去离子水至100 ml。

③器材：烧杯，离心管，试管架，漏斗，纱布，压舌板，橡皮塞，吸管，载玻片，盖玻片。

（3）操作方法　挑取1 g粪便标本置于含有10 ml SAF液的带盖塑料管中，彻底混匀，用力摇动试管，用纱布过滤粪液于离心管中，2000 r/min离心1分钟。用吸管移除上清液，或轻轻倒掉上清液，于沉渣中加入7 ml生理盐水，用竹签混匀后，加入3 ml乙醚，塞上橡皮塞，拇指按住橡皮塞摇晃离心管。小心取下橡皮塞，2000 r/min离心5分钟。离心后可见四层，由上而下分别为乙醚、粪渣、生理盐水、含虫卵或原虫的沉淀物。用吸管移除最上三层，留取沉渣应少于1 ml，若沉渣过多应用乙醚和生理盐水再离心一次。混匀沉淀物，取沉渣滴于载玻片上，再加一盖片，镜检。

（4）结果观察　该法的结果判断与生理盐水直接涂片法检查寄生虫虫卵与原虫相同。先在低倍镜下（10×）检查，然后再转高倍镜（40×）观察。

（5）注意事项　盛粪便样本的容器要洁净，粪样中切勿混入尿液、药物、泥土或其他杂物。倾倒上清液时，要一次倒完，切忌反复或中断后再倒，以免使沉渣再次悬浮。留取的沉渣若多于1 ml，应当重新浓缩。

（三）检查幼虫

粪便的病原学检查除了直接检获寄生虫的某一发育阶段如虫卵外，还可以对粪便中的虫卵进行体外培养，孵化出幼虫以提高检出率，或者考核疗效，或者鉴定种类，为感染的诊断与流行病学调查提供依据。本书仅介绍钩蚴培养法。

钩蚴培养法（culture method for hookworm larvae）钩蚴培养常选用试管滤纸培养法。该法不仅检出率高，适用于确诊钩虫的感染，还可依据钩虫丝状蚴的结构特点鉴定虫种，有助于流行病学调查。

1. 器材的准备　竹签、1×10 cm洁净玻璃试管、冷开水、"T"型滤纸条（竖部与试管等长，横部略宽于试管口径）、放大镜、显微镜、培养箱、5%来苏液。

2. 操作　加冷开水约1 ml于试管内，在"T"型滤纸条横部记录受检者姓名或编号；取粪便枣核大小，均匀涂布于纸条竖部中2/4处，上、下各1/4处不涂粪便；将滤纸条插入试管，下端空白处的1/2浸于水中，勿使粪便接触液面；将试管置25~30℃培养箱内培养，培养过程中每天沿管壁补充冷开水，以保持水面位置；三天后肉眼或用放大镜检查试管底部，若阳性可见透明的钩蚴在水中作蛇形运动，若阴性，应继续培养至第五天。若要鉴定虫种，可吸取试管底部沉淀物滴于载片上，在显微镜下观察钩蚴的特点。

3. 注意事项　若未发现钩蚴，应继续培养48小时后再观察。明确粪便的涂布位置，切忌粪便污染水体，否则会影响结果的观察；观察结果时若室温太低，可先将试管置30℃左右温水中数分钟；注意钩蚴与其他线虫丝状蚴的鉴别。

（四）检查成虫和绦虫节片

某些肠道蠕虫其成虫或节片有可能随粪便排出，因此从粪便中检获虫体，根据其大小、颜色以及形态结构特点，可以鉴定虫种，从而确诊寄生虫感染。或经驱虫治疗后，用淘洗的方法检查成虫，以确定或评价药物疗效。

1. 拣虫法　主要用于收集肉眼可见的大型蠕虫的成虫或其节片，如蛔虫、姜片虫、带绦虫、带绦虫的孕节等。用镊子或竹签挑出粪便中的虫体，清洗后倒入盛有生理盐水的大玻璃器皿内检查。

注意事项：动作要轻巧，细长的虫体如绦虫，要特别当心，勿使头颈断落丢失；如果粪块过硬，可用生理盐水融化后再拣虫。

2. 淘虫法　主要用于收集小型蠕虫，如钩虫、蛲虫、鞭虫、短膜壳绦虫等。一般是在给药后收集感染者24~72小时的全部粪便，加水搅拌成糊状，用40目/吋铜筛或纱布滤出粪渣，经水反复冲洗后，倒入盛有清水的大玻璃器皿内，器皿下衬黑纸，检查混杂在粪渣中的虫体。若发现虫体用镊子或竹签挑出，清洗后倒入盛有生理盐水的大玻璃器皿内。

注意事项：水冲不能过急，滤过时间不能太长，以防虫体胀裂；检查小形虫体，如异形科吸虫和日本棘隙吸虫，必须在解剖镜下进行，以免漏检；一时检查不完的残渣，可将其移入4~8℃冰箱中保存，或加入3%~5%的福尔马林溶液防腐，2~3天内再进行检查。

上述两种方法在进行成虫虫体鉴定时，应根据其大小，用肉眼、放大镜、解剖镜或显微镜的低倍镜观察其形态结构特点。在虫体结构不够完整或结构不清无法确认的情况下，还需对虫体做透明（透明剂为含乳酸1 g、甘油20 ml、蒸馏水10 ml的乳酸溶液）处理后再镜检。如需保存，可用10%福尔马林或70%乙醇固定。

在鉴定绦虫孕节时，将洗净后的节片置两张载玻片之间，轻轻挤压，玻片两端用线扎紧，然后对光观察孕节子宫分支数目。若子宫分支不清楚，可用皮试注射器抽取墨汁或卡红液，从孕节后端正中生殖孔的位置插入子宫，徐徐注入染液，用手指轻压使染液分布于侧支中。拔出针尖后，洗去节片表面黏附的染液，再做压片，观察并计数子宫分支情况，确定虫种。

3. 驱虫法　主要用于绦虫成虫鉴定。

（1）驱虫方法　槟榔南瓜子合剂为常用的传统方法。该法疗效高，不良反应小。清晨空腹时先服南瓜子60~80 g，1小时后服60~80 g槟榔的煎剂，半小时后再服20~30 g硫酸镁或200 ml甘露醇导泻。多数患者在5~6小时内即开始外排虫体。

（2）虫体鉴定　肉眼观察所收集到虫体的大小、颜色、节片的长宽比例、孕节的子宫特点等外部形态（必要时可进行染色），结合在低倍镜下所观察到的头节形态结构，鉴定绦虫种类。

（3）注意事项　①服用泻药后，应多饮水，以避免患者脱水和加速虫体排出；②只有部分虫体排出时，可用温水坐浴，让虫体慢慢溢出，切勿牵拉虫体，否则虫体头节易断留在体内，造成驱虫失败；③虫体排出后，务必检查有无头节，如未见头节，应收集感染者24小时粪便淘洗，进一步查找头节，如仍未见头节应加强随访，若3~4个月内未发现节片和虫卵可视为治愈；④用过的水应消毒处理，避免虫卵造成感染和污染。

三、粪便标本检验后的处理

检验后粪便标本务必妥善进行处理，防止造成环境污染。纸类物质检验完毕后应用火焚毁；如盛器为瓷器、玻璃等器皿，应浸入5%来苏液（甲酚皂溶液）中24小时，或0.1%过氧乙酸12小时，再加水煮沸、流水冲洗，晾干或烘干后备用。标本也可送医疗垃圾站统一处理，并要做好记录。

扫码"学一学"

第三节　肛周检查

肛门周围可以查到某些寄生虫的成虫或（和）虫卵，因此肛周寄生虫的检查是确诊某些寄生虫病如蛲虫病、牛带绦虫病的重要技术手段。

一、肛周虫卵的检查

（一）透明胶带法

将胶纸剪成5～6 cm的长条，一端向胶面折叠约0.5厘米（易于揭开）后贴于载玻片上，载玻片的一端贴上标签，并注明受检者的姓名、编号等。取材时从一端拉起胶纸，在被检查者肛周皮肤皱折处用力粘数次，然后将胶纸依原样粘于载玻片上。镜检时按照由低倍到高倍的顺序检查。如果胶纸下有较多气泡，可揭开胶纸加一滴生理盐水或二甲苯，覆盖胶纸后镜检。

（二）棉签拭子法

1. 操作　将棉签拭子浸入盛有2～3 ml生理盐水的试管内，取材时从试管内取出棉签拭子，挤去过多的盐水，擦拭患者肛门皱折处，随后将棉签放入原试管中。提起棉签，在试管内转动多次，使黏附在棉纤维上的虫卵脱落，挤尽棉签上的水，然后弃去棉拭子，将此试管静置15分钟后离心沉淀。吸取沉淀物直接涂片镜检，或加饱和盐水浮聚后镜检。

2. 注意事项　取材时间一般在清晨起床前或刚起床时，最好于解大便前或肛门有异物瘙痒感时取材。取材部位应在肛周皮肤皱折处。

二、肛周虫体的检查

肛周成虫检查主要是检查雌性蛲虫以确诊蛲虫感染，也可用于牛带绦虫孕节的检查。

雌性蛲虫检查可在患者睡眠2～3小时后或肛周瘙痒惊醒时，暴露其肛门，仔细观察肛周皮肤，若发现白色小虫，用透明胶纸黏附后贴于载玻片上镜检。也可用镊子将虫体夹入盛有70%乙醇的青霉素瓶中经固定后作进一步鉴定。夹取虫体时一定要仔细、小心，避免镊子损伤虫体破坏其结构的完整性，影响诊断结果。

牛带绦虫孕节检查时可将孕节夹在两张载玻片中，必要时可从生殖孔中注入墨汁，根据子宫分支数、对称情况、透明度等确定虫种。

（姚　远）

第四节　血液检查

血液检查对疟疾、丝虫病的诊断具有十分重要的价值。制作血膜用的载玻片需预先经含硫酸和重铬酸钾的混合液浸泡，并用自来水和蒸馏水冲洗干净，烘干后使用。采血时必须消毒或使用一次性采血针，防治交叉感染。

扫码"学一学"

一、染色液

临床使用最广的疟原虫的染色液是瑞特染剂和吉姆萨染剂。选用适当的缓冲液稀释各种染料，染色后用缓冲液冲洗则染色效果更佳。

 知识扩展

缓冲液的配制

缓冲液的配制（原液）：①1/15mol/L磷酸氢二钠溶液：Na_2HPO_4 0.464 g 或 $Na_2HPO_4 \cdot 2H_2O$ 11.867 g 或 $Na_2HPO_4 \cdot 7H_2O$ 17.872 g 或 $Na_2HPO_4 \cdot 12H_2O$ 23.877 g，加蒸馏水至1000 ml；②1/15mol/L磷酸二氢钾溶液：磷酸二氢钾（KH_2PO_4）9.073 g，加蒸馏水至1000 ml。

表10-1　不同pH缓冲液的配制

pH	1/15mol/L KH_2PO_4（g）	1/15mol/L Na_2HPO_4（g）	蒸馏水（g）
6.8	4.9	6.3	90
7.0	6.3	3.7	90
7.2	7.3	2.7	90
7.4	8.1	1.9	90

注意事项：①稀释用的缓冲液以pH 6.8～7.2为宜，过酸则染色偏红，过碱则染色偏蓝；②10：1稀释染液，染色时间可缩短为10分钟，若为5：1稀释染液，则染色时间只需5分钟；③稀释后的染液不能久存，应在用前稀释。

（一）吉姆萨染色液

此法染色效果良好，血膜褪色较慢，保存时间较久，但染色所花时间较长。

染液配制：吉姆萨染粉1 g，甘油50 ml，甲醇50 ml。将吉姆萨染粉置于研钵中，加入少量甘油充分研磨，然后再加甘油研磨，直至50 ml甘油加完为止，倒入棕色玻璃瓶中。取50 ml甲醇，分数次冲洗研钵，倒入玻璃瓶中，塞紧瓶塞，充分摇匀，置65℃温箱内24小时或室温内1周后过滤备用。

快速吉姆萨染色法：取1 ml吉姆萨染液，加入缓冲液5 ml，如前法染色5分钟后用缓冲液冲洗，晾干后镜检。

（二）瑞特染色液

此法操作简单，适用于临床诊断，值得注意的是，甲醇蒸发较快，如果掌握不当，染液易沉淀于血膜上，且在较热环境中较易褪色，保存时间不长。

染液配制：瑞特染粉0.2～0.5 g，甘油3 ml，甲醇97 ml。将瑞特染粉加入甘油充分研磨，随后加入少量甲醇，研磨后倒入棕色玻璃瓶中，再分数次用甲醇冲洗钵体内的甘油溶液，倒入瓶内，直至用完97 ml甲醇为止，摇匀，24小时过滤待用。一般于1～2周后需再过滤1次。

二、疟原虫的检查

（一）采血

耳垂或指尖采血，揉捏耳垂或指尖，使之充血，再用75%乙醇棉球消毒皮肤，待消毒皮肤干燥后，操作者用左手拇指和示指捏着耳垂下方，使下方皮肤紧绷，随后右手持采血针刺破皮肤，挤出血滴。

（二）涂片

疟原虫检查多用薄血膜和厚血膜法。薄血膜取血少，原虫形态结构清晰，易区别虫种；厚血膜取血量较多，红细胞集中，在原虫数量较少时易于发现。在临床上通常在1张载玻片上同时做厚、薄血膜涂片，便于观察。

1. 薄血膜涂片 取两张载玻片，1张为磨口边缘（推片），另一张平放在桌上（制作血片用）。取血1滴（1~2μl）于载玻片1/3与2/3交界处，将推片端置于血滴之前，向后移动到接触血滴，待血液沿着推片端缘扩散后，两张载玻片间角度保持在30°~45°，迅速自右向左推动推片使血推成薄血膜，推片时用力要均匀，尽量1次推成。血膜需充分晾干，用甲醇或无水乙醇固定。理想的薄血膜应是1层均匀分布的血细胞，各细胞间无空隙，血膜末端呈扫帚状。

2. 厚血膜涂片 在载玻片的另一端（右）1/3处蘸1小滴血，以推片的一角由里向外旋转，使血滴涂成直径约0.8~1 cm的圆形血膜，待血膜自然干燥后滴加数滴蒸馏水进行溶血，血膜呈现灰白色时，将水弃去，晾干后再用甲醇固定。厚血膜是多层血细胞的重叠，厚度约为薄血膜的20倍。

3. 注意事项 ①载玻片应清洁、无油污，否则薄血膜上易形成无血细胞的空白区，厚血膜在脱血红蛋白或染色时易脱落；②血膜厚度适中，血膜过厚易脱落，过薄则达不到浓集虫体的目的；③血膜要自然干燥，切勿加热烘干或在强日光下暴晒；④推片的边缘要平整、光滑，否则推出的血膜有裂纹。⑤厚、薄血膜同片制作：用上述方法在同一张载玻片上分别制作厚、薄血膜，右端贴标签并编号。两种血膜之间应用记号笔画线分开，以免溶血时影响薄血膜或固定薄血膜时影响厚血膜（图10-3）。

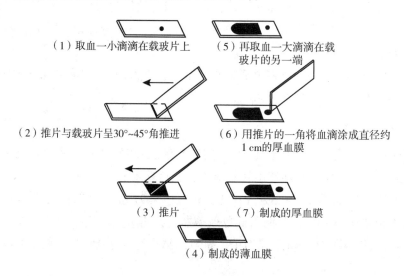

（1）取血一小滴滴在载玻片上
（2）推片与载玻片呈30°~45°角推进
（3）推片
（4）制成的薄血膜
（5）再取血一大滴滴在载玻片的另一端
（6）用推片的一角将血滴涂成直径约1 cm的厚血膜
（7）制成的厚血膜

图10-3 厚、薄血膜的制作步骤

（三）染色

1. 瑞特染色法　薄血膜不需要事先固定，而厚血膜则需要先溶血，待薄、厚血膜晾干后才能固定、染色。为了防止滴加染液时外溢，染色前应先将溶血后的厚血膜和薄血膜用记号笔分别画好染色范围。滴加染液必须覆盖全部厚、薄血膜，覆盖时间约1分钟，此时血膜已被染液中甲醇固定，再加等量蒸馏水或缓冲液，轻轻摇动载玻片，动作轻缓，使缓冲液或蒸馏水与染液混合均匀，直到出现1层灿铜色浮膜（染料），3~5分钟后从载玻片一端用水或缓冲液缓慢地冲洗（切勿先倒去染液或直接对血膜冲洗），冲洗至血膜呈现紫灰色为止，晾干后镜检。

2. 吉姆萨染色法　取吉姆萨染色原液，将pH 7.0~7.2缓冲液与原液按1∶15~1∶20稀释。用甲醛固定薄、厚血膜（已溶血），将稀释的吉姆萨染液滴于已固定的薄、厚血膜上，室温下染色25~30分钟，再用清水或缓冲液冲洗血膜，晾干后镜检。

（四）镜检

镜检薄血膜时，要求检验者充分掌握薄血膜中各种疟原虫的形态特征，正确鉴别疟原虫种类及各个发育阶段。镜检时注意区别易与疟原虫混淆的类似物，如附着于红细胞上的单个血小板（与环状体或滋养体相似），成堆的血小板（类似于成熟裂殖体），重叠于红细胞上的染液颗粒、尘埃、细菌、真菌、白细胞碎片（类似于环状体或滋养体）。镜检厚血膜时，由于染色过程中红细胞溶解，疟原虫皱缩变形，虫体会比薄血膜中略小，有的疟原虫胞核模糊不清，胞质着色很深，当同时观察厚、薄血片时，应先检查厚血膜，遇到虫种鉴定困难时，再仔细观察薄血膜，提高镜检效率。

三、微丝蚴的检查

血液检查微丝蚴的基本原理：丝虫微丝蚴周期性地出现在人体外周血液中，可在夜间9时至次晨2时进行采血，检查微丝蚴。

（一）采血时间

班氏丝虫和马来丝虫均有夜现周期性，应在晚上10时至次晨2时采血为宜。

（二）检查方法

1. 新鲜血片检查　取1滴耳垂或指尖血滴于载玻片上，加盖片，在低倍镜下观察，可发现蛇形游动的幼虫。此法检出率低，不能鉴定虫种，多用于流行区宣传教育。

2. 厚血膜法　夜间取3大滴（约60μl）耳垂或指尖血，滴于洁净的载玻片上中央，用一张载玻片的一角将血液涂成直径为2.0~3.0cm圆形或2.0cm×3.0cm边缘整齐、厚薄均匀的长方形厚血膜，平放，自然干燥。充分干燥后用蒸馏水溶血，待干燥后用甲醇固定，染色镜检。

3. 离心浓集法　有些患者外周血中微丝蚴含量过少，可采1~3 ml静脉血，肝素抗凝，加9倍蒸馏水溶血，溶血后经离心沉淀，吸取沉渣镜检。

4. 活微丝蚴浓集法　在离心管中加入半管蒸馏水，加血液10~12滴，再加生理盐水混匀，离心（3000 r/min）3分钟，取沉渣检查。或在盛有0.1 ml 3.8%枸橼酸钠的试管中，加入静脉血1 ml，摇匀，再加水9 ml，待溶血后，离心2分钟，倒去上清液，加水再离心，取沉渣镜检。

扫码"学一学"

5. 乙胺嗪（海群生）白天诱出法 有些患者夜间不方便取血，可采用此法。白天给患者口服2～6 mg/kg的乙胺嗪（成人100 mg），30分钟后采血检查。该法容易漏检低密度感染的患者。

第五节　其他体液检查

除了血液检查，其他体液如痰液、尿液、阴道分泌液、脑脊液等对人体寄生虫病的诊断也具有十分重要的价值。

一、痰液的检查

痰液主要用于检查肺吸虫虫卵，也可能查见溶组织内阿米巴滋养体、蛔虫幼虫、钩虫幼虫、粪类圆线虫幼虫、细粒棘球蚴的原头蚴、尘螨等，有时亦可见卡氏肺孢子包囊，但检出率很低。

（一）标本的采集及注意事项

痰液采集：嘱患者早晨起床后，用力咳出气管深处痰液，置于干燥洁净的容器中加盖尽早送检。

注意事项：①标本采集前应刷牙或漱口，不应混有唾液及鼻咽分泌物，以新鲜晨痰为好；②盛痰液的容器需保持干燥洁净，无其他污染物；③标本宜保温并及时送检；④详细记录标本的来源、颜色、性状、日期及其他相关信息；⑤检查完毕后的标本及容器消毒后妥善处理；⑥部分病原生物具有传染性，检验过程中需穿好工作服，戴好口罩，做好自身防护，以免院内感染。

（二）检查方法

1. 并殖吸虫卵的检查 先取痰液作生理盐水直接涂片法镜检，若未查见虫卵，但查见夏科-莱登结晶，也提示有并殖吸虫感染；多次涂片检查为阴性者，应改用浓集法（消化沉淀法）检查，可提高检出率。

（1）直接涂片法 在载玻片上加1～2滴生理盐水，挑取少许痰液，尽量挑取带铁锈色或脓血的部分，涂成痰膜，加盖玻片镜检。

（2）浓集法检查（消化沉淀法） 收集患者24小时痰液于烧杯中，加入等量10%的NaOH溶液，用玻棒搅匀后置于37℃温箱消化数小时，2～3小时后痰液消化为稀液状。分装入离心管内，2000 r/min离心5～10分钟，弃去上清液，取沉渣涂片镜检。

2. 溶组织内阿米巴滋养体的检查 取新鲜痰液作直接涂片镜检，气温低时注意镜台上载玻片的保温。高倍镜下观察，发现伸出伪足并作定向运动的即为阿米巴滋养体。

3. 粪类圆线虫的检查 在痰液中可查见粪类圆线虫的幼虫，亦可查见其成虫和虫卵。取少量痰液作生理盐水直接涂片法镜检，低倍镜下可见运动活跃的线性虫体，可依据粪类圆线虫的幼虫、成虫和虫卵特点在高倍镜下作出鉴别，当观察到幼虫时又无法判断属于何种线虫的幼虫时，可将虫体转入试管，加入蒸馏水，在室温下培养12～24小时再作涂片观察，看虫体是否仍然活跃。一般来说，粪类圆线虫的幼虫能够在蒸馏水中持续存活。

4. 其他蠕虫幼虫及螨虫的检查 宜采用浓集法（消化沉淀法），方法同前。

二、尿液的检查

尿液用于检查丝虫微丝蚴和埃及血吸虫虫卵,有时还可见棘球蚴砂、弓形虫、螨类等。

(一)标本的采集及注意事项

尿液采集时,患者需将双手、尿道口及其周围皮肤用酒精棉球消毒,待干后自然排尿,尽量取适宜的中段尿,收集于清洁的容器中。尿液中避免混入消毒剂、月经血、阴道分泌物、精液、前列腺液、粪便、清洁剂等其他物质。作寄生虫学检查时原则上应尽量采用新鲜尿,避免强光照射,标本采集后应及时送检,冬季宜保温。如为乳糜尿需加等量的乙醚并振荡,使脂肪溶解,离心后弃去脂肪层,取沉渣镜检。

(二)检查方法

尿液常用检查方法为离心沉淀法。取尿液3~5 ml,置于离心管内,2000 r/min离心3~5分钟,取沉渣涂片镜检。乳糜尿中检查微丝蚴时,可在离心管中加入等量乙醚,用力振荡使脂肪溶解,静置数分钟,弃去上层脂肪,加水稀释10倍,再以2000 r/min离心3~5分钟,吸取沉渣涂片镜检,必要时染色后镜检。如遇乳糜尿中蛋白质含量很高,不易沉淀,可先加抗凝剂,随后加水稀释后离心,取沉渣涂片镜检。检查弓形虫时,2500 r/min离心10分钟,取沉渣涂片,自然干燥后,甲醇固定,瑞特或吉姆萨染色镜检。

三、阴道分泌物的检查

阴道分泌物主要用于检查阴道毛滴虫,偶尔可用于查见蛲虫卵、雌蛲虫成虫、溶组织内阿米巴滋养体及蝇蛆。

(一)标本的采集及注意事项

用无菌棉拭子在阴道后穹窿、子宫颈及阴道壁上拭取分泌物,置含1~2 ml温生理盐水的试管内送检。阴道毛滴虫最适温度为25~42℃,为保持阴道毛滴虫的活力,温度较低时应注意标本保温。其他注意事项参照尿液收集。

(二)检查方法

1. 生理盐水直接涂片法 取无菌棉签在受检者阴道后穹窿、子宫颈及阴道壁上取分泌物,然后作生理盐水涂片镜检,可发现活动的虫体。天气寒冷时,应注意保温。

2. 悬滴法 先在一盖玻片周缘涂一薄层凡士林,中间滴1~2滴生理盐水。将阴道分泌物涂于生理盐水中,小心翻转盖玻片,并将其覆盖在凹载玻片的凹孔上,稍加压使两片粘合(液滴即悬于盖片之下),镜检。

3. 涂片染色法 将拭取的阴道分泌物涂于载玻片上,干燥后用甲醇固定,瑞特或吉姆萨染色剂染色后镜检。

四、十二指肠引流液的检查

用十二指肠引流管抽取十二指肠液或胆汁(包括胆总管、胆囊及肝胆管三部分胆汁),以直接涂片法镜检;或加生理盐水稀释作离心浓集后取沉渣镜检。该法可检查蓝氏贾第鞭毛虫滋养体、华支睾吸虫卵、肝片形吸虫卵,有时可发现布氏姜片虫卵、蛔虫卵、粪类圆线虫幼虫等。在急性阿米巴肝脓肿患者胆汁中偶可发现滋养体。此法创伤性较大,往往在临床症状可疑，而多次粪检阴性时采用。

用十二指肠导管插入十二指肠抽取十二指肠液，按抽取标本的先后顺序依次分装甲、乙、丙、丁四管，并在试管上标明。收集到标本后，立即送检，标本应尽快检查完毕，以免有形成分被破坏。甲管胆汁从胆总管排出，呈金黄色。乙管胆汁从胆囊排出，呈深褐色。丙管胆汁从肝胆管排出，呈柠檬黄色。丁管液体来自十二指肠，为灰白色或淡黄色。来自胆囊的胆液对于肝胆系统寄生虫病有诊断意义。将各部分十二指肠引流液滴于载玻片上，加盖玻片，镜检。为提高检出率，常将各部分引流液加生理盐水稀释搅拌后，分装于离心管内，2000 r/min 离心 5～10 分钟，取沉渣涂片镜检，如引流液过于黏稠，先加 10% NaOH 消化后再离心。消化法不适用于原虫滋养体的检查。引流液中的蓝氏贾第鞭毛虫滋养体常常附着于黏液小块上，或虫体聚集成絮片状物。肝片形吸虫卵与姜片虫卵不易鉴别，但是前者可以出现在胆汁中，而后者只见于十二指肠液中。

五、睾丸鞘膜积液的检查

鞘膜积液主要用于检查班氏微丝蚴。

（一）标本的采集及注意事项

鞘膜积液通常由临床医师收集。阴囊皮肤经碘酊、酒精消毒及局部麻醉后，用注射器抽取积液，置于清洁有盖的容器中。积液如呈乳糜样，按乳糜尿检查方法处理；如呈胶状，可加入适量抗凝剂防止凝固，检查时再稀释。

（二）检查方法

鞘膜积液检查方法同乳糜尿检查。

六、脑脊液的检查

脑脊液检查可用于弓形虫、溶组织内阿米巴滋养体、耐格里阿米巴、棘阿米巴、肺吸虫卵、异位寄生的日本血吸虫卵、棘头蚴的原头蚴或游离小钩、粪类圆线虫幼虫、棘颚口线虫幼虫及广州管圆线虫幼虫等的检查，由于上述寄生虫在脑脊液中数量不多，故检查阴性者不能完全排除该种寄生虫感染的可能。

取 2～3 ml 脑脊液置离心管中，2000 r/min 离心 5 分钟，弃上清，取沉渣涂片镜检。因离心沉淀法会影响阿米巴滋养体伪足的活力，故检查阿米巴滋养体时，不宜用离心沉淀法，可自然沉淀后吸取沉渣镜检。检查耐格里阿米巴、棘阿米巴和弓形虫时均需涂片，用甲醇固定后，瑞氏或吉姆萨染色，油镜下观察。

七、胸、腹腔积液及羊水的检查

胸、腹腔积液及羊水通常由临床医师收集。无菌操作穿刺抽取标本或外科手术采集标本，采集量应为 5～10 ml，用注射器穿刺后注入无菌试管内。取胸、腹腔积液或羊水涂片镜检，或将其与适量生理盐水稀释混匀后置于离心管中，2000 r/min 离心 5 分钟，取沉淀涂片染色镜检。主要检查棘球蚴碎片或原头蚴，还可查到弓形虫滋养体，微丝蚴和并殖吸虫卵等。

扫码"学一学"

第六节　组织活检

一、活组织标本取材的注意事项

活组织检查取材时应注意以下几点：①所取组织一般要求直径在5 mm以上；②表面有坏死溃疡的病灶，应取新鲜有活性的组织；③取材量应适当；④所取组织需包含部分正常组织。

二、组织活检的常用检查方法

（一）骨髓、淋巴结穿刺活检

1. 淋巴结检查　淋巴结主要用于检出班氏丝虫和马来丝虫成虫；还可以检出利什曼原虫、弓形虫、锥虫等。

（1）丝虫成虫检查　从患者可疑的淋巴结中抽取成虫，或摘取病变淋巴结检查成虫，也可作病理组织切片检查。

（2）利什曼原虫检查　一般选取患者腹股沟部，局部皮肤消毒，左手拇指和示指捏住淋巴结，右手取干燥无菌针头刺入淋巴结，淋巴结组织液则可进入针管内。稍待片刻，拔出针头，将针头内少量淋巴结组织液滴在载玻片上，涂片染色检查。也可将摘除的淋巴结切面做涂片，染色后镜检。方法简便、安全。患者经治疗后，淋巴结内原虫消失较慢，故仍有一定的诊断价值。

2. 骨髓检查　主要用于检查杜氏利什曼原虫的无鞭毛体。检出率高于淋巴结穿刺。一般常作髂骨穿刺，嘱患者侧卧，暴露髂骨部位。根据患者年龄大小，选取相应带有针芯的干燥无菌穿刺针，从髂前上棘后约1 cm处刺入皮下，当针尖触及骨面时，再慢慢刺入骨内约0.5~1.0cm，即可拔出针芯，连接2 ml干燥注射器，抽取骨髓液。取少许骨髓液涂片，甲醇固定，同薄血膜染色法染色，油镜镜检。

（二）肌肉活检

多种蠕虫的成虫幼虫可在人体肌肉形成包块、结节，主要有旋毛虫幼虫、猪带绦虫囊尾蚴、曼氏迭宫绦虫裂头蚴、卫氏并殖吸虫成虫及斯氏并殖吸虫童虫。故可采用肌肉的活组织检查。

1. 曼氏裂头蚴、猪囊尾蚴、卫氏并殖吸虫成虫及斯氏并殖吸虫童虫　可无菌条件下用手术法摘取肌肉肿块内的虫体，直接镜检观察。必要时作压片、固定、染色并脱水、透明后封片，作形态学鉴定。

2. 旋毛虫成虫　从患者疼痛肌肉部位（多为腓肠肌、肱二头肌或股二头肌）内取米粒大小的肌肉，置于载玻片上，加1滴50%的甘油乙醇，盖上另一载玻片，均匀用力压紧，压紧后用橡皮筋固定两端，低倍镜下观察。取下肌肉须立即检查，否则幼虫破坏、虫体模糊，不易检查。该法适合发病10天以上的肌肉疼痛患者，阳性率不高，仅50%。还可以直接取肌肉组织作组织切片检查。

（三）皮下结节活检

1. 蠕虫　猪囊尾蚴、曼氏裂头蚴、卫氏并殖吸虫成虫、斯氏并殖吸虫童虫、棘颚口线虫和刚刺颚口线虫幼虫均可在人体皮下形成结节或包块，手术切开肿块，检获虫体，直接观察或制片后鉴定虫种。

2. 原虫 对于利什曼原虫无鞭毛体引起的皮肤结节，在皮损处（丘疹和结节）局部消毒，用注射器刺破皮损处，抽取组织液作涂片；或用锋利无菌外科剪，从皮损表面剪取1小片皮肤组织，以切面作涂片，染色后镜检。

（四）肠黏膜活检

结肠，尤其是直肠和乙状结肠黏膜中可查见日本血吸虫卵及溶组织内阿米巴滋养体。

1. 日本血吸虫卵检查 日本血吸虫或曼氏血吸虫长期慢性感染或晚期患者，粪便检查不易查到虫卵，可考虑进行直肠黏膜活检。用直肠镜从直肠可疑病变处取米粒大小的黏膜一块，经生理盐水冲洗后，置于两块载玻片间，轻轻压平，镜检虫卵。肠黏膜内虫卵死活及变性程度的鉴别，可以作为粪便检查和体检的辅助诊断。如有活卵或近期变性卵，则表明受检体内有成虫寄生；若为远期病变或死卵，则提示受检者曾经有过血吸虫感染，但现在可能已经无成虫寄生。活卵、变性卵和死卵的鉴别要点：活卵椭圆形，淡黄色，卵壳薄而边缘整齐，内含毛蚴或卵黄细胞及胚细胞；死卵呈黑灰色，卵壳增厚，边缘不清，卵内毛蚴成团块状，卵黄细胞和胚细胞分解成大量的碎片或颗粒；近期变性卵是指虫卵死后形态变化不明显，远期变性卵是指虫卵死后形态变化明显。

2. 溶组织内阿米巴滋养体检查 用乙状结肠镜刮取溃疡边缘或深层的溃疡组织，置于载玻片上，滴加少量生理盐水，盖上盖玻片，轻轻压平，立即镜检。或摘取一小块病变黏膜，固定、切片，染色镜检。

第七节　原虫的人工培养

扫码"学一学"

为提高寄生虫检查的阳性率、减少漏检率，当常规方法检查为阴性时，可采用人工培养方法检查，如溶组织内阿米巴、杜氏利什曼原虫和阴道毛滴虫等。

一、溶组织内阿米巴的人工培养

1. 常用的培养基 营养琼脂双向培养基或洛克液鸡蛋血清培养基。

2. 接种与培养 取0.5 ml脓血便、稀便或肝穿刺物，材料要新鲜，脓血便最好在15分钟内接种，成形便可在1~2天内接种。含包囊的成形便取黄豆粒大小，接种于试管内，与管内培养液混匀；或将粪便以自然沉淀法收集包囊，吸取沉淀物0.5 ml接种。试管置于37℃温箱中培养，24小时、48小时及72小时后取培养液中的浑浊部分涂片镜检，查见虫体即可确诊。

二、阴道毛滴虫的人工培养

1. 常用培养基 肝浸培养基。

2. 接种与培养 用无菌拭子取阴道后穹窿阴道分泌液，无菌接种至肝–胨–糖培养基（或大豆蛋白胨培养基）中，37℃温箱中培养。24~48小时后吸取管内沉淀物检查有无阴道毛滴虫生长。

扫码"学一学"

第八节 动物接种

当待检物中寄生虫含量较少，不易查见且常规检查得不到阳性结果，此时可用动物接种法检查。即用该待检物去感染或接种疑似寄生虫的敏感动物，使虫体在该动物体内生存或繁殖，以获得阳性结果。

一、旋毛形线虫的动物接种

对于可疑含有旋毛虫幼虫囊包的肌肉组织剪成米粒大小的颗粒，经口喂食健康小鼠（事先饥饿24小时），或将肉粒拌在饲料中。30天后检查小鼠肌肉中有无旋毛虫幼虫。也可以将疑有旋毛虫的肌肉加入人工消化液（胃蛋白酶1 g，盐酸1 ml，蒸馏水100 ml），37℃的温箱中消化10~18小时，离心、弃上层液，沉淀物用生理盐水洗涤2~3次，腹腔注射或喂食健康小鼠，30天后剖杀动物检查。

二、弓形虫的动物接种

取受检者的体液、脑脊液或淋巴结组织悬液或死亡不久的畸胎儿脑组织液0.5~1 ml，注入小鼠腹腔内，观察小鼠发病情况。若事先给小鼠注射地塞米松以降低其免疫功能，则接种成功率较高。3周后取小鼠腹腔积液涂片染色镜检。若为阴性再取肝、脾、脑组织研磨均匀，按1：10量加入无菌生理盐水稀释，进行第二次接种。若仍为阴性，可传代2、3次，再报告结果。阳性者可接种传代，每两周一次，用于保种。

三、疟原虫的动物接种

感染人体的疟原虫的动物模型均为灵长类动物，用灵长类动物接种疟原虫仅用于疟疾的研究，但其价格昂贵、周期长，不适用于临床诊断。

四、利什曼原虫的动物接种

取受检者骨髓、淋巴结穿刺液或皮肤刮取物，加适量的生理盐水稀释后，取0.5 ml注入仓鼠等敏感动物腹腔内，3~4周解剖动物，取其肝、脾、淋巴结或骨髓作涂片，经瑞特液染色后，镜检到无鞭毛体即可确诊。

（官 琦）

本 章 小 结

粪便检查是临床寄生虫病原学检查的主要技术，主要用于诊断消化道寄生的蠕虫或原虫，常用方法有直接涂片法、改良加藤法、沉淀法和浮聚法等；肛周虫卵检查法适合于蛲虫卵、牛带绦虫卵的检查；丝虫病的确诊需要取外周血检查微丝蚴；厚、薄血膜法检查用于疟原虫的诊断；利什曼原虫的检查首选骨髓穿刺；痰液检查主要用于卫氏并殖吸虫；阴道分泌物检查阴道毛滴虫；皮肤和肌肉的活组织检查主要用于多种蠕虫的成虫和幼虫的检

扫码"练一练"

查，对标本中不易检出的原虫可进行人工培养或动物接种。

习 题

一、选择题

1. 疟原虫检查多用

A. 薄血膜法　　　　　　　　B. 厚血膜法　　　　　　　　C. 厚薄血膜法

D. 离心浓集法　　　　　　　E. 新鲜血片检查法

2. 阴道毛滴虫常用的培养基是

A. 营养琼脂双向培养基　　　B. 肝浸培养基　　　　　　　C. 克氏双糖铁培养基

D. 麦氏培养基　　　　　　　E. 肉汤培养基

3. 患者外周血中微丝蚴含量过少时，可采用

A. 新鲜血片检查法　　　　　B. 厚血膜法　　　　　　　　C. 活微丝蚴浓集法

D. 离心浓集法　　　　　　　E. 乙胺嗪（海群生）白天诱出法

4. 痰液主要用于查找以下哪种虫卵

A. 肝吸虫虫卵　　　　　　　B. 带绦虫虫卵　　　　　　　C. 蛔虫虫卵

D. 肺吸虫虫卵　　　　　　　E. 姜片虫虫卵

5. 尿液主要用于检查以下哪种寄生虫

A. 肝吸虫　　　　　　　　　B. 带绦虫　　　　　　　　　C. 丝虫微丝蚴

D. 蓝氏贾第鞭毛虫　　　　　E. 姜片虫

6. 鞘膜积液主要用于检查以下哪种寄生虫

A. 蛔虫　　　　　　　　　　B. 班式微丝蚴　　　　　　　C. 马来微丝蚴

D. 肺吸虫　　　　　　　　　E. 肝吸虫

7. 淋巴结穿刺活检主要用于检查以下哪种寄生虫

A. 蛔虫　　　　　　　　　　B. 蓝氏贾第鞭毛虫滋养体　　C. 姜片虫

D. 带绦虫　　　　　　　　　E. 丝虫微丝蚴

8. 主要用于检查杜氏利什曼原虫的无鞭毛体的是

A. 淋巴结活检　　　　　　　B. 生理盐水直接涂片法

C. 十二指肠引流液检查　　　D. 骨髓检查

E. 血液检查

9. 日本血吸虫长期慢性感染或晚期患者主要的检查方法是

A. 粪便检查　　　　　　　　B. 十二指肠引流液检查　　　C. 直肠黏膜活检

D. 肝脏穿刺　　　　　　　　E. 肌肉穿刺

10. 溶组织阿米巴常用的培养基是

A. 营养琼脂双向培养基　　　B. 肝浸培养基　　　　　　　C. 克氏双糖铁培养基

D. 麦氏培养基　　　　　　　E. 肉汤培养基

二、简答题

痰液、尿液、阴道分泌物、脑脊液、十二指肠液等分泌液中能检查到哪些寄生虫？

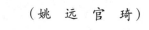

（姚远官琦）

第十一章

免疫学与分子生物学诊断技术

学习目标 ·······

1. **掌握** 酶联免疫吸附试验、聚合酶链式扩增反应两种实验方法的基本原理、操作步骤以及注意事项。

2. **熟悉** 皮内试验、间接血凝试验、间接荧光抗体实验、免疫层析等四种实验方法的基本原理与操作步骤。

3. **了解** 免疫印迹实验、环卵沉淀试验、荧光定量聚合酶链式扩增反应、环介导等温扩增反应等方法的基本原理。

扫码"学一学"

第一节 免疫学诊断技术

一、皮内抗原试验

利用速发型变态反应的原理,将特异抗原液注入皮内,观测宿主的皮丘及红晕反应,判断有无特异抗体(IgE)的存在,以诊断受试者是否感染某种寄生虫,称为皮内试验(intradermal test,IDT),简称皮试。

1. 实验器材 ①一次性注射器(无菌);②碘酒、酒精棉球;③虫卵或成虫抗原悬液。

2. 操作步骤、结果判定 受试者前臂经碘酒、乙醇消毒处理后,用一次性注射器于皮内注射虫卵抗原或成虫抗原悬液(用生理盐水稀释到一定浓度),作直径约0.5 cm的皮丘,15分钟后观察皮丘直径达0.8 cm或以上判定为阳性。少数患者在潜伏期及发病初期即可出现阳性,多数患者在感染后8周出现阳性,阳性率一般在95%以上,偶有假阳性反应。皮肤试验对诊断有参考价值,不能作为疗效考核标准。

3. 注意事项 ①注射用的抗原悬液必须经过无菌过滤处理;②注射器必须是无菌的一次性注射器;③结果仅作为初筛参考。

4. 意义 该方法敏感性较高、操作简便、不需要仪器设备、可即时观察结果,适宜现场应用。所用抗原多为粗抗原,且部分寄生虫之间有广泛的交叉抗原,结果有部分假阳性反应,皮试阳性者往往需要进一步用其他方法核验。皮内试验曾在二十世纪八九十年代用于血吸虫、肺吸虫等寄生虫感染的筛查。

二、环卵沉淀试验

环卵沉淀试验(circumoval precipitin test,COPT)是以血吸虫卵为抗原的免疫血清学试验,卵内毛蚴分泌排泄的抗原物质经卵壳微孔渗出与检测血清内的特异抗体结合,可在虫卵周围形成特殊的复合物沉淀，在光镜下判读反应强度，计数100个虫卵中阳性虫卵的百分率称环沉率。环沉率在治疗上具有参考意义。

1. 实验器材与试剂 ①载玻片或凹玻片；②血吸虫卵；③光学显微镜。

2. 操作步骤、结果判断

（1）操作步骤　取干净的载玻片，滴加待测血清后，挑取100~150个血吸虫虫卵（新鲜虫卵或干卵，从感染动物肝分离），覆盖上24 mm×24 mm盖玻片，四周用石蜡密封，37℃保温48小时后，置光学显微镜（10×）观察结果，必要时需观察72小时的反应结果。

（2）结果判断　典型的阳性反应为泡状、指状、片状或细长卷曲状的折光性沉淀物，边缘整齐，与卵壳牢固粘连。阳性者观察100个成熟卵，计环沉率及反应强度比例。凡环沉率≥5%者可报告为阳性，1%~4%者为弱阳性；在基本消灭和消灭血吸虫病地区环沉率≥3%者可判为阳性；阴性反应必须观察全片。

分级强度判定：

"－"折光淡，"影状"物（外形不甚规则，低倍镜下有折光，高倍镜下为颗粒状）与虫卵似连非连，或出现直径小于10 μm的泡状沉淀物者，皆为阴性。

"＋"虫卵外周出现泡状沉淀物（>10 μm），累计面积小于虫卵面积的1/2；或呈指状的细长卷曲样沉淀物，不超过虫卵的长径。

"＋＋"虫卵外周出现泡状沉淀物的面积大于虫卵面积的1/2；或细长卷曲样沉淀相当或超过虫卵的长径。

"＋＋＋"虫卵外周出现泡状沉淀物的面积大于虫卵本身面积；或细长卷曲样沉淀物相当或超过虫卵长径的2倍。

3. 注意事项 ①避免空气污染；②实验加入血清后用湿盒孵育；③新鲜虫卵应保存好避免长菌；④每次试验应该设阳性和阴性对照。

4. 意义 COPT是诊断血吸虫病的血清学检测常用方法，可作为临床治疗和疗效考核的依据，还可用于流行病学调查及监测疫情。

三、间接血凝试验

以绵羊或兔红细胞为载体，将已知日本血吸虫卵抗原（soluble egg antigen，SEA）吸附于红细胞表面（致敏红细胞）。在合适条件下，致敏红细胞与患者血清中相应抗体发生特异性结合，红细胞发生凝集形成肉眼可见的血细胞凝块，称作间接血凝试验（indirect haemagglutination test，IHA）（图11-1）。

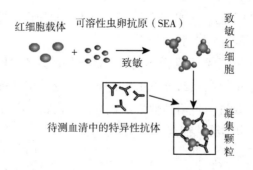

图11-1　IHA检测原理示意图

1. 实验器材与试剂

（1）设备及耗材　4℃或−20℃冰箱、微量移液器及吸头、振荡器、恒温箱、低速离心机、96孔有机玻璃V型微量血凝反应板、剪刀、记号笔、吸水纸、一次性手套、封板膜等。

（2）检测试剂　日本血吸虫抗体检测试剂盒（间接血球凝集试验）。

2. 操作步骤、结果判断

（1）操作步骤

①样本登记：96孔"V"形反应板，每板可检测22个样本及阴阳对照各一个，每个样本预留4孔。将待测样本编号，从左到右按1~n号排列，并将其编号依次登记在结果记录表上。

②加稀释液：取一块96孔"V"形反应板横向平放纵向使用。于血凝反应板的第1排（横向）第1孔加稀释液100μl，于血凝反应板的纵向（列）第3~4孔各加标本稀释液25μl，第2孔不加稀释液。

③样本稀释：于第1排第1孔加1号待测样本25μl，充分混匀（吸打4次，混匀吸打在移液器第一档进行，移液吸头不能触碰反应孔底壁）。从第1孔吸出25μl于第2孔（纵向），再从第1孔吸出25μl于第3孔（纵向），充分混匀（同上）后吸出25μl于第4孔（纵向），充分混匀后吸出25μl弃去，这样第1、2、3、4孔的血清稀释度分别为1：5、1：5、1：10、1：20。同上操作进行第2~22号样本、阴性对照、阳性对照倍比稀释。倍比稀释时一个样本一个吸头。

④配制致敏红细胞悬液：每支冻干致敏红细胞加1ml稀释液，混匀后备用。

⑤加红细胞混匀孵育：反应板除每份血清样本（包括对照）第1孔的血清稀释孔外，其余每孔加致敏红细胞悬液25μl；反应板用微量振荡器震摇1~2分钟，置于37℃条件下恒温箱内孵育30分钟后观察结果。

⑥测定效价：血清稀释1：20时呈凝集反应的血清样本，需另行倍比稀释更多倍数，以测定出呈现凝集反应的最高血清稀释度。

（2）结果判断

①反应判定标准：观察对照孔，阴性对照应不出现凝集现象，阳性对照应出现凝集现象，结果方可成立。如出现异常则说明实验操作有误或血球本身有自凝现象，试验结果不能成立。

根据红细胞凝集程度以"−"，"＋"，"＋＋"，"＋＋＋"记录结果，以血清稀释度1：10及以上呈"＋"凝集作为阳性判断标准，呈阳性反应的血清最高稀释度的倒数作为血清的效价。

凝集反应强度的判定：

−：红细胞全部下沉在孔底，形成肉眼可见紧密、边缘光滑的小圆点。

＋：多数红细胞下沉在孔底形成圆点，周围可见少量凝集红细胞，肉眼见周边模糊。

＋＋：孔底中心可见少量红细胞下沉的小圆点，多数凝集红细胞在孔底周围形成小薄层。

＋＋＋：红细胞形成薄层凝集，布满整个孔底，边缘呈现不规则的皱褶。

②结果登记：观察结果应及时记录在原始登记表上，血清稀释度1：10及以上时，检测结果为阳性反应，直接登记抗体效价即出现凝集反应的最高血清稀释度的倒数，如10，

或20等。血清稀释度为1：5时红细胞呈凝集反应的，效价记录为5；无凝集反应的，效价记录为0。

3. 注意事项

（1）试剂盒内稀释液每次开盖使用后须拧紧瓶盖。

（2）检测过程中，应确保所有器材清洁。用过的反应板不能浸泡于酸、碱溶液中，也不可用毛刷洗擦，必须用高压自来水将沉积孔底的红细胞冲洗干净，再以蒸馏水洗2~3次，晾干备用。

（3）试剂盒需在2~8℃下保存，每次使用时应先平衡至室温。

（4）每次检测结束后要认真做好原始记录，阳性、阴性结果均要登记，阳性者必须记录出现阳性反应的效价。

4. 意义 临床上以待测血清结果的效价≥1：10判定为IHA检测阳性。IHA操作简便，敏感性高，适于现场应用，广泛用于寄生虫病诊断和流行病学调查。目前为我国血吸虫病监测点血清学检查主要方法。

四、间接荧光抗体试验

间接荧光抗体试验是用荧光抗体示踪或检查相应抗原的抗体。以荧光色素标记抗体球蛋白，标记抗体再与患者血清中相应抗原–抗体复合物结合用于检测寄生虫感染。

1. 实验器材 ①抗原片；②异硫氰基荧光素（fluorescein isothiocyanate，FITC）标记的二抗；③洗涤液：含有5%吐温的磷酸盐（phosphate –buffered saline，PBS–Tween）缓冲液，pH7.2；④阴、阳性参考血清；⑤封片介质：含有50%甘油的PBS缓冲液；⑥盖玻片；⑦器材：荧光显微镜（激发波长490 nm，发射波长530 nm）、摇床、脱色缸、吸管、试管、洗瓶、37℃温箱等。

2. 操作步骤、结果判断

（1）操作步骤

①准备：检查加样板是否反应区亲水而周边疏水。从试剂盒中取出载片，等平衡到室温时方可打开包装。注意不要触及载破片上固定有红细胞的部分，用笔编号、标记。

②稀释：用磷酸盐缓冲液倍比稀释待检血清，起始滴度为1：64，1：128，1：256，1：512，1：1024。阴阳性对照血清也按相同方法稀释。

③加样：将加样板放在泡沫板上，按顺序分别滴加10μl稀释后的血清至加样板的反应区中，使样本液充满格内，避免产生气泡。并对位置做好标记，滴加完所有待测标本后才开始温育。

④第一次温育：将加好样本的载玻片放入37℃温箱，室温温育30分钟。

⑤清洗：用装有PBS的洗瓶轻轻冲洗载玻片的反应区（注意水流不要太急，不要直接对着基质冲），摇晃或轻弹使存留PBS从载玻片滑落，重复此洗涤步骤3次，注意保持反应区湿润不变干。

⑥加二抗反应：滴加10μl FITC标记的二抗至载玻片的反应区中，完全加完所有的二抗后，方可继续温育。注意标记的二抗使用前需混匀。

⑦第二次温育：将加好样本的载玻片用锡纸包裹好，放入37℃温箱，室温温育30分钟。注意需避光反应，以保持荧光素的活性。

⑧清洗：按方法六再次洗涤载玻片。

⑨封片：滴加20～30μl封片介质至盖玻片每一反应区，盖好盖玻片。

（2）结果判断　用油镜在荧光显微镜下观察样本反应区，并与阴阳性对照比较。荧光显微镜下所观察到的荧光图像，主要以两个指标判断结果，一是形态学特征，二是荧光强度，必须将两者结合起来综合判断。阳性对照在感染的红细胞内出现绿色荧光复合物，阴性对照不出现绿色荧光。待检血清出现的荧光的大小、外观和密度需与阳性和阴性对照相比较而确定。根据特异性荧光强度，用"+++"、"++"、"+"表示，无特异性荧光以"−"表示。载玻片可在2～8℃避光下保存24小时。

3. 注意事项

（1）每次试验应该设阳性和阴性对照。

（2）荧光抗体的使用与保存：注意荧光抗体的质量，若非特异性染色过强，应在反应前离心，去除沉淀后再使用。为防止荧光抗体效果下降，应尽量减少冻融次数。避免皮肤直接接触荧光抗体。

（3）标本应及时检测，并避光保存。

（4）荧光显微镜光源寿命有限，标本应集中检测，以节省时间，观察时间以每次1～2小时为宜。

4. 意义　该方法主要用于丝虫病的血清学抗体检测。

五、酶联免疫吸附试验

酶联免疫吸附试验（Enzyme-linked immunosorbent assay，ELISA）基于抗原与抗体的特异反应将待测物与酶连接，然后通过酶与底物产生颜色反应，用于定性、定量测定，最终反应物的颜色深浅与待测抗体含量成正比，其有色产物可用酶标仪测定，肉眼也可观察。其方法简单，快速，特异性好。既可以测定患者血清中的特异性循环抗体也可以检测患者血液中的循环抗原。ELISA法有间接法（常规法）、双抗体夹心法。

1. 试剂与器材　①ELISA试剂盒；②微量加样器；③恒温箱；④酶标仪。

2. 操作步骤、结果判断（以间接法为例）

（1）操作步骤

①抗原包被：将包被液（pH 9.6碳酸盐缓冲液）稀释的抗原加入酶标板中（抗原量1～10μg/ml），每孔100μl，置湿盒4℃过夜。吸出上清液，加入封闭液（1%的BSA）200μl/孔，40℃封闭50～60分钟（或4℃过夜）。弃去板孔液体，注满洗涤液，放置3分钟，弃去洗涤液，用滤纸拍干，反复3次。

②样本稀释：用样本稀释液（如0.05%吐温−20的稀释缓冲液）将待检血清按一定比例稀释（一般1：100稀释），充分混匀。

③加样反应：将稀释后的样本加入酶标板中。同时设阴性、临界、阳性及空白对照各1孔，取与待测样本等量的阴性、临界和阳性对照分别加入反应孔内，空白对照孔仅加入等量样本稀释液。37℃避光反应30分钟后甩去孔内液体，用洗涤液充分洗涤后，甩去拍干。

④加酶反应：除空白对照孔外其余每孔加酶结合物，37℃避光反应30分钟后甩去孔内液体，洗涤，拍干。

⑤显色反应：加底物溶液显色反应（TMB−H_2O_2），混匀，37℃下避光反应10分钟，每孔加50μl终止液，混匀，终止反应。

（2）结果判断

①肉眼观察：阴性对照孔无色或接近无色，阳性对照明显呈色，表示试验有效。待检孔无色或近于无色表示该标本为阴性，待检孔呈色深于阴性对照表示该标本为阳性。肉眼观察简单，但具主观性，在条件许可下，宜用酶标仪。

②仪器判断：以空白对照调零用酶标仪于450nm（TMB）或用492nm（OPD），以620 nm作参比波长，读取吸光度值（OD值），待检孔OD值大于阴性对照2.1倍者为阳性。当阴性对照OD值低于0.05时按0.05计算。

3. 注意事项

（1）加样量力求准确　加样时应将液体加在孔底，避免加在孔壁，并注意不可出现气泡，洗涤要彻底。

（2）保温保湿　在ELISA中一般有两次抗原抗体反应，即加标本后和加酶结合物后，此时的反应温度和时间应符合规定的要求，保温容器最好是37℃水浴箱，可使得温度平衡。各ELISA反应板不应叠在一起。为避免蒸发，板上应加盖，或将板平放在底部垫有湿纱布的湿盒中。湿盒应是传热较快的金属，如用温箱，湿盒应预先置其中平衡，这在室温较低时更为重要。加入底物后，反应的时间和温度通常不作严格要求，如室温高于20℃，ELISA板可避光放在实验台上，以便不时观察，待对照管显色适当时，即可终止酶促反应。

（3）洗涤要彻底　洗涤在ELISA中不是反应步骤，但却是决定实验成败的关键。洗涤的目的是洗去反应液中没有与固相抗原或抗体结合的物质，一定按要求洗净彻底，特别是最后一次，要将洗涤液彻底拍干。

4. 意义　酶联免疫吸附试验方法主要用于检测寄生虫感染患者血清中特异性抗体。目前市售的有血吸虫病、包虫病、华支睾吸虫病、丝虫病、囊虫病等寄生虫病的抗体检测试剂盒。

六、免疫印迹试验

免疫印迹（Immunoblotting），又称蛋白质印迹（western blot）。它是分子生物学、免疫学实验所常用的一种实验方法。其基本原理是经过聚丙烯酰胺凝胶电泳分离的蛋白质样品，转移到如硝酸纤维素膜等固相载体上，以固相载体上的蛋白质作为抗原，与对应的抗体起免疫反应，再与酶或同位素标记的第二抗体起反应，经过底物显色或放射自显影以检测电泳分离的特异性蛋白质。

1. 仪器、试剂

（1）试剂　匀浆器、RIPA裂解液、PMSF（蛋白酶抑制剂）、磷酸酶抑制剂、聚丙烯酰胺、电泳缓冲液、转移缓冲液、PVDF膜或硝酸纤维素膜、HRP标记的二抗、蛋白标准、上样缓冲液、TBST缓冲液、脱脂奶粉、牛血清白蛋白、DAB显色试剂、ECL发光试剂等。

（2）仪器　小型垂直电泳设备、摇床、微量移液器、离心机。

2. 操作步骤　免疫印迹实验操作见图11-2。

3. 意义　免疫印迹实验一般用于寄生虫抗原的分离与鉴定。

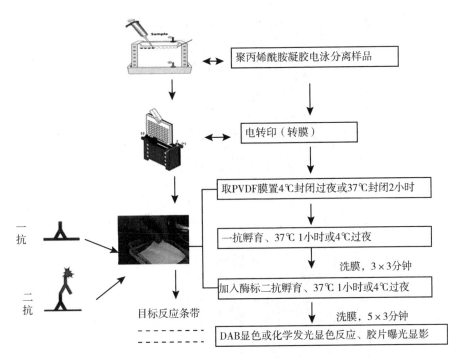

图11-2　免疫印迹试验操作流程图

七、免疫层析试验

免疫层析试验（immunochromatographic test，ICT）是将已知抗原（或抗体）固相化在硝酸纤维膜等载体上，加入待检样品后，样品中的抗体（或抗原）与膜上包被的抗原（或抗体）结合，抗原与抗体的特异性免疫反应，结合纳米金颗粒标记物形成红色的可见物，从而达到检测目的。目前以免疫胶体金试纸条为常用。

1. 实验器材与试剂

（1）器材　微量加样器、吸管。

（2）胶体金试剂。

2. 操作步骤、结果判定

（1）操作步骤　取出胶体金试纸条，在B处加样孔内加入100μl人或动物的血清、排泄物、脑脊液等待测样品，或直接将B端浸入待测样品中，5~15分钟后，待样品液渗透到质控线以上时可判定结果。

（2）结果判定

①阳性反应：检测线（T）及质控线（C）均出现紫红色线；循环抗原的浓度越高，检测线（T）颜色越深。

②阴性反应：只有质控线（C）出现一条紫红色线。

③试纸条失效：当质控线（C）和检测线（T）都不出现紫红色线或仅检测线（T）出现色线时，则为该试纸条失效。

免疫金标试纸条反应结果见图11-3。

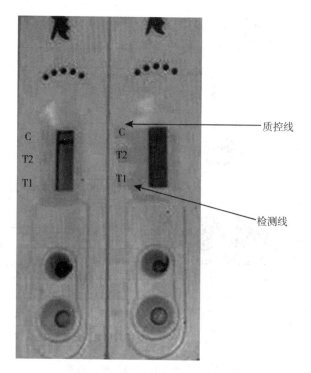

质控线

检测线

图11-3　免疫金标试纸条反应结果图

3. 注意事项

（1）被检查样本必须是新鲜或低温保存的样本，否则抗体或循环抗原量降低会影响检测结果。

（2）对重度感染的患者样品，只需3~5分钟，能同时观察到检测线和控制线即可判断结果。

（3）轻度感染患者样品，建议加样15分钟后，才判断结果。

（4）试纸条应4~30℃避光保存，切勿冻存。

（5）铝箔袋打开后应尽快使用试纸条，受潮后试纸条将失效。

4. 意义　简便快速，特异性强，灵敏度高。适用于弓形虫病的早期诊断、恶性疟原虫、黑热病、阴道毛滴虫、血吸虫等的诊断。

第二节　分子生物学检测技术

核酸检测技术以虫体特异性基因片段为靶标，进行基因扩增来检测虫体，敏感性高，是寄生虫检测的重要补充。本章节将重点介绍聚合酶链式扩增反应和环介导等温扩增反应。

一、聚合酶链式扩增反应

PCR（Polymerase Chain Reaction）即聚合酶链式反应，是在DNA聚合酶催化下，以母链DNA为模板，以特定引物为延伸起点，通过变性、退火、延伸等步骤，体外复制出与母链模板DNA互补的子链DNA的过程。

1. 试剂与仪器

（1）试剂与耗材　Taq DNA聚合酶、四种脱氧核糖核苷酸（dNTPs）、引物、反应缓冲

扫码"学一学"

液 Mg^{2+}、DNA模板、0.2 ml PCR反应管、琼脂糖、琼脂糖电泳缓冲液、DNA样本缓冲液、DNA分子量标准等。

（2）仪器　PCR扩增仪、水平电泳仪和电泳槽、微量移液器、制冰机、离心机等。

2. 基本步骤

（1）变性（denaturation）　通过加热使模板DNA的双链之间的氢键断裂，双链分开而成单链的过程，高温使双链DNA解离形成单链（94℃，30秒）。

（2）退火（annealing）　当温度降低时，引物与模板DNA中互补区域结合成杂交分子，低温下，引物与模板DNA互补区结合（55℃左右，30~45秒）。

（3）延伸（extension）　在DNA聚合酶、dNTPs、Mg^{2+}存在下，DNA聚合酶催化引物按5'→3'方向延伸，合成出与模板DNA链互补的DNA子链，中温延伸，DNA聚合酶催化以引物为起始点的DNA链延伸反应（72℃，30~60秒）。

以上述三个步骤为一个循环，每一循环的产物均可作为下一个循环的模板，经过30~35次循环后，目的DNA以2^{n}的形式增加。

3. PCR产物的检测分析　PCR产物一般用琼脂糖凝集电泳分析。

（1）凝胶配制　根据目的DNA分子量来配制不同浓度的琼脂糖凝胶，目的片段小于200 bp，配制浓度2.0%琼脂糖凝胶，目的片段200~1500 bp，配制浓度1.0%~1.5%琼脂糖凝胶，目的片段≥1.5 kb，配制0.8%~1.0%浓度琼脂糖凝胶。

用电子天平称取1.0 g琼脂糖，加入100 ml TAE缓冲液，摇匀，置微波炉加热1~2分钟助融，待室温冷却至50℃，加入终浓度为10 μg/ml溴化乙锭溶液，轻轻混匀，将琼脂糖凝胶溶液倒在已插上梳子的灌胶模具槽内，于室温静置2小时以上，直至凝胶溶液完全聚合凝固，小心拔出梳子，准备上样。

（2）上样　向电泳槽中加入电泳缓冲液（1×TAE缓冲液或0.5×TBE缓冲液），一般在最旁边一孔点上DNA分子量标准，其他孔内点上待测的PCR产物（PCR产物与上样缓冲液预先混合好），确保总上样量5~10 μl，注意上样时间尽量短，避免样品扩散。

（3）电泳　上样后，盖好电泳槽的盖子，注意正负极，选择适当的电压进行电泳。通常在不连续的系统中，建议80~110 V，电泳直至溴酚蓝染料前沿下至凝胶2/3处停止电泳，电泳时间约1小时。

（4）结果分析　将凝胶置凝胶成像仪照相，观察目的条带，并根据旁边的DNA分子量标准判定结果的好坏。

4. 注意事项

（1）所有Tip头、微量离心管实验前均需无菌处理（建议高压蒸汽灭菌）。

（2）PCR产物一周内可放置4℃保存，长期保存宜置-20℃。

（3）基因组DNA提取与PCR操作中吸取不同样本时应注意更换枪头，以免造成交叉污染。

（4）PCR结果判读时，若阴性对照也有条带出现，说明实验室或检测系统可能受到外源DNA污染，需重新试验。

5. 意义　目前PCR技术多用于寄生虫病的基因诊断、分子流行病学研究和种株鉴定等领域。已应用的虫种检测包括血吸虫、利什曼原虫、疟原虫、弓形虫、阿米巴、旋毛虫、锥虫、隐孢子虫、贾第虫、猪带绦虫和丝虫等。

二、实时荧光定量PCR技术

实时荧光定量PCR是在常规PCR基础上加入荧光标记探针或相应的荧光染料来实现其定量功能。其原理是随着PCR反应的进行，PCR反应产物不断累计，荧光信号强度也等比例增加。每经过一个循环，收集一个荧光强度信号，通过荧光强度变化监测产物量的变化，得到一条荧光扩增曲线图。为了定量和比较的方便，在实时荧光定量 PCR 技术中引入了两个非常重要的概念：荧光阈值和Ct值。

1. 荧光域值（threshold） 是在荧光扩增曲线上人为设定的一个值，它可以设定在荧光信号指数扩增阶段任意位置上，但一般荧光域值的缺省设置是PCR反应前3~15个循环荧光信号标准偏差的10倍，即：threshold。

2. Ct 值（Cycle threshold） 是指每个反应管内的荧光信号到达设定域值时所经历的循环数。研究表明，每个模板的Ct值与该模板的起始拷贝数的对数存在线性关系，起始拷贝数越多，Ct值越小。

3. 意义 实时荧光定量PCR技术实现了PCR从定性到定量的飞跃，与常规PCR相比，其特异性更强，敏感性更高，重复性更稳定，是目前确定样本中的DNA（或cDNA）拷贝数最可靠的方法。

三、环介导等温扩增技术

环介导等温扩增法（Loop mediated Isothermal Amplification，LAMP），是针对目标DNA链上的6个区段设计4个不同的引物然后再利用链置换反应在一定温度下进行反应的一种基因扩增方法。反应只需要把基因模板、引物、链置换型DNA合成酶、基质等共同置于一定温度下（60~65℃），经过一个步骤即可完成。扩增效率极高，可在30分钟~1小时内实现10^9~10^{10}倍的扩增，而且由于该方法特异性高，只需要根据扩增反应产物的有无即可对靶基因序列存在与否作出判断。

1. 试剂与仪器

（1）试剂与耗材 Bst DNA聚合酶、四种脱氧核糖核苷酸（dNTPs）、外引物、内引物、$MgCl_2$、钙黄绿素、甜菜碱、DNA模板、0.2 ml薄壁离心管。

（2）仪器 恒温水浴箱、离心机、微量移液器、LAMP浊度仪（非必须）。

2. 操作步骤、结果判断

（1）操作步骤

①反应体系配制：按25 μl反应体系进行LAMP反应。按照设计，取无菌消毒处理的0.2 mL PCR 反应管，分别加入待测基因组 DNA 模板2.0 μl、2×LAMP反应缓冲液12.5 μl、扩增引物混合物1.0 μl、灭菌去离子水7.5 μl、BstDNA聚合酶1.0 μl、显色试剂1.0 μl。每次扩增反应时，分别以日本血吸虫成虫基因组DNA、灭菌去离子水代替抽提的DNA模板设置阳性、阴性对照。

②等温扩增反应：将反应管于65℃水浴锅，恒温孵育60~90分钟。LAMP恒温扩增反应最佳观察时间通常设定在60~90分钟范围内；若90min后阳性参考品仍然没有显示出绿色反应，可延长到120分钟观察第二次。

（2）结果判断 肉眼观察反应管内液体颜色变化，液体变成绿色判定为阳性；阴性为（棕）黄色。

3. 注意事项

（1）所有枪头、微量离心管实验前均需无菌处理（建议高压蒸汽灭菌）。

（2）组织DNA提取后一周内可放置4℃保存，长期保存宜置-20℃。

（3）基因组DNA提取与LAMP操作中吸取不同样本注意更换枪头，以免造成交叉污染。

（4）LAMP结果判读时，若阴性对照反应管内液体显示绿色，说明实验室或检测系统可能受到外源DNA污染，需重新试验。

4. 意义　近年来LAMP方法开始广泛应用于血吸虫、疟原虫、包虫等重要寄生虫病原体的检测。

本 章 小 结

寄生虫免疫学诊断技术常用的有皮内抗原试验、环卵沉淀试验，酶联免疫吸附试验、免疫层析技术。主要用于检测血吸虫病、包虫病、华支睾吸虫病、丝虫病、囊虫病等寄生虫病的抗体。寄生虫分子生物学诊断技术比较重要的有聚合酶链式扩增反应和环介导等温扩增反应，多用于寄生虫病的基因诊断、分子流行病学研究和种株鉴定，可检测血吸虫、疟原虫、包虫等重要寄生虫病原体。

习 题

扫码"练一练"

一、选择题

1. 环卵沉淀试验为下列哪种寄生虫病特有的免疫检测方法

A. 血吸虫　　　　　　　　　B. 绦虫　　　　　　　　　C. 肝吸虫

D. 姜片吸虫　　　　　　　　E. 肺吸虫

2. 环介导等温扩增法（LAMP），是针对目标DNA链上的几个区段设计4个不同的引物然后再利用链置换反应在一定温度下进行反应的一种基因扩增方法

A. 2　　　　　B. 4　　　　　C. 6　　　　　D. 8　　　　　E. 10

3. 正确的PCR反应过程为

A. 延伸-退火-变性　　　　B. 变性-延伸-退火　　　　C. 退火-变性-延伸

D. 变性-退火-延伸　　　　E. 退火-延伸-变性

4. DNA聚合酶活性最佳温度为

A. 94℃　　　　B. 85℃　　　　C. 72℃　　　　D. 65℃　　　　E. 40℃

5. 下列哪种为亲细胞性抗体

A. IgG　　　　B. IgA　　　　C. IgM　　　　D. IgE　　　　E. IgD

二、简答题

聚合酶链式反应是基于什么原理？有何临床应用？

（秦志强）

参考答案

总论

1. B 2.E 3.A 4.C 5.A 6.B 7.E 8.C 9.E 10.D

第一章

1. B 2.C 3.E 4.A 5.D 6.C 7.B 8.B 9.D 10.C

第二章

1. C 2.E 3.A 4.A 5.D 6.D 7.A 8.E 9.C 10.B

第三章

1. C 2.C 3.D 4.E 5.B 6.B 7.B 8.A 9.D 10.E

第四章

1. E 2.D 3.D 4.D 5.A 6.C 7.D 8.E 9.A 10.A

第五章

1. C 2.C 3.A 4.C 5.C 6.A 7.A 8.D 9.D 10.A

第六章

1. A 2.B 3.A 4.E 5.E 6.A 7.C 8.B 9.A 10.E

第七章

1. B 2.C 3.E 4.C 5.D

第八章

1. E 2.E 3.B 4.D 5.D 6.B 7.C 8.C 9.E 10.A

第九章

1. A 2.E 3.A 4.A 5.B 6.C 7.E 8.B 9.B 10.E

第十章

1. C 2.B 3.C 4.D 5.C 6.B 7.E 8.D 9.C 10.A

第十一章

1. A 2.C 3.D 4.C 5.D

参考文献

［1］曹励民.寄生虫学检验［M］.3版.北京：人民卫生出版社，2013.

［2］诸欣平，苏川.人体寄生虫学［M］.8版.北京：人民卫生出版社，2013.

［3］陆予云，李争鸣.寄生虫学检验［M］.4版.北京：人民卫生出版社，2015.

［4］沈继龙.临床寄生虫学与检验［M］.3版.北京：人民卫生出版社，2008.

［5］赵慰先.人体寄生虫学［M］.北京：人民卫生出版社，1983.

［6］汪世平.医学寄生虫学［M］.3版.北京：高等教育出版社，2014.

［7］吴忠道，汪世平.临床寄生虫学检验［M］.3版.北京：中国医药科技出版社，2015.

［8］夏超明，彭鸿娟.人体寄生虫学［M］.北京：中国医药科技出版社，2016.

［9］周晓农.2015年全国人体重点寄生虫病现状调查报告［M］.北京：人民卫生出版社，2018.

［10］叶东青.实验室生物安全［M］.北京：人民卫生出版社，2008.

［11］潘卫庆，汤林华.分子寄生虫学［M］.上海：上海科学技术出版社，2004.

［12］陈艳，叶彬.人体寄生虫学［M］.2版.北京：科学出版社，2015.

［13］罗平.寄生虫学检验［M］.北京：高等教育出版社.2007.

［14］陈育民，罗江灵.病原生物学与免疫学［M］.2版.西安：第四军医大学出版社，2011.

［15］余新炳，沈继龙.现代病原生物学研究技术［M］.北京：人民卫生出版社，2011.

［16］世界卫生组织.实验室生物安全手册［M］.3版.北京：人民卫生出版社，2004.

［17］杨帆，张琪.肝吸虫致胆管细胞癌研究进展［J］.中华肝脏外科手术学电子杂志，2015，4（2）：129-132.